重症医学科诊疗实践

张兴展　主编

ZHONGZHENG YIXUEKE ZHENLIAO SHIJIAN

中国纺织出版社有限公司

图书在版编目（CIP）数据

重症医学科诊疗实践 / 张兴展主编. -- 北京 : 中国纺织出版社有限公司, 2021.12
ISBN 978-7-5180-9053-2

Ⅰ. ①重… Ⅱ. ①张… Ⅲ. ①险症—诊疗 Ⅳ. ①R459.7

中国版本图书馆CIP数据核字（2021）第214968号

责任编辑：樊雅莉　高文雅　　责任校对：高　涵　　责任印制：王艳丽

中国纺织出版社有限公司出版发行
地址：北京市朝阳区百子湾东里A407号楼　邮政编码：100124
销售电话：010—67004422　传真：010—87155801
http://www.c-textilep. com
中国纺织出版社天猫旗舰店
官方微博 http://weibo.com/2119887771
唐山玺诚印务有限公司印刷　　各地新华书店经销
2021年12月第1版第1次印刷
开本：889×1194　1/16　印张：11
字数：325千字　定价：78.00元

编 委 会

主 编 张兴展 何宇霞 李梅凤 刘 佳 沈 利

副主编 苗丽娜 李俊英 赵秀芹

邱 洪 丁 喆 王 飞

编 委 (按姓氏笔画排序)

丁 喆 昆明市中医医院

王 飞 邯郸市中心医院

刘 佳 青岛大学附属烟台毓璜顶医院

许殿勇 北部战区总医院

李俊英 四川省医学科学院•四川省人民医院

李梅凤 烟台毓璜顶医院

邱 洪 苏州市立医院

何宇霞 广州市番禺中心医院

奂剑波 北部战区总医院

沈 利 中国人民解放军联勤保障部队第九七〇医院

张兴展 广东省中医院珠海医院

苗丽娜 长治医学院附属和济医院

赵秀芹 佳木斯大学

前言

重症医学是研究损伤或疾病导致机体向死亡发展过程的特点和规律，并根据这些特点和规律对重症患者进行救治的学科。由于完整的学术内涵及自身特点，重症医学已经成为医疗系统中不可替代的专业学科，起着越来越重要的作用。近年来，随着临床实践的普及、临床经验的积累，重症医学的理论有了极大的发展，治疗方法也更加接近重症的本质，更加精准，更具有临床可操作性。重症医学专业医务工作者必须不断学习，才能不断更新观念，掌握新技术，增长新才干，更好地造福患者。

本书涵盖了重症医学科的各个方面，如ICU常用操作技术、心脏猝死及复苏、休克、重症患者的感染、急性中毒以及各系统常见重症的救治。全书内容丰富、重点突出，既有重症医学科的最新诊疗发展，又有各位编者多年来的临床经验总结，简明实用，适用于重症医学科及相关科室的医护人员，尤其是主治医师、研究生和医学生参考使用。

由于参编人数众多，风格不尽一致，而且写作时间和篇幅有限，书中如若存在纰漏和欠妥之处，恳请广大读者给予批评和指正，以便再版时修订，谢谢。

编　者

2021年7月

目 录

第一章

ICU 常用操作技术

第一节　中心静脉导管置管术

一、概述

颈内静脉、锁骨下静脉、股静脉及上肢外周静脉可供选择。但多选用颈内静脉及锁骨下静脉。

二、适应证

（1）测量和监测中心静脉压。
（2）外周静脉通道建立困难时（如大面积烧伤患者）。
（3）需要静脉给予血管收缩药、高渗性或刺激性液体，特别是从静脉外渗，可导致软组织坏死的液体。
（4）作为肠外营养的通路。
（5）作为血液净化的通路。
（6）需要大量输血或快速补液时。

三、禁忌证

（1）有严重凝血功能障碍者应避免进行锁骨下静脉穿刺。
（2）局部有感染者或全层烧伤者应另选穿刺部位。
（3）血气胸者应避免行颈内及锁骨下静脉穿刺。
（4）可疑上腔静脉受损，如上腔静脉综合征者，建议行股静脉穿刺术。
（5）胸壁畸形或受伤使局部解剖标志不清时，避免行锁骨下静脉穿刺。
（6）颈内静脉穿刺的禁忌证包括明显的颈动脉疾病及颈部解剖标志不清。

四、高危患者

（1）2 岁以下儿童中心静脉置管并发症高，建议在超声引导下行颈内静脉穿刺置管，可降低风险。

（2）行机械通气且呼气末正压通气（PEEP）高者，当试图行中心静脉穿刺时，可考虑暂停使用呼吸机或降低潮气量及 PEEP。

（3）正在行心肺复苏术的患者，锁骨下静脉置管需要暂停心肺复苏（CPR），颈内静脉置管则不需中止 CPR。

（4）病态或明显肥胖患者，解剖标志变形或不清使得静脉定位困难，可考虑行静脉切开。

五、操作要点

1. 物品准备

（1）中心静脉导管（二腔或三腔）套装。

（2）小手术包 1 个。

（3）消毒包扎用品：安尔碘Ⅲ、手套、消毒刷或棉签、大 3M 透明胶布 1 块。

（4）冲洗测压装置，包括压力换能器、三通、延长管、输液器，准备冲洗液（生理盐水 250 mL + 肝素原液 0.2 mL，含肝素量为 5 U/mL）；如为非连续监测还需要测压标尺。

（5）1% 利多卡因 10 mL，10 mL 注射器，清醒患者局部麻醉用。

（6）叠好的浴巾或中单，用以垫于患者背部（肩胛间）。

（7）心电及血压监测装置。

2. 锁骨下静脉穿刺方法

（1）患者取仰卧位，垫高背部，去枕头低 15°。常规消毒、铺巾，清醒者予利多卡因局部麻醉。用肝素盐水冲洗导管及导丝。

（2）穿刺点位于锁骨中、内 1/3 交界处下方 1 cm。右手持针保持注射器和穿刺针与额面平行，左示指在胸骨上凹处定向，穿刺针指向内侧稍上方，紧贴在锁骨后，对准胸骨柄上切迹进针。进针深度一般为 3 ~ 5 cm，穿刺针进入静脉后即可有回血。旋转针头使斜面朝向尾侧，以便导管顺利转弯，通过头臂静脉进入上腔静脉。沿穿刺针送入 J 形导丝，导丝进入 30 ~ 40 cm 而无阻力，则导丝进入上腔静脉。此时要注意心电图变化，如有期前收缩等心律失常，则更证实导丝方向正确，稍后撤导丝，则期前收缩可消失。如导丝进入 30 cm 左右遇到阻力，或患者感耳根部痛，则导丝可能向上进入颈静脉，此时导丝应退至 10 cm 左右重新进入。

（3）退出穿刺针，沿导丝送入扩张管，扩张穿刺点皮下组织，往返数次。退出扩张管，同时按压穿刺口以防出血。

（4）沿导丝送入中心静脉导管，在将导管送入体内之前，导丝尾端一定要露出中心静脉导管尾端一定长度。固定导丝尾端保持不动，继续送入导管至 15 cm 刻度处。用手固定导管，退出导丝。

（5）用肝素盐水冲洗中心静脉导管的各腔，排尽气泡，套上肝素帽。

（6）于导管近穿刺口处扣上固定扣，缝线固定。用乙醇纱布再次消毒局部。

（7）用 3M 胶布局部包扎。局部再用 500 g 沙袋压迫止血 1 h。

（8）恢复穿刺前体位。立即行床边胸部 X 线片检查以明确导管位置是否合适，并排除气胸或血胸等并发症。如胸部 X 线片显示导管位置不合适，应调整导管位置或重新置管。

3. 颈内静脉穿刺方法

（1）患者去枕平卧，垫高背部，头部偏向对侧。头低足高位（倾斜 10° ~ 15°）可以增加颈内静脉的充盈，并减少气体栓塞的发生率，如病情不允许这一体位则不能勉强。以下为颈内静脉的前路径。

（2）消毒铺巾，穿刺点位于三角区顶点的胸锁乳突肌内侧，该处距胸骨上窝 4 ~ 5 cm，相当于胸锁乳突肌内侧肌群的中点，进针方向指向同侧的乳头或同侧锁骨的中、内 1/3 交界处，针干与皮肤（冠状面）成 30° ~ 45°，针尖的斜面指向患者正中线，以免导引钢丝滑向锁骨下静脉。清醒患者以 1% 利多卡因局部麻醉。由于颈内静脉穿刺的盲目性，可使用局部麻醉用的注射器及针头做试探性穿刺，如回抽黯红色血液即为颈内静脉。左手固定穿刺点，右手换上正式穿刺针沿相同方向刺入颈内静脉，回抽有血后取下注射器。右手将 J 形导丝插入针芯内达到 20 cm 处，退出穿刺针，注意勿带动导引导丝。

（3）然后将扩张器沿导丝送入皮下，并用均匀的力量旋转推进，扩张一定深度后，退出扩张器。

（4）沿导丝送入中心静脉导管，在将导管送入体内之前，导丝尾端一定要露出中心静脉导管尾端一定长度。固定导丝尾端保持不动，继续送入导管至 15 cm 刻度处。用手固定导管，退出导丝。

（5）用肝素盐水冲洗中心静脉导管的各腔，排尽气泡，套上肝素帽。

（6）于导管近穿刺口处扣上固定扣，缝线固定。用乙醇纱布再次消毒局部。

（7）用 3M 胶布局部包扎。

（8）恢复穿刺前体位，立即行床边胸部 X 线片检查以明确导管位置是否合适，并排除气胸或血胸等并发症。如胸部 X 线片显示导管位置不合适，应调整导管位置或重新置管。

六、并发症

（1）气胸。为锁骨下静脉置管最常见的并发症，其发生率为 1%～2%。多次穿刺静脉时危险明显增加。颈内静脉置管气胸不常见。

（2）误穿动脉。颈内静脉置管时误穿颈动脉的发生率为 2%～10%，常导致局部血肿，伴凝血功能障碍者，血肿可迅速增大。颈动脉穿刺可引起气道压迫阻塞、假性动脉瘤、动静脉瘘等后果。误穿锁骨下动脉是锁骨下静脉置管相对常见的并发症，其发生率为 2%～5%；当多次尝试穿刺静脉时，其发生率增加到 40%，随后形成动静脉瘘及动脉瘤，已有报道。

（3）局部或全身感染。

（4）出血、血肿形成、血栓形成。

（5）血胸、乳糜胸。

（6）空气栓塞。

（7）心律失常。

七、注意事项

（1）牢记每次导管操作都是不相同的，严重并发症的风险总是存在的。

（2）严格无菌操作，避免感染。

（3）如果患者有严重的低血容量，大量液体复苏时通过外周大口径通道（16G 或更大）较小口径的中心静脉导管更快速。因此，对这类患者应优先尝试建立外周大口径输液通道。

（4）在局部麻醉注射利多卡因之前，通过回抽明确注射针不在静脉内。

（5）如果穿刺锁骨下静脉不成功，在改变方向穿刺之前应将穿刺针完全退出，以避免划破静脉及损伤邻近结构。

（6）如患者年轻体壮、皮肤致密，则在扩张前用小刀片在穿刺处沿导丝将皮肤划开少许，这样可避免扩张困难所致的导丝弯折、扩张管损坏。

（7）为避免空气栓塞，在注射器与穿刺针分离时，应立即用拇指堵住穿刺针接头。

（8）导管插入（或插入失败）后立即拍胸部 X 线片并立即读片，以明确导管位置正确，并排除操作相关的并发症。

（9）心肺复苏时放置的中心静脉导管，因急诊操作时无菌技术难以保证，可考虑预防性静脉给予一次抗生素以降低感染的可能性。

（10）为降低双侧并发症的风险，置管失败后在尝试对侧静脉置管之前应优先考虑同侧其他静脉。

第二节　动脉导管置管术

一、概述

重症患者有时难以测到无创袖带血压，在血流动力学不稳定时需维持脑灌注，测平均动脉压、连续动脉血气分析、心排血量等状况时，均需留置动脉导管。

桡动脉、足背动脉、尺动脉、腋动脉、股动脉均可作为有创动脉测压的穿刺部位，最常选用左侧桡动脉。以下讲述桡动脉置管方法。

二、适应证

（1）严重低血压，须反复测量血压，而无创测压有困难的患者，采用直接动脉内测压。

（2）血流动力学不稳定需用正性肌力或血管收缩类药者。

（3）需要频繁采集动脉血查血气者，动脉置管提供可靠通路。

三、禁忌证

（1）动脉导管的放置不应危及置管处远侧的循环，因此，对存在侧支循环低下如雷诺现象、闭塞性血栓性脉管炎或终末动脉如肱动脉，应避免穿刺。Allen 试验阳性者禁止行同侧桡动脉穿刺。

（2）局部感染者应更换穿刺部位。

（3）拟穿刺动脉近端有创伤性损伤者。

（4）凝血功能障碍者，为相对禁忌证。

四、操作要点

桡动脉穿刺置管技术操作如下。

1. 物品准备

（1）20G 套管针（成人），22G 套管针（小儿）。

（2）固定前臂用的托手架及垫高腕部用的垫子（或纱布卷）。

（3）消毒用品。

（4）冲洗测压装置，包括压力换能器、三通、延长管、输液器和加压袋，准备冲洗液（生理盐水 250 mL + 肝素原液 0.2 mL，含肝素量为 5 U/mL）。

（5）1% 利多卡因 10 mL，清醒患者局部麻醉用。

2. 操作方法

（1）向清醒患者解释手术过程。签署知情同意书。

（2）优先用非优势手侧的桡动脉。做 Allen 试验检查侧支循环情况。

（3）患者仰卧，左上肢外展于托手架上，腕部垫一纱布卷使腕背伸。

（4）常规消毒、铺巾，清醒患者局部做浸润麻醉，直达血管两侧。

（5）穿刺点定位：在桡侧屈肌腱和桡骨茎突上下之间纵沟中可摸到桡动脉搏动，穿刺点在搏动最明显处远端 0.5 cm 处。

（6）左手示指或中指摸清动脉搏动位置，拇指或示指牵拉皮肤，右手持套管针与皮肤成 30°～45°，对准中指（或示指）摸到的桡动脉搏动的方向刺入，直至针尾有鲜红的血液溢出，将针尾压低至 10°，继续向前推进穿刺针 1～2 mm，使针尖完全进入动脉管腔，然后退出针芯，即有血液搏动性流出。将套管顺势推进送入动脉，如血外流通畅，表示穿刺成功。

用装有肝素冲洗液的 10 mL 注射器与套管连接，冲洗管腔，并保持一定压力不让血外溢（BD 穿刺针带锁定功能，此时锁住即可阻止血液外流）。

（7）排尽测压管中空气。将延长管边冲管边接上套管针接口。将压力换能器通过连接线与监护仪相接，调整好零点。

零点校正方法：关闭通向动脉管的三通，打开冲洗装置，使各管道内充满无气泡的液体；将换能器上排气管打开，换能器位置与心脏在同一水平；按压一次监护仪上的零点校正开关，监护仪上的读数及压力曲线均回到零位；零点校正完毕，关闭排气孔，打开与血管套管相通的三通开关，监护仪上即可显示压力曲线及压力读数。

（8）用 3M 胶布将套管针固定于腕部，用含肝素的盐水冲洗液冲洗 1 次，以保证管道通畅。

五、并发症

（1）动脉痉挛。发生在穿刺时，此时导丝或导管不能通过动脉腔，为置管最常见的困难，应停止尝试在该处置管，改用其他部位穿刺。

（2）血栓形成。诱因为置管时间过长，套管过粗，套管材质差，反复动脉穿刺形成血肿损伤内膜，重症休克及低血容量。

（3）栓塞。

（4）渗血、出血和血肿形成。
（5）局部或全身感染。

六、注意事项

（1）年龄因素。小儿常用 23G 或 25G 蝶形针行动脉穿刺；老年人动脉疾病多见，有可能使本操作变得困难。

（2）合并情况：肥胖患者，以及合并心脏病、糖尿病等易致动脉病变的疾病，可使穿刺变得困难；对于正发作的癫痫患者，应严密保护好动脉管路以防脱管。

（3）有出血倾向者出血和血肿的危险增加。

第三节　肺动脉导管置管术

一、概述

肺动脉导管也称为 Swan-Ganz 导管，用于临床多年。它可以床边连续监测血流动力学以辅助诊断和治疗。肺动脉漂浮导管（PAC）能直接测量右心房压、右心室舒张压、肺动脉压、混合静脉血氧饱和度及心排血量。尽管近年对是否常规使用 PAC 存在争议，但 PAC 在重症患者的救治中仍不失为有力的监测手段。

二、适应证

（1）急性心肌梗死、血流动力学不稳定时。
（2）休克，须评价血管内容量状况时。
（3）心源性肺水肿。
（4）呼吸衰竭，原因不明的呼吸困难（如心脏病与肺梗死、急性呼吸窘迫综合征与肺水肿）。
（5）外科手术患者。高危患者、高死亡率的外科手术、预见有大量液体出入者。

三、禁忌证

1. 绝对禁忌证

（1）不能控制的室性或房性心律失常。
（2）右心室附壁血栓。
（3）心脏停搏。
（4）呼吸停止。
（5）对橡胶过敏。

2. 相对禁忌证

（1）左束支传导阻滞（LBBB）（5% 发生完全性房室传导阻滞）。
（2）肺动脉高压。
（3）严重凝血功能异常或血小板 $<50\times10^9/L$。
（4）已知或怀疑有心房（右心房）或上腔静脉血栓者。
（5）右心系统有梗阻或占位病变者，如右心房、右心室肿瘤，三尖瓣、肺动脉瓣换瓣术后，肺动脉狭窄，右侧心内膜炎，心内膜起搏导管置入等。

四、操作要点

（一）术前准备

（1）取得患者或其家属同意，签署知情同意书。

（2）对清醒且情绪不稳定的患者，术前给予适量镇静药。

（3）手术应由两人合作完成，台下配合护士应熟悉肺动脉导管置管术的整个过程，并准备好可能需要的器械、药物，以随时满足术者的各种需求。

（4）准备好 0℃生理盐水 500～1000 mL，可用于测量心排血量。

（5）患者行心电监测，准备好心肺复苏的有关设备、药物。

（二）操作程序

肺动脉导管（Swan-Ganz 导管）置管术的操作可分为静脉鞘管的放置、监测仪器的准备、导管的插入及导管的连接与固定几个步骤。

1. 静脉鞘管的放置

（1）推荐选择的路径：多选用右颈内静脉和左锁骨下静脉。由于 Swan-Ganz 导管以自然盘绕的形式保存在固定的包装盒内，其导管在常温下有一定的自然弯曲弹性，从解剖学的观点理解，左侧的锁骨下静脉为最佳插管途径，其次为右侧的颈内静脉。其他血管途径均可用于该导管置管术，但其所需操作时间较长，成功率也有所降低。

（2）右颈内静脉途径为最直接的方法，气胸的风险相对小，但导管相关性感染风险较锁骨下途径高，并有误穿颈动脉的风险。锁骨下静脉途径误穿动脉的风险较颈内静脉途径明显要低，感染的风险也较低，但气胸的风险明显增加。

（3）应选比 Swan-Ganz 导管大一号的导管鞘。

（4）导管鞘的置入采用标准的 Seldinger 法放置。

2. 监测仪器的准备

监测仪器的准备包括开机后的自检、有关插件的安装、显示器信号的调整、导线与测压管的连接、压力传感器的校准等。压力传感器的位置必须与患者的右心房处于同一水平（第 4 肋间腋中线处），体位变化时应随时调整。

3. 导管的插入

（1）检查与冲洗 Swan-Ganz 导管是术前必不可少的一项程序。整个导管必须完整，无断裂或折痕，其中各种液体管道应畅通无阻。以 1.5 mL 气体充盈导管尖端的气囊，气囊应符合以下 3 点要求：充气时气囊居中；无漏气现象；打开气囊开关时空气可自行排空。

（2）将 Swan-Ganz 导管远端腔接口与压力传感器连接好，将导管内空气排净；一旦导管进入体内即可开始压力监测。导管进入鞘管前，将保护性袖套与静脉鞘管连接好。

（3）插入导管时应使导管的弯曲方向正好指向右心房、右心室及肺动脉所在方位，以便导管能顺利插入。

（4）导管插入 10～20 cm 时即进入胸腔，此时可让患者咳嗽，如见到压力明显变化即可证实导管进入胸腔。继续推送导管依次到达上腔静脉、右心房、右心室、肺动脉和肺小动脉处时，压力监测可以依次显示相应的压力曲线。

（5）导管进入 20～30 cm，压力波形为上腔静脉压或右心房压时，充盈气囊（充气约 1.5 mL），继续缓慢推送导管，压力监测将分别出现右心房压力或右心室压力。如导管顺利到达右心室，不要旋转导管，继续推送，多数情况下导管可到达肺动脉，压力监测显示为典型的肺动脉压力曲线。导管进入肺动脉时应注意导管长度，此后在回撤导管时应以此为限，尽量不要使导管退回到右心室，以免重新插入时遇到困难。

（6）导管进入肺动脉后继续推送导管。一般导管进入肺动脉后再推送 10～15 cm 导管可进入肺小动脉。

（7）导管到达肺小动脉后将气囊充气，如显示肺毛细血管楔压（PAOP）图形，说明气囊将肺小动脉完全堵塞，气囊排空后压力监测仪可重现肺动脉压图形。以上步骤应重复 2～3 次加以核实。如气囊充气后压力图形不能显示 PAOP 图形，说明导管还应继续插入。如每次注入 1.0～1.5 mL 空气后均能显示典型的 PAOP 图形，则说明气囊位置合适；如气囊充气不到 1.0 mL 时就出现 PAOP 图形，则说明导管过深，此时应缓慢回撤导管并反复测试，直至达到上述要求为止。

4. 导管的连接与固定

（1）导管位置合适后，将与静脉鞘相连接的袖套导管保护装置置于锁定位置（I）（O 位置为非锁定位置）。

（2）行肺动脉持续监测。注意经常查看压力及曲线，如曲线变为 PAOP，则应重新变换导管位置。

（3）行心排血量测定时，将心排血量接口与监护仪相连。从中心静脉压（CVP）腔接口注入热稀释指示剂（冰盐水）。

（4）定期肝素盐水冲管，以防管腔内血液凝固造成堵塞。

五、并发症

（一）中心静脉入路相关并发症

（1）位置错误（如右颈内静脉入路时鞘管进入右锁骨下静脉）。

（2）误穿毗邻动脉。

（3）出血。

（4）空气栓塞。

（5）气胸或血胸。

（二）肺动脉导管置入相关并发症

心律失常：可能常见、不严重并具有自限性（如室性或房性心动过速），或相对少见但非常严重，需要紧急干预（如心室颤动或室性心动过速）。肺动脉导管置管术中可出现右束支传导阻滞（RBBB），其发生率约为 5%，对已有 LBBB 者有导致完全性房室传导阻滞的风险。

（三）肺动脉导管留置及使用相关并发症

（1）血栓形成。

（2）肺栓塞。

（3）血栓性静脉炎。

（4）肺梗死。

（5）肺动脉破裂。发生率为 0.03%～0.2%，死亡率为 41%～71%。

（6）感染。

（7）气囊破裂、导管打结、心肌穿孔。

第四节　床边经静脉临时心脏起搏

一、概述

临时心脏起搏主要用于治疗各种急性、可逆、过缓的心律失常。心内膜起搏是最常用的临时心脏起搏方法，使用时将电极通过血管插至心内膜，然后通以电流引起心脏除极。漂浮电极导管的出现，使得床边经静脉心脏起搏有了突破性进展，因其起搏效果恒定可靠，且创伤性小，不良反应少，使得床边临时心脏起搏得以广泛开展。

二、适应证

1. 经静脉临时心脏起搏的临床指征

（1）完全性房室传导阻滞。

（2）严重心动过缓伴心源性晕厥发作。

2. 预防性应用的指征

（1）复杂的心内直视手术及大血管手术后。

（2）心肌炎、心肌梗死或其他心肌疾病伴有莫氏Ⅱ型房室传导阻滞。

（3）在永久起搏器失灵或电池耗竭须更换电池时，用临时起搏器暂时代替其功能。

三、禁忌证

无绝对禁忌证。但如下情况则限制其使用。

（1）菌血症或脓毒血症。

（2）凝血功能障碍。

（3）永久静脉置入物（如腔静脉滤器）。

（4）右心房或右心室血栓。

（5）人工心脏瓣膜。

四、操作要点

（1）向患者或其家属讲解操作过程，并签署知情同意书。

（2）依患者临床情况选择左锁骨下静脉、右颈内静脉或股静脉作为穿刺血管。

（3）常规消毒铺巾。1%利多卡因局部麻醉。与前述中心静脉导管置管方法类似，按 Seldinger 法将 6F 防漏鞘管置入所选静脉内。

（4）置入 5F 漂浮电极导管前，先检查气囊的完整性。

1）用配置的专用注射器抽 1/2～3/4 mL 二氧化碳。

2）将注射器通过带开关的接头与气囊腔连接。

3）打开开关，将气体注入气囊，并关上开关；如果气囊在 1 min 内塌陷，则导管或开关处有漏气，导管不能使用。

4）抽去气囊内气体。

（5）漂浮电极导管插入操作。

1）将导管套上保护性袖套。将导管电极的远侧端电极与监护导联的 V 导联连接，以监测心腔内心电图。将导管通过前述放置的血管鞘管进入腔静脉。在心腔内心电图的监测下进导管。

2）进入心房的标志是出现大的正负双向的 P 波。此时导管进入长度：从左锁骨下静脉进管约 20 cm，从右颈内静脉进管约 15 cm。

3）当导管进入心房时，充盈气囊并关上开关。由于二氧化碳可通过气囊壁扩散，气囊直径以 0.5 mm/min的速度减少，因此，有可能需再次充盈球囊。

4）前进导管，通过三尖瓣到达右心室，其标志为 QRS 复合波的幅度突然明显增加。继续前进导管到肺动脉，其标志为 QRS 波幅度降低，且 QRS 为 Qr 型，P 波由直立变为倒置。

5）抽去气囊气体。后撤导管数厘米。当显示出右心室心电图，稍稍前进导管，导管尖端则进到右心室心尖部，其标志为 ST 段弓背向上、明显抬高的损伤电流。

6）将导管电极直接与临时心脏起搏仪的连接导线相接。

7）通过获得满意的感知灵敏度和起搏阈值来确定导管的最佳位置。起搏阈值一般低于 1 mA，感知灵敏度至少 2 mV。

8）如果第一次不能得到满意的起搏位置，应后撤导管至腔静脉或心房重新置管。

9）固定好电极导管，避免电极移位。穿刺局部无菌包扎。

10）术后摄胸部 X 线片，做 12 导联心电图。

（6）心内临时心脏起搏的参数。

1）输出电压：为获得稳定的心室夺获，输出电压一般为起搏阈值的 3～4 倍，如 3～6 V。

2）起搏频率：70～80 次/分。

3）感知灵敏度：起搏器感知 P 波或 R 波的能力。如患者有自身基础心率，应将脉冲发生器置于按需方式，逐渐降低起搏频率直至起搏心律被自身心律抑制。心室感知灵敏度为 1.5 ~2.5 mV。

4）脉冲宽度：1.5 ms。

（7）心室起搏成功的判断：心室起搏成功在心电图上须具备 3 个条件。

1）有一脉冲刺激信号。

2）随后有一畸形而宽大的 QRS 波。

3）其后有一倒置的 T 波。如没有 T 波，则脉冲信号后可能并不是畸形的 QRS 波，而是脉冲电流的电位衰减曲线。

五、并发症

（1）气胸、血胸。多由锁骨下静脉穿刺引起。

（2）空气栓塞。

（3）心肌穿孔。

（4）恶性心律失常如心室颤动。

（5）肺栓塞。

（6）血栓形成。

（7）感染。

（8）气囊破裂。

（9）血管穿孔。

六、注意事项

（1）对左束支传导阻滞患者，当导管进入心脏时应特别小心，因导管到达右心室可能导致右束支传导阻滞，可导致完全性心脏阻滞和心脏停搏。

（2）最好用一氧化碳充盈气囊，因用空气如气囊破裂有空气栓塞的风险。

（3）不要用水充盈气囊，因球囊直径小，使得气囊充盈和抽吸均不充分。另外用水充盈气囊，其在血管内导向性明显降低。

（4）应定时观察穿刺部位，必要时更换敷料。

（5）应避免折或弯曲导管，以免损伤导管或堵塞气囊。

第五节　心脏除颤及电复律

一、概述

心脏除颤或电复律是让一个电压极高、时间极短、流量极小的电流通过心脏。使心肌纤维同时除极，然后同时复极，从而恢复有组织的、协调的收缩。

除颤仪上装有同步电路，在复律时打开同步装置，该电路在每次 R 波后 0.03 s，即 R 波之下降段处提供同步直流脉冲电流，使心房纤颤，心房扑动，室性、室上性心动过速转为正常心律；在同步电复律时，除颤仪以 R 波的波峰为信号启动除颤电流，这样就可避免除颤电波落到 T 波上，从而避免引起心室纤颤的危险。电除颤（非同步电复律）不需同步触发装置，可在任何时间放电。

用于心脏除颤或电复律的仪器称为心脏除颤仪。除颤仪又分传统的单相波除颤仪和近年来出现的双相波除颤仪。双相波除颤仪因其使用能量小、对心肌损伤小、首次除颤转复率高，已在临床广泛应用。

二、适应证

同步电复律的指征为处理具有规律 QRS 波、有灌注心律（有脉搏）的不稳定快速心律失常。不稳定患者表现为灌注不佳的体征，包括意识状态的改变、进行性胸痛、低血压。具体如下。

（1）由于折返的不稳定阵发性室上性心动过速。

（2）不稳定心房纤颤。

（3）不稳定心房扑动。

（4）同步电复律也建议用于不稳定单形性（规律）室性心动过速。

三、禁忌证

同步电复律的禁忌证如下。

（1）洋地黄中毒所致的心律失常。

（2）快速性心律失常伴有病态窦房结综合征或完全性房室传导阻滞，尚未应用心脏起搏治疗者。

（3）阵发性心动过速反复频繁发作，药物预防无效。

四、操作要点

1. 非同步电除颤

（1）打开除颤仪的电源。

（2）将除颤电极涂以导电糊放在标准位置上。

（3）确定除颤仪在非同步位置。

（4）设置除颤仪之电能、充电电容器。

（5）再次核对心电图以证实是否确有心室颤动。

（6）检查核实无任何人与患者有直接或间接接触后，适当加压于两电极（约 10 kg 压力），用两手拇指同时压下放电开关，此时可见患者有全身骨骼肌收缩，此即放电成功之表现。如无骨骼肌收缩，则应检查仪器安装是否正确。

（7）如果心电节律性恢复，应立即检查脉搏，若脉搏不能触及，须立即开始基本生命支持。

（8）如果除颤不成功，应立即进行心肺复苏，给氧，给予肾上腺素、碳酸氢钠等，然后进行下一次除颤。

2. 同步电复律

（1）清醒患者向其解释治疗过程，并签署知情同意书。

（2）打开除颤仪的电源。

（3）将除颤电极涂以导电糊放在标准位置上。

（4）选择 R 波较高的导联，并确定除颤仪在同步位置。

（5）根据不同心律失常选择不同能量。

（6）缓慢静脉注射地西泮 10 ~ 30 mg，同时嘱患者数数，直至患者嗜睡、睫毛反射消失为止。

（7）按压充电按扭充电。

（8）核实无任何人与患者有直接或间接接触后，适当加压于两电极，用两手拇指同时压下放电按钮，此时可见患者有全身骨骼肌收缩。

（9）检查心电图。如复律不成功，可增加电能量，再次电击。

五、并发症

（1）心律失常。

（2）心肌损伤。

（3）低血压。

（4）栓塞。

（5）急性肺水肿。

（6）皮肤灼伤。

六、注意事项

（1）电极放置位置。

1）标准位置：一电极放置于胸骨右缘第 2 肋间，另一电极置于左腋前线第 5 肋间处。

2）前一后位：一电极放置于胸骨右缘第 2、第 3 肋间，另一电极放置于左肩胛骨下角部。

（2）在电击过程中，皮肤与电极接触越紧密，电阻越小，效果越佳。在患者皮肤与电极间涂一层低电阻的介质，有助于降低皮肤电阻。在电击时，除患者外，任何人不得与电极有直接或间接接触，否则有被电击的危险。

（3）电击能量选择。心房纤颤电复律推荐的首次剂量为单向波 100 ~ 200 J，双向波 100 ~ 120 J。第二次及随后的电击可按需要增加能量。

心房扑动及其他室上性心动过速的电复律一般所需能量较少，起始单向波 50 ~ 100 J 能量通常足够。如果起始 50 J 能量不成功，能量可按阶梯方式上升。对双向波电复律的建议剂量进行详细比较之前，尚需更多资料。

室性心动过速（VT）电复律所需能量由室性心动过速的形态特征及频率来决定。如果单形性 VT（形态及频率规则）患者不稳定但有脉搏，可用同步电复律。用单向波处理单形性 VT，给予的首次能量为 100 J。如果第一次电击无反应，按阶梯方式增加能量（如 100 J，200 J，300 J，360 J）。这些建议与 2000 年心血管急救（ECC）指南一致。关于双向波处理 VT 的能量尚无足够的证据给出建议。

如果患者为多形性室性心动过速且不稳定，按心室颤动来处理，给予高能量非同步电击（即心室颤动的电击能量）。目前研究证实起始电击给予 150 ~ 200 J 的双相锯齿波形或 120 J 的双相方波是合理的。第二次及随后的双相波电击给予同样或更高的能量。抢救者应使用双相波除颤器特定的能量，默认值为 200 J。如用单相波除颤器，所有非同步电击使用 360 J 的能量。

（4）如患者清醒，在电复律前尽可能建立静脉通路并给予镇静药，但不要延误电复律。

（5）同步电复律不能用于治疗心室纤颤（VF）、无脉性 VT 或不稳定的多形性（不规则）VT。这些心律失常需给予高能量的非同步电击。

（6）若患者心搏骤停在 2 min 之内，且心电显示心室纤颤时，应尽可能快地进行电击除颤。如果患者心搏停止时间不能肯定，但心电显示确有心室纤颤时，应立即采取基本生命支持措施，如人工呼吸及胸外心脏按压，同时立即准备电击除颤。

第六节　经口明视气管插管术

一、概述

气管插管的首要目的是维持呼吸道畅通，保证足够的通气和换气，并保护呼吸道防止误吸，引流气道分泌物。自主呼吸微弱或呼吸停止的患者可通过气管插管进行机械通气。

二、适应证

（1）气道保护。

（2）解除上呼吸道梗阻。

（3）实施机械通气。

（4）吸痰困难、痰液潴留者。

（5）颅内高压的过度通气。

（6）呼吸衰竭。

（7）减少呼吸功。

（8）休克。

三、禁忌证

经口气管插管无绝对禁忌证，但患者存在以下情况时，可能导致插管困难或有引起上呼吸道黏膜和脊髓严重损伤的可能，应谨慎操作或选择其他方法建立人工气道。

（1）口腔颌面部外伤。

（2）上呼吸道烧伤。

（3）喉及气管外伤。

（4）颈椎损伤。

四、操作要点

1. 气管插管需备物品

（1）简易呼吸气囊（复苏球囊）。

（2）吸痰装置（吸引器、吸痰管）。

（3）喉镜手柄（注意电池是否备好）。

（4）喉镜叶片（注意灯是否明亮）。

（5）气管导管（最好为声门下可冲洗导管）。

（6）气管导管导丝。

（7）牙垫。

（8）10 mL 注射器 1 个。

（9）胶布。

（10）镇静或麻醉药：地西泮、丙泊酚等。

（11）喷雾器（2% 利多卡因）。

（12）插管钳。

2. 操作准备

（1）喉镜准备：检查电池、灯泡及喉镜各部位，以确保其状态良好。

（2）气管导管的检查：气囊是否漏气，将导丝插入气管导管内。

（3）患者准备。

1）吸净口、鼻、咽部的分泌物。

2）意识清醒者，用 2% 利多卡因喉部局部喷雾麻醉。

3）用简易呼吸器及纯氧做人工呼吸数分钟（无呼吸）或吸入纯氧数分钟（意识清醒者）。

4）对于意识清醒或牙关紧闭者可给予地西泮或丙泊酚。

3. 操作方法

（1）站于患者头侧，摆好患者体位：仰卧，肩下垫一小枕头，使头略向后仰。

（2）左手持喉镜镜柄，右手使患者头尽量后仰；左手握喉镜同时推下颌分开上下唇；左手将喉镜片顺右口角插入，将患者舌头推向左侧，使喉镜移向口腔中部，徐徐推进镜片，在口腔下部可见悬雍垂，继续推进可见会厌，用力上提喉镜，即可使会厌上翘而看到声门（用力方向约与身体纵轴成 45°）。

（3）看到声门后，右手持气管导管放入咽喉部，将导管斜口对准声门，在患者吸气时，轻柔地插进声门。

（4）导管进入声门后将引导导丝取出，然后轻轻前进数厘米（导管于唇齿线处 22 ~ 25 cm 为佳）。用复苏器连接导管做人工通气。

（5）用以下手段确认导管插入气管。

1）用听诊器听双侧腋中线呼吸音是否对称，两侧呼吸音相等是插管成功的重要标志。

2）于气管插管处看到呼出气形成的薄雾。

3）呼气末二氧化碳监测，如位置正确，则可见呼气时呈现二氧化碳的方波，并测得呼出气二氧化碳浓度，这是确认气管导管位置正确的最准确方法。插管后如测到 6 个完整的呼吸，则管道位置正确。

（6）插管成功后，将牙垫插入口腔，此时才可将喉镜取出，向套管内注入一定量空气使气囊膨胀，不漏气即可（压力约 25 cmH_2O）。

（7）用牙垫、胶布固定气管导管。需行机械通气者此时可连接呼吸机。

（8）拍摄胸部 X 线片，明确导管位置是否合适，必要时调整导管位置，一般以气管导管远端在隆突上 3 ~ 4 cm 为佳。

五、并发症

1. 插管过程中的并发症

（1）缺氧。

（2）高血压/低血压，心动过速/心动过缓，以及可能的心律失常。

（3）嘴唇、牙龈、牙齿的损伤。此时易导致出血，如有出血，要注意吸出，并注意有无误吸。

（4）管道位置异常（进入食管或右主支气管）。

（5）咽、喉及气道的损伤。

（6）胃胀气，胃内容物反流致误吸。

（7）支气管痉挛。

2. 导管留置期间的并发症

（1）口腔溃疡。

（2）气管导管扭曲、阻塞。

（3）肺部感染。

（4）气胸。

（5）如果长时间气管插管留置，可出现气管食管瘘；以及无名动脉受侵蚀后致气管无名动脉瘘，可引起气道大出血。

3. 拔管时的并发症

（1）气管、喉痉挛。

（2）声带麻痹。

（3）误吸。

（4）气管软化导致窒息或呼吸困难。

4. 拔管后延迟的并发症

（1）喉或声门下水肿。

（2）喉、气管狭窄。

（3）咽炎或喉炎。

六、注意事项

（1）如果无脉搏血氧监测，在开始插管的同时行 20 s 计时。如果在该段时间内未完成操作，中止操作，在重新尝试操作前给予高流量氧气。

（2）如有脉搏血氧监测，血氧饱和度用以指导尝试插管的时程。应确定在开始插管前无明显低氧；操作中如血氧饱和度低于 90% 应停止操作。

（3）操作中，当抬起气管插管时，操作者视线不应离开喉镜视野；否则会导致导管进入食管。

（4）显示声带。成年患者如果看不到声带，可用 BURP 手法（助手于喉头左侧施压，方向为向背、向头、向右侧）。如仍不能显示，可改变患者体位或换用不同大小或类型的镜片。

（5）不要将喉镜向前或向后摆动，以免导致牙齿或软组织损伤。只要通过口或喉咽气管及复苏气囊能实施有效通气，操作失败后就有时间再想办法。

（6）气管插管需要专门的训练，操作不熟练者最好有有经验者在旁指导，尤其对合并多种临床情况的危重病患者。需要进行气管插管训练，因插管要求在 20 s 之内完成。

第七节　经纤维支气管镜气管插管术

一、概述

在危重病抢救中，有经验的医师通常在数分钟内即可顺利完成经口明视气管插管的操作，但偶尔也会遇到困难，如连续 2 次插管均未成功，或插管时间超过 10 min 仍未成功，称为困难插管。此时经纤维支气管镜（FOB）气管插管是一个可取办法。如果预知患者插管困难，也可一开始就应用经纤维支气管镜气管插管术。

二、适应证

1. 气管插管困难或失败的患者

如口周瘢痕挛缩（如烧伤）；颞颌关节或颈椎关节炎，颌面部创伤，呼吸道损伤（如肿瘤、水肿和血肿）；解剖异常（如肢端肥大症、小颌、先天性畸形）；既往呼吸道手术，颈椎关节固定和恶性肥胖或肌病。

2. 禁忌使用直接喉镜的患者

如颈椎损伤或椎一基底动脉功能不全的患者。

3. 其他

清醒的患者，即使呼吸道管理无困难，也可应用 FOB 进行气管插管操作，不仅有助于气管插管的顺利完成，且所需麻醉深度较浅，患者容易接受。

三、禁忌证

无绝对禁忌证，但以下情况不宜采用。

（1）咽部充满唾液和血液。

（2）咽腔消失，从而无法观察和确定四周咽部结构。

（3）在紧急情况下，因 FOB 操作耗时太长，其他直视气管插管方法和手术切开环甲膜更具优势。

（4）操作者无经验。

四、FOB 引导经鼻气管插管操作要点

（一）FOB 的准备

（1）将 FOB 与冷光源连接（便携式 FOB 也可连接电池）。

（2）握持 FOB 的目镜端，以使 FOB 弯曲半径较大的角度朝向下方。

（3）连接中心负压吸引管。

（4）调节焦距。

（5）用硅油或液状石蜡润滑镜干。

（二）患者的准备

（1）患者仰卧位。

（2）用麻黄碱点滴鼻腔，以收缩鼻腔黏膜。

（3）用枪式喷雾器将 2% 利多卡因喷入鼻腔、咽部进行局部麻醉。

（4）对部分紧张患者可用咪达唑仑、丙泊酚和芬太尼适度镇静。

（5）给氧，行心电、血压、血氧监测。

（6）备好急救用品，再准备一套直接喉镜气管插管的用品以备急用。

（三）气管导管的准备

将气管导管浸泡在温热无菌水中数分钟，使其更柔韧，将气囊充气检查是否漏气，然后放气。用硅油或利多卡因软膏润滑气管导管，移去气管导管尾端接头，将气管导管套在 FOB 上。

（四）插管

（1）操作者站于患者头侧（也可站于患者右侧，面向患者）。

（2）沿鼻腔基底部向前推送 FOB 前端。一般 FOB 的前端保持中立位（不弯曲）多能顺利通过鼻腔进入鼻咽部。在鼻咽部，应将 FOB 前端向上弯曲（如位于患者右侧面向患者，则向下弯曲），以使其沿此弯曲从鼻咽后部进入口咽部，此时可见会咽。

（3）通常保持 FOB 的前端处于中间位即可将其对准声门。如果 FOB 进入会咽谷、梨状隐窝或食管，应将 FOB 后退，直至能看到咽后壁，稍微调整镜干、旋转角度或调整镜干前端的弯曲度，然后再次向前推送 FOB，直至能看到声门。

（4）见到声门后，应暂停向前推送 FOB，检查声门活动度，并通过 FOB 的吸引通道在声带及其附近部位喷洒 2% 利多卡因 5 mL，在数秒内即可达到麻醉作用。

（5）然后再推送 FOB 进入声门和气管，直至 FOB 的前端到达气管的中段，此时从 FOB 的目镜中可清楚地看到气管环和隆突。

（6）沿 FOB 镜干轻柔推送鼻气管导管，直至其前端到达隆突上 2 ~ 3 cm 处。

（7）拔除 FOB，气囊充气，固定导管，连接呼吸机。

五、FOB 引导经口气管插管操作要点

（一）FOB 的准备

（1）将 FOB 与冷光源连接（便携式 FOB 也可连接电池）。

（2）握持 FOB 的目镜端，以使 FOB 弯曲半径较大的角度朝向下方。

（3）连接中心负压吸引管。

（4）调节焦距。

（5）用硅油或液状石蜡油润滑镜干。

（二）患者的准备

（1）患者仰卧位。

（2）用枪式喷雾器将 2% 利多卡因喷入咽部以进行局部麻醉。

（3）对部分紧张患者可用咪达唑仑、丙泊酚和芬太尼适度镇静。

（4）给氧，行心电、血压、血氧监测。

（5）备好急救用品。再准备一套直接喉镜气管插管的用品以备急用。

（6）为防止患者咬伤 FOB 的镜干，可在口腔内放置空心牙垫或气管插管专用通气道。

（三）气管导管的准备

将气管导管浸泡在温热无菌水中数分钟，使其更柔韧，将气囊充气检查是否漏气，然后放气。用硅油或利多卡因软膏润滑气管导管，移去气管导管尾端接头，将气管导管套在 FOB 上。

（四）插管

（1）操作者站于患者头侧（也可站于患者右侧，面向患者）。

（2）通过气管插管专用通气管插入 FOB。

（3）通常保持 FOB 的前端处于中间位即可将其对准声门。如果 FOB 进入会咽谷、梨状隐窝或食管，应将 FOB 后退，直至能看到咽后壁，稍微调整镜干、旋转角度或调整镜干前端的弯曲度，然后再次向前推送 FOB，直至能看到声门。

（4）见到声门后，应暂停向前推送 FOB，检查声门活动度，并通过 FOB 的吸引通道在声带及其附

近部位喷洒 2% 利多卡因 5 mL，在数秒内即可达到麻醉作用。

（5）然后再推送 FOB 进入声门和气管，直至 FOB 的前端到达气管的中段，此时从 FOB 的目镜中可清楚地看到气管环和隆突。

（6）沿 FOB 镜干轻柔推送气管导管，直至其前端到达隆突上 2 ~ 3 cm 处。

（7）拔除 FOB 及气管专用通气道，固定导管，气囊充气，连接呼吸机。

六、并发症

1. 喉、支气管痉挛

（1）原因：表面麻醉不充分和气管插管的刺激引起。

（2）处理：一旦发生，应暂停气管插管操作，并立即给氧，静脉滴注氢化可的松及氨茶碱，并给予镇静药等处理；如患者出现严重的呼吸困难，应采取措施迅速建立人工呼吸道。

（3）预防：做好呼吸道局部麻醉，气管插管操作宜轻柔。

2. 机械并发症

（1）经 FOB 不能推送气管导管或 FOB 送入气管导管后不能拔除。

1）原因：FOB 前端穿过了气管导管前端的侧孔，而非从其前端孔穿出。

2）处理：将 FOB 与气管导管一同拔出。

3）预防：为避免此并发症，气管导管应在 FOB 插入呼吸道前即套在镜干上。

（2）气管导管误入食管。

1）原因：沿 FOB 推送气管导管时，如果 FOB 的镜干发生弯曲，气管导管可能被误推入食管内，而 FOB 的前端仍可保留在气管内，尤其在应用超细 FOB 和患者体位不佳时。

2）处理：即使经 FOB 引导插入气管导管，随后也要注意评判导管位置。

3）预防：如果沿 FOB 推送气管导管时在声门附近遇到阻力，切忌用暴力，可抬高患者头部、按压喉头，使咽轴和喉轴更好地重叠，有助于完成气管插管。

3. 其他并发症

低氧血症、心律失常。

七、FOB 引导气管插管失败的原因和处理

（一）原因

（1）缺少培训及操作经验。

（2）分泌物和出血粘在 FOB 前端，导致呼吸道结构的观察困难。

（3）物镜和聚焦镜存在冷凝雾气。

（4）局部麻醉效果不满意。

（5）会厌前端碰到咽后壁或上抬功能差（如会厌偏大、会厌上囊肿，口咽部肿瘤、水肿或炎症，颈椎严重弯曲畸形）。

（6）呼吸道解剖严重变异，如肿瘤、感染或外伤。

（7）将气管导管插入气管困难。常见原因为局部麻醉效果不佳、镜干与气管导管内径的差距过大、气管移位或异常。

（8）镜干退出困难。常见原因为镜干误入气管导管前端的侧孔、气管导管偏细与镜干紧贴，且润滑不足等。

（二）处理措施

（1）初学者应在气管插管模型和正常人体上进行一定的技术练习和经验积累。

（2）经口气管插管时，因镜干较软常常偏离中线，镜干的中线不易掌握，需应用气管插管专用通道或由助手用直接喉镜推开舌根，将镜干放于正中线。

（3）需要满意的表面麻醉，以抑制咽喉反射和防止镜干进入声门发生困难。

（4）如镜干已进入气管内，而气管导管的推送发生困难，多为气管导管的前端顶在右侧杓状软骨或声带（3 点钟位）所致。此时将气管导管后退少许，然后逆时针向气管导管旋转 90°，使其前端对着 12 点钟或来回旋转气管导管 15°，再轻轻推送气管导管即可。

（5）气管插管前先将气管导管套在镜干上，可避免镜干误入气管导管前端的侧孔和推送气管导管困难。

（6）如果会厌过大或上抬功能差导致声门显露困难，可由助手协助托起下颌，此操作将有助于将会厌的前端抬离咽后壁。

（7）与其他气管插管方法联用（如直接喉镜和逆行引导气管插管法等），是解决 FOB 引导气管插管困难和失败的良好方法。

第八节　经皮扩张气管切开术

一、概述

与传统气管切开术相比，经皮扩张气管切开术为临床提供了一种操作简便、创伤小、建立迅速的微创气管切开方法。经皮扩张气管切开术的另一优势是在床边即可实施。近年来有应用经皮扩张气管切开术替代传统气管切开术的趋势。

目前已有数种经皮扩张气管切开术，如 Ciaglia 法（用多个或单个扩张器）、Portex 法（用特殊设计的扩张钳）及气管旋切法。本文介绍目前应用相对较多的 Portex 法。

二、适应证

（1）上呼吸道梗阻。

（2）气道保护性功能受损。

（3）各种原因导致的下呼吸道分泌物潴留。

（4）实施机械通气。

（5）其他手术的前置手术。

（6）已行气管插管，但需较长时间保留人工气道或机械通气治疗的患者。

气管导管更换为气管切开的适宜时机，是一个有争议的问题。通常为减少喉功能失常和损伤，提高患者的生存质量，在经喉插管 1～3 周后，仍需较长时间人工气道者可考虑实施气管切开。

三、禁忌证

1. 绝对禁忌证

（1）需紧急外科气道处理（如需环甲膜切开等紧急状况时）。

（2）儿童。

（3）气管切开部位有感染。

（4）解剖标志不明确。

2. 相对禁忌证

以下情况应权衡手术的利弊。

（1）甲状腺肿大。

（2）气管切开处既往有手术史（如甲状腺切除术）。

（3）出血倾向（如由抗凝治疗所致）。

四、操作要点

1. 患者准备

（1）患者仰卧，用薄枕垫高肩背部，使头向后仰伸、气管向前突出。

（2）用拇指和示指固定甲状软骨，明确以下解剖标志：甲状软骨、环状软骨、胸骨颈静脉切迹、气管环，可能的切开部位。

（3）一般取1~2或2~3气管环之间为切开部位。并做好标记。

（4）在操作之前，将吸氧浓度提高到100%，监测血压、心电图及脉搏血氧饱和度。

（5）如已有经口或经鼻气管插管，应吸净管道内痰液，将气管插管退至穿刺部位以上，保持呼吸道通畅。

此时建议使用床边纤维支气管镜，一是可以证实气管导管的位置，另外可证实导丝的中线位放置及随后的气管导管放置，以免气管外放置引起皮下气肿或气胸等并发症。

2. 器械准备

（1）检查气管套管有无漏气；确认气管套管内芯在套管内移动无阻力。气囊完全放气以免插入套管时气囊破裂。

（2）检查导丝是否无阻力地通过扩张钳及气管套管内芯。

（3）少许无菌液状石蜡润滑套管外壁。

3. 操作要点

（1）常规消毒铺巾。

（2）触摸环状软骨，1%利多卡因局部麻醉。

（3）于选定的切开处做1.5~2 cm的横行切口。此时于中线附近做一些探索性钝性分离有助于进一步明确解剖标志（如气管环）。

（4）将与装有2 mL盐水的注射器连接的套管穿刺针于切开处中线行穿刺。穿刺方向略向足部，边进针边回抽，当回抽到大量气泡则套管针已到气管。

（5）固定穿刺套管，退出穿刺针。将穿刺套管与注射器相连，回抽到空气以再次证实套管在气道内。撤去注射器。

（6）将J形导丝沿穿刺套管送入气管约10 cm，导丝外露约30 cm。

（7）撤去穿刺套管前确认导丝前进及后退无阻力。退出穿刺套管，导丝保留于原位。

（8）顺导丝送入扩张管，扩张软组织及气管前壁。扩张时要注意导丝可自由前送和后退。退出扩张管。

（9）夹闭专用扩张钳，将导丝尾端穿过钳子夹闭后形成的导丝孔。钳子沿导丝滑行。抓住导丝尾端，使钳子按先前扩张管同样的角度前行，直到有阻力。

（10）用双手逐渐打开扩张钳，将组织扩张到足以送入气管套管。保持钳子于张开位撤出钳子。

（11）重复（9）、（10）的步骤。当钳子前行通过气管前壁时，有阻力突然消失感，前进及后撤少许导丝，证实导丝无阻力。

（12）此时用钳子把手于中线位抬高至垂直位，这样钳子尖端将进一步沿气管纵线进入气管。

（13）用双手逐渐打开扩张钳，将气管扩张到足以送入气管套管。保持钳子于张开位撤出钳子。

（14）将导丝尾端穿入气管套管内芯的导丝孔。沿导丝放入气管套管及管芯。气管套管到位后，移除导丝及管芯。注意固定保护好气管套管。

（15）吸除气管及气管套管内的分泌物。

（16）充盈气囊。

（17）接上呼吸机。

（18）利用胸廓起伏、双侧对称呼吸音、脉搏血氧饱和度证实置管成功。

（19）用凡士林纱及纱布局部垫敷，编带固定气管套管。

（20）拍胸部 X 线片 1 张。

五、并发症

1. 早期并发症（指气管切开后 24 h 内出现者）

（1）出血。

（2）气胸。

（3）皮下气肿和纵隔气肿。

（4）导管误入假道。

2. 后期并发症（气管切开 24 ~ 48 h 后出现的并发症）

（1）切口感染。

（2）气道梗阻。

（3）吞咽困难。

（4）可出现气管食管瘘，以及无名动脉受侵蚀后致气管无名动脉瘘，可出现气道大出血。

六、注意事项

（1）如果发生出血，大多数情况下直接压迫即可控制。如果出血不能控制，切口应按外科手术方法探查止血。

（2）操作中如导丝受损伤（如打折），继续操作可能有困难，应对此种情况可采取如下方法。

1）受损伤段导丝可以前进到气管内。

2）没受损伤的导丝仍足够长不影响操作。

3）如果导丝受损又不能通过上述方法补救，则需用新的导丝。

（3）定期吸痰以确保气管套管的通畅。常规检查气管套管，必要时更换套管以保证套管的通畅。一般套管使用天数建议为 30 d。

（4）应监测气囊压及气囊充气量。过度充气可导致气道永久性损伤。

（5）正确、牢靠固定气管套管并每日检查。固定带应系方结、系紧，与颈部的间隙不宜超过两指。

（6）检查气管套管的深度，套管远端应距隆突 3 ~ 4 cm，过浅易脱管。

（7）对于烦躁或意识不清的患者，应约束双上肢，以防患者拔管。

（8）对行机械通气者，呼吸机管道不宜固定过牢，应具有一定的活动度，以防患者翻身或头部活动时气管套管被牵拉而脱出。

第九节　胸腔闭式引流术

一、概述

胸腔闭式引流术是抢救危重病患者常用的技术。通过水封瓶的虹吸作用，使胸膜腔内气体或液体及时引流排出，避免外界空气和液体进入胸腔，从而维持胸膜腔内负压，促进肺膨胀，并有利于控制胸膜腔感染，预防胸膜粘连。

二、适应证

1. 紧急适应证

（1）气胸。

1）所有行机械通气合并气胸的患者。

2）大量气胸时。

3）临床症状不稳定的患者。

4）张力性气胸穿刺抽气减压后。

5）当气胸反复发作或持续存在时。

6）继发于胸部外伤的气胸。

7）医源性气胸，气胸量大且临床症状明显者。

（2）血气胸。

（3）食管破裂，胃内容物漏入胸腔。

2. 非紧急适应证

（1）恶性胸腔积液。

（2）复发性胸腔积液。

（3）脓胸。

（4）乳糜胸。

（5）开胸术后或胸腔镜术后患者。

三、禁忌证

无绝对禁忌证，相对禁忌证如下。

（1）凝血功能障碍、有出血倾向者。

（2）肝性胸腔积液、持续引流可导致大量蛋白质和电解质丢失者。

四、操作要点

1. 术前准备

（1）了解病史，根据 X 线胸片、胸部 CT 及超声检查协助定位。

（2）准备好引流管及水封瓶。

（3）张力性气胸应先穿刺抽气减压。

2. 体位

取半卧位或平卧位。

3. 切口部位

引流气体选择锁骨中线第 2 肋间；引流液体选择腋中线与腋后线之间第 6 ~ 第 8 肋间。

4. 消毒、麻醉

切口部位周围 15 cm 范围常规消毒，铺无菌巾。1% 利多卡因局部浸润麻醉，并将针尖刺入胸腔试抽，以确定有无积液、积气。

5. 肋间切开插管法

沿肋间或皮纹方向切开皮肤 2 ~ 3 cm，在肋骨上缘处，用中弯血管钳钝性分离肋间组织，用钳尖刺入胸膜腔内，撑开血管钳，扩大创口。用血管钳夹住引流管末端，再用另一血管钳纵行夹持引流管前端，经切口插入胸腔内，引流管进入胸膜腔长度以侧孔进入胸膜腔 1 cm 为宜。将引流管末端与准备好的水封瓶相连，松开末端血管钳，嘱患者做咳嗽或深呼吸运动，可见气体或液体引流出，玻璃管内水柱随呼吸运动。如上述现象不出现，应重新调整胸膜腔内引流管位置。切口缝合 1 ~ 2 针，用引流管旁缝合皮肤的两根缝线将引流管固定在胸壁上。

6. 肋间穿刺套管针穿刺插管法

局部麻醉处切开皮肤 2 cm，紧贴肋骨上缘处，用持续的力量转动套管针，使之逐渐刺入胸腔，进胸膜腔时有突破感。固定内芯，将套管沿内芯插入胸腔，引流管进入胸膜腔长度以侧孔进入胸膜腔1 cm 为宜。退出内芯，迅速将引流管末端与准备好的水封瓶相连，嘱患者做咳嗽或深呼吸运动，可见气体或液体引流出，玻璃管内水柱随呼吸运动。如上述现象不出现，应重新调整胸膜腔内引流管位置。切口缝合 1 ~ 2 针，用引流管旁缝合皮肤的两根缝线将引流管固定在胸壁上。

7. 中心静脉导管穿刺置管法

用标准 Seldinger 法将中心静脉导管插入胸腔，置管深度以 10 cm 左右为宜。引流液体时用双腔或三腔导管较优，因一腔不通，通过其他腔往往还能引流。引流气体可接水封瓶，引流液体则直接接引流袋即可。

五、并发症

（1）肋间血管、神经损伤。

（2）胸膜反应、胸膜炎。

（3）血、气胸。

（4）心脏、大血管损伤。

（5）切口感染，可导致胸腔感染。

六、注意事项

（1）任何情况下引流瓶不应高于患者胸腔，以免引流液逆流入胸腔造成感染。

（2）引流管侧孔不能太浅（离胸壁太近），否则易脱出引起开放性气胸或皮下气肿。

（3）留置在胸膜腔内的引流管长度一般应控制在 5 cm 左右，不宜插入过深。

（4）缝皮肤固定线时，进针要深，直到肌层，关闭肌肉与皮下之间的间隙。

（5）水封瓶内玻璃管下段在水平面下 2 ~ 3 cm 为宜，如果过深，胸内气体不易逸出。

（6）引流开始时须控制放出气体、液体的速度，特别是对于肺压缩严重且萎陷时间长者，以免发生复张后肺水肿。

（7）注意观察引流瓶中气液面的波动情况，经常挤捏引流管，不要使之受压、扭曲，确保引流管通畅。

（8）转运患者时，要用血管钳夹闭近端引流管，防止水封瓶液体倒流入胸腔或引流管脱落。

（9）定期拍胸部 X 线片或进行超声检查，了解肺膨胀和胸膜腔积液情况。

（10）拔管的指征。

1）24 ~ 48 h 水封瓶无气体逸出。

2）胸腔引流量明显减少且颜色变淡，24 h 引流液小于 50 mL。

（11）拔除引流管时，嘱患者深吸气后屏气，用凡士林纱布盖住引流口，迅速拔管，压紧纱布避免空气进入胸腔。

第十节　心包穿刺引流术

一、概述

心包穿刺引流术也是 ICU 常见操作之一。20 世纪 70 年代以前，心包穿刺在没有超声心动图检查和血流动力监测下进行床边穿刺，危及生命的并发症和死亡率较高。目前根据超声穿刺定位，并在心电监护下进行心包穿刺，使该操作并发症明显减少。

二、适应证

（1）急性心包积液、积血或积脓造成心脏压塞者。

（2）原因不明的心包积液患者行诊断性穿刺。

（3）恶性心包积液行药物注入治疗者。

三、禁忌证

凝血功能障碍者慎用。

四、操作要点

1. 术前准备

（1）B 超定位：了解积液多少，选择积液距体表近、积液厚度较大、无其他器官遮挡部位作为穿刺点。在此基础上，确定主要的穿刺部位。

1）剑突下途径：穿刺点位于剑突左缘与肋弓之间的间隙中，针与胸壁成 30°，向上稍偏左进针。

2）心尖部穿刺途径：左侧第 5 肋间锁骨中线外，心浊音界内 2 cm，针尖垂直于胸壁。

（2）心包积液、心脏压塞患者，心脏舒张受限，交感神经兴奋。当心脏压塞解除后，尤其在同时应用麻醉药或镇静药的情况下，容易发生血容量不足。因此，术前必须建立静脉通路及液体复苏的准备。应行心电、血压监测。

2. 体位

取半卧位或仰卧位。

3. 操作方法

（1）常规消毒，1% 利多卡因局部麻醉。

（2）选择部位用套管针穿刺，有突破感后回抽，抽到液体后固定针芯，将套管沿针芯推进 1 ~ 2 cm，退出针芯，套管接注射器回抽通畅。

（3）按 Seldinger 法送入导丝，扩张，将中心静脉导管置入心包腔内。置管深度为 10 ~ 15 cm。

（4）固定导管，局部包扎固定。中心静脉导管接引流袋引流。

五、并发症

（1）心肌、冠状动脉、肺叶、肋间动脉、肝、脾损伤。

（2）心律失常。

（3）感染。

六、注意事项

（1）穿刺时嘱患者安静、勿动，不要深呼吸或咳嗽。

（2）注意观察引流量及引流管是否通畅，适度控制引流速度。首次抽液量不超过 100 mL，需再次抽液时一般也不宜超过 500 mL。

（3）如操作过程中患者出现面色苍白、气促、出汗、心慌等情况，立即停止手术，并做相应处理。

（4）如抽出血性液体，应暂停抽液，检查进针方向与深度，将抽得的血性液体放入干试管中，血液不久即凝固，表示很可能来自心脏，应立即终止手术；如放置不凝固，患者又无凝血机制障碍，表示血液来自心包腔，可视病情需要，继续或终止抽液。

（5）定期复查超声心动图。

第二章

心脏猝死及复苏

心搏骤停（SCA）是公共卫生和临床最危急的情况之一，表现为心脏机械活动突然停止，患者对刺激无反应，无脉搏，无自主呼吸或出现濒死喘息等，如不能及时有效救治常致即刻死亡，即心脏猝死（SCD）。从突然出现症状到死亡时间有不同规定，美国心肺血液病研究所定为24 h；世界卫生组织定为6 h。大多数心脏病学者认为，发病后1 h死亡者为猝死。国内学者一般把SCD定义为以心搏骤停的特征为基础，出现症状后1 h内未预料到的心脏原因死亡。据中国北方地区部分资料，猝死在发病后即刻死亡者占30%~35%，在发病后1 h内死亡者占65%~70%。有冠心病史或除外其他病因，尚未证实有心肌梗死（AMI），且符合猝死条件者，定义为冠心病猝死。

第一节　心搏骤停与心脏猝死

冠心病是猝死的主要原因。研究表明，在1 h内猝死的463例中，冠心病占91%。从发作至猝死时间尚无定论，短者1 h，长者24 h，有心脏病者占75%，男女之比为（4~5）：1。发病年龄在35~70岁，成人和6个月内婴儿均可发生。年龄越大，合并有高血压、吸烟、糖尿病者发病率越高。

（一）病因

心脏猝死的原因有几十种，主要原因是冠心病，其次是非缺血性心肌病（扩张型心肌病、肥厚型心肌病）、心脏瓣膜病、长QT综合征（原发性电不稳、先天性缺损）、预激综合征、二尖瓣脱垂，抗心律失常药物的致心律失常作用等（表2-1）。

表2-1　心搏骤停和心源性猝死病因

基础心脏病（结构异常）	暂时性因素（功能性）
（1）血管疾病：冠状动脉病变及冠心病、冠状动脉粥样硬化、慢性冠心病，急慢性心肌梗死，冠状动脉血栓形成、痉挛或栓塞，夹层分离，冠状动脉炎、先天性冠状动脉异常； （2）心肌疾病：心肌肥厚及心肌病变、继发性或原发性心肌肥厚（梗阻或非梗阻）、原发性心肌病——扩张型或限制型、特异性心肌病、急性心肌炎、心壁内肿瘤； （3）心瓣膜病：主动脉瓣狭窄和（或）关闭不全、二尖瓣脱垂或腱索断裂、感染性心内膜炎、人造瓣膜功能障碍； （4）先天性疾病：先天性心血管病，先天性主动脉瓣或肺动脉瓣狭窄，艾森门格综合征伴右向左分流（疾病晚期或妊娠分娩），先天性心脏病术后，如法洛四联症； （5）传导系统异常：电生理异常、结构性病变、窦房结病变、希—浦系统纤维化（Lenegre病或Lev病）、异常传导通道（WPW综合征）； （6）其他：大块肺动脉栓塞、急性心脏压塞、心内血栓或肿瘤阻塞、主动脉夹层分离、人工心脏起搏器故障	（1）暂时性心肌缺血与再灌注； （2）能量基质的丧失； （3）损伤性物质的产生（如超氧基）； （4）膜生物电特性异常（如通道，泵，受体）； （5）低心排血量状态； （6）急性或慢性心力衰竭； （7）休克； （8）全身代谢异常； （9）电解质失衡（如低钾）、低氧、酸中毒； （10）神经生理紊乱、自主神经不稳定（中枢性、神经内分泌）、受体功能改变； （11）QT间期延长综合征（先天性）； （12）毒性反应、致心律失常药物、心脏毒性药物（如可卡因、洋地黄中毒）

1. SCD与冠心病

在心脏猝死病因中，冠心病居首位，占SCD的50%~70%，超过40岁的男性则高达90%。据Wan等报道SCD多见于65岁以上男性患者，80%以上猝死者为冠心病所致。冠心病猝死的发病机制：冠心病猝死是在冠状动脉粥样硬化和心肌病变的基础上，一时性的功能障碍和电生理改变导致的心脏骤停。猝死时，最常见的特征是心室颤动，缓慢型心律失常比较少见，有的起始表现为缓慢型心律失常，继之出现心室颤动，或突然发作为电—机械分离或心脏静止；有的猝死则不一定是心律失常所致。冠心病猝死常发生于下列情况。

（1）急性心肌缺血：冠状动脉斑块破溃、出血，血小板聚集及血栓形成等急性病变；严重冠状动脉粥样硬化患者运动或其他情况引起心肌耗氧量明显增加；冠状动脉痉挛；心肌内血小板聚集或小的心肌梗死等。

（2）心肌缺血—再灌注损伤，导致再灌注性心律失常。

（3）但出现陈旧性心肌梗死瘢痕组织、室壁运动障碍和室壁瘤等情况。

（4）心功能不全时。

（5）其他情况如利尿药、抗心律失常药物的影响等。对于冠心病高危人群要及时就诊、正规治疗。在急性期和病情相对稳定时都不能麻痹大意，要保持大小便通畅，少食多餐，保持情绪稳定。

2. 心室颤动

可以发生在已有器质性心脏病的患者，也可发生在心脏正常的患者。过度疲劳、精神紧张、天气寒冷等因素可使原有心脏病急剧加重或因交感神经紧张使儿茶酚胺分泌急剧增加而导致心室颤动。心肌病患者已存在肥厚型心肌病、局灶性心肌病等情况而自己并未察觉，在应激状态下会发生心室颤动。心室颤动发生时，心室搏动频率为250~500次/分，过快的频率使心室收缩无力，不能有效地将心室的血液运送至主动脉而供应心脏、大脑等脏器使用。大脑缺血约15 s会引起全身抽搐，临床称阿—斯综合征，如得不到及时抢救就会死亡。

3. SCD与电解质紊乱

严重电解质紊乱：器质性心脏病伴严重低钾血症、低镁血症时，由于低镁能抑制心肌细胞膜Na^+-K^+-ATP酶的离子运转，使细胞内缺钾加重，引起心肌细胞复极延迟，进一步使心肌应激性增高，从而增加猝死的危险。有器质性心脏病、高血压的患者，大多服用血管紧张素转化酶抑制药（ACEI）、利尿药，且有的患者食欲比较差，容易诱发电解质紊乱，尤其是低血钾和高血钾，增加SCD的危险性，其危险程度取决于低血钾的程度和心肌缺血的状态。一般而言，缺血的心肌兴奋性增高，低血钾又可使其邻近正常心肌产生复极不同步和传导延迟，加之心肌缺血时儿茶酚胺分泌增加，使心肌应激性进一步提高，易引起致命性室性心律失常。低血钾与低血镁可同时存在，低血镁可引起顽固性低血钾。及时补钾、补镁，同时快速床边心脏临时超速或亚超速起搏可以提高抢救成功率。

4. SCD与心力衰竭

有基础心脏病患者或多或少存在心功能不全，但有的心力衰竭症状不明显，仅有咳嗽、活动后气喘，不被患者及医师重视，也易误诊为支气管炎、肺炎。仅抗感染、补液而诱发急性左心衰竭、恶性心律失常，最终发生SCD。

5. SCD与围术期

现在认为，迷走神经紧张性增高对心肌有保护作用。然而，当患者存在室性心律失常时，交感神经紧张性升高，可使心室颤动阈值降低，此外情绪紧张和焦虑不安等均可影响心脏自主神经调节，产生不利后果。患有心脏病者需进行外科手术时，术前一定要把基础心脏病诊断清楚，控制心律失常，纠正心功能，改善心肌缺血情况，必要时给予心脏临时起搏保护，术中术后严密心电监护，发现问题及时处理。

6. 非心脏猝死

常见原因为脑血管病和肺栓塞。患者如原有高血压或脑血管畸形，因过度疲劳、精神紧张等原因使血压突然升高，脑血管破裂发生脑出血，脑出血如发生在脑干会使呼吸、循环衰竭而导致死亡。肺栓塞是因为血栓脱落堵在肺动脉而导致呼吸、循环的急剧衰竭。

（二）发病机制

目前已知，发生心脏猝死的机制主要为严重的室性心律失常，包括室性心动过速、心室颤动等。也有一部分人为突然发生的严重血流动力学障碍、心脏破裂等。

1. 缺血性心律失常

一般认为，心室颤动是多发的折返小波引起的持续性、快而不规则的心室激动。心室颤动的发生必须包括以下几个基本条件，即异位和分离的局部波前兴奋，传导延缓和心室不应期缩短。这些变化，在缺血的心肌中均可出现。缺血性室性心律失常包括急性心肌缺血所致的室性心律失常和心肌梗死后陈旧性病变并发的室性心律失常。如果急性心肌缺血发生在心肌梗死后瘢痕愈合的边缘心肌则室性心律失常的发生率更高。在急性心肌缺血时，局部心肌组织灌注不足导致缺血部位的心肌能量代谢较正常心肌组织明显降低，大量游离脂肪酸（FFA）堆积，细胞内乳酸含量增加，细胞内 K^+、Mg^{2+} 外流，则静息电位的负值进一步增加形成舒张期电位。同时动作电位的振幅下降，除极的速度减慢，兴奋传导速度减慢，则心肌自律性增强，并易于形成折返的条件而发生室性折返性心律失常及心室颤动。而同时存在左心功能不全的患者，心脏猝死的发生率则更高，尤其左心室射血分数低于 30% 是心脏猝死的最强的预测因素。

2. 再灌注性心律失常

现已知再灌注性心律失常是发生心脏猝死的重要原因。再灌注性室性心律失常可见于冠状动脉痉挛缓解以后，也可见于 AMI 溶栓治疗或机械性粉碎斑块后使完全闭塞的血管再通等情况。常在冠状动脉再通后几秒钟而出现再灌注性心律失常。许多研究表明，冠状动脉再通时，再灌注性心律失常的发生率高达 82%。在再灌注心律失常的不同类型中，60% ~ 80% 为加速性室性自主心律和室性期前收缩。可引起心脏猝死的心律失常为室性心动过速和心室颤动。严重的缓慢型心律失常也可引起心脏猝死。而再灌注性心律失常的类型和冠状动脉的再通部位有一定的关系，左前降支和左旋支再灌注时易发生加速性室性自主心律，室性心动过速和心室颤动；右冠状动脉阻塞再灌注时易发生窦性心动过缓、房室传导阻滞。

3. 原发性心律失常

病因不明，无明显冠状动脉或心肌本身的病变，常常突然或在某些诱因的作用下发生严重的室性心律失常和（或）心室颤动而发生心脏猝死。研究表明，原发性室性心律失常的发生机制多为触发激动，也有的为折返机制。

4. 非心律失常

Raizes 等研究表明，非心律失常引起的心脏猝死只占 0.56%，包括心脏或主动脉破裂，心肌梗死扩展，交感神经反射性抑制，以及各种原因引起的心脏严重的机械性梗阻等。尤其伴有左心功能不全的患者心脏猝死的发生率最高。左心功能不全常有冠状动脉病变和弥漫的心肌病变，因而可伴有急性心肌缺血或心肌瘢痕组织所诱发的恶性心律失常，从而导致心脏猝死。在冠心病并发左心室功能不全所致的心脏猝死事件中，36% 表现为严重心动过缓或电—机械分离。心搏骤停前并未伴心力衰竭症状的恶化。缓慢型心律失常或电—机械分离可能因左心室收缩功能衰竭终末期心室壁应激时，使心室内压力和容量突然增加，而周围血管收缩同时出现障碍不能维持体循环血压，以致虚脱和晕厥。猝死则为血流动力学障碍所致，并非心电不稳定事件。另一部分左心功能不全的患者伴有室性心动过速，则可能为心律失常所致。

（三）病理

1. 心脏病理改变

（1）原发性改变：心脏猝死的心脏病理改变资料主要来自尸检，但不同学者所报道的尸检病理结果有很大的不一致，但多数学者研究为冠心病猝死。从冠心病猝死的病理资料来看，主要病理结果为冠状动脉狭窄程度重，冠状动脉内并发血栓形成，心肌出现严重的缺血或梗死。Schwartz 等发现，1/3 以上的冠心病猝死患者的冠状动脉内有血栓形成。国内外的一些资料提示：冠心病猝死患者中 AMI 的发生率约为 40%，并且冠心病猝死患者的窦房结和传导系统并无明显的急性病变也证实了冠心病猝死的发生机制为心电不稳定。心脏猝死很少发生在没有器质性心脏病的患者，有些患者发生心脏猝死后，即使心脏的大体检查无明显肉眼病变，但可能其心脏的分子结构和功能也存在着明显的异常。如离子通道、蛋白质结构异常等。

（2）继发性改变：正常心脏做功所需能量首先来自脂肪，约占心肌总耗氧量的67%，其次来自葡萄糖和乳酸，分别占17.9%和16.46%，极少数来自醋酸、氨基酸、丙酮酸等。同时心脏必须依赖 ATP 来维持其心室壁的张力和收缩状态。研究表明，心肌缺血缺氧 10 s 即可导致代谢底物耗竭，心脏完全失去收缩功能。在常温下，如果心肌缺血 3～4 min 心肌内磷酸肌酸含量减少 70%～75%，ATP 减少 15%。如在此期内进行有效的心肺复苏，心肌供血改善，则心肌张力可完全恢复；缺血 8～10 min，心肌内磷酸肌酸和 ATP 将全部耗尽，如在此期内进行有效的心肺复苏，心脏的收缩和舒张功能仍可恢复，10 min 后才进行有效的心肺复苏者，复苏的成功机会显著减少。

2. 其他脏器病理改变

（1）脑：脑的能量代谢主要来自葡萄糖，但脑组织本身的葡萄糖储备很少，必须依赖于循环血液来供应。并且脑组织的代谢 85%～90% 为有氧代谢，而无氧酵解只占脑组织代谢的 5%～15%，所以，脑组织的代谢和生理功能的维持完全依赖于有效的血液供应。血液供应障碍引起脑细胞功能改变的基础是缺血缺氧引起脑组织的原发性和继发性损害。原发性损害为脑组织缺血缺氧时 ATP 不能合成，细胞钠泵功能丧失，细胞内钠离子不能转运到细胞外，钾离子不能从细胞内逸出，细胞膜电位发生改变，因此不能产生电活动，细胞也失去了产生和传导冲动的功能。研究表明，在完全缺氧的情况下，20 s 后大脑皮质的生物电活动完全消失，30～90 s 后小脑和延髓的生物电活动完全消失。而缺血缺氧所致的继发性损害包括两个方面：细胞内电解质紊乱和各种代谢产物的堆积而使脑组织肿胀和脑水肿；脑组织的局部循环功能障碍进一步加重。

已有研究提示，心搏骤停引起的脑组织缺血缺氧时病变主要在大脑海马回先出现，如缺血进一步加重则迅速波及全脑，包括脑干和延髓。而患者发生心脏猝死后，如果能及时、有效地进行心肺复苏则脑组织的血流有可能恢复，但脑组织由于受到完全缺血缺氧的影响，脑水肿和微循环障碍将继续发展。脑组织的缺血缺氧时间长短直接影响大脑功能的恢复及患者的临床预后。

（2）肾：心脏骤停时，肾脏的血流供应和滤过功能完全停止，首先受累的是肾小管，引起肾小管细胞坏死，并逐步累及基底膜及整个肾单位。如果发生时间短，基底膜可保持相对完整，肾功能可恢复。但缺血缺氧的时间过长，肾小管及肾小球产生广泛的严重破坏，则易发生急性肾衰竭。

（3）肺：发生心脏猝死后，肺可发生淤血、水肿。显微镜下其主要特征是肺间质水肿，并可见微血栓形成。长时间的肺缺血缺氧容易发生弥散性血管内凝血，不仅可通过机械堵塞使肺部缺血缺氧进一步加重，而且还可引起血小板聚集，释放 5-羟色胺等物质产生终末气道痉挛，结果血液—气体交换障碍进一步恶化。

（四）临床表现

心搏骤停或心源性猝死的临床过程可分为前驱期、发病期、心脏停搏期和死亡期。

1. 前驱期

许多患者在发生心搏骤停前有数天或数周，甚至数月的前驱症状，如心绞痛、气急或心悸的加重，易于疲劳，及其他非特异性的主诉。这些前驱症状并非心源性猝死所特有，而常见于任何心脏病。有资料显示 50% 的心源性猝死患者在猝死前 1 个月内曾就诊过，但其主诉常不一定与心脏有关。在医院外发生心搏骤停的存活者中，28% 在心脏骤停前有心绞痛或气急的加重。但前驱症状仅提示有发生心血管病的危险，而不能识别那些心源性猝死高危人群。

2. 发病期

即导致心搏骤停前的急性心血管改变期，通常不超过 1 h。典型表现包括：长时间的心绞痛或急性心肌梗死时的剧烈胸痛，急性呼吸困难，突然心悸，持续心动过速，或头晕目眩等。若心脏骤停瞬间发生，事前无预兆，则 95% 为心源性，并有冠状动脉病变。从心脏猝死者所获得的连续心电图记录中可见在猝死前数小时或数分钟内常有心电活动的改变，其中以心率增快和室性期前收缩的恶化最为常见。猝死于心室颤动者，常先有一阵持续或非持续的室性心动过速。这些以心律失常发病的患者，在发病前大多清醒并在日常活动中，发病期（自发病到心搏骤停）短。心电图异常大多为心室颤动。另有部分患者以循环衰竭发病，在心搏骤停前已处于不活动状态，甚至已昏迷，其发病期长。在临终心血管改变前常已有非心脏性疾病。心电图异常以心室停搏较心室颤动多见。

3. 心脏停搏期

意识完全丧失为该期的特征。如不立即抢救，一般在数分钟内进入死亡期。罕有自发逆转者。心搏骤停是临床死亡的标志，其主要表现和复苏成功率影响因素见表2-2。

表2-2 心脏猝死心脏骤停期主要表现和复苏成功率影响因素

主要表现	复苏成功率影响因素
（1）心音消失； （2）脉搏不能扪及、血压不能测及； （3）意识突然丧失或伴有短阵抽搐，且常为全身性，多发生于心脏停搏后10 s内，有时伴眼球偏斜； （4）呼吸断续，呈叹息样，以后即停止。多发生在心脏停搏后30 s内； （5）昏迷，多发生于心脏停搏30 s后； （6）瞳孔散大，多在心脏停搏后30 ~60 s出现； （7）尚未发生生物学死亡，如抢救及时，仍有复苏的可能	（1）复苏开始的时间； （2）心搏骤停发生的场所； （3）心电活动失常的类型（心室颤动、室性心动过速、心电—机械分离或心室停顿）； （4）心搏骤停前患者的临床情况

心脏骤停发生在可立即进行心肺复苏的场所，则复苏成功率较高。如发生在医院或加强监护病房可立即进行抢救的条件下，复苏的成功率主要取决于患者在心脏骤停前的临床情况，若为急性心脏情况或暂时性代谢紊乱，则预后较佳；若为慢性心脏病晚期或严重的非心脏情况（如肾衰竭、肺炎、败血症、糖尿病或癌症），则复苏的成功率并不比院外发生的心脏骤停的复苏成功率高。后者的成功率主要取决于心脏骤停时心电活动的类型，其中以室性心动过速的预后最好（成功率达67%），其次是心室颤动（25%），心室停顿和电—机械分离的预后很差。高龄也是一个重要的影响复苏成功的因素。

4. 死亡期

从心脏骤停向生物学死亡的演进，主要取决于心脏骤停心电活动的类型和心脏复苏的及时性。心室颤动或心室停搏，如在最初4 ~6 min未予心肺复苏，则预后很差。如在最初8 min内未予心肺复苏，除非在低温等特殊情况下，否则几乎无存活。从统计资料来看，立即施行心肺复苏和尽早除颤，是避免生物学死亡的关键。心脏复苏后住院期死亡的最常见原因是中枢神经系统损伤。缺氧性脑损伤和继发于长期使用呼吸器的感染占死因的60%。低心排血量占死因的30%。而由于心律失常的复发致死者仅占10%。AMI时并发的心搏骤停，其预后取决于为原发性或继发性。前者心搏骤停发生时血流动力学并无不稳定；而后者继发于不稳定的血流动力学状态。因此，原发性心搏骤停如能立即予以心肺复苏，成功率可达100%；而继发性心搏骤停的预后差，复苏成功率仅约30%。

（五）辅助检查

心电图主要表现如下。

（1）心室颤动、心室扑动。

（2）心室静止，即心电图呈一直线，或仅有P波而无QRS波群。

（3）无脉性电活动，心电图呈缓慢、低幅而宽的不典型心室波，但无心室的收缩活动。

（六）诊断

猝死后心音消失，测不到血压，脉搏不能触及，继而呼吸停止，意识消失，四肢厥冷，抽搐，瞳孔散大。心电图可见心搏停止。

（1）心搏、呼吸停止。

（2）知觉丧失，高声呼唤其姓名或摇动其身体无反应。

（3）大动脉搏动消失。用拇指、示指在颈前喉结两侧如触及搏动，表示心跳未停，如无搏动表示心搏停止。

（4）心音消失。耳朵贴在左胸心前区（锁骨中线与第4～第5肋间横线交叉处），如不能闻及心音，表明心搏停止。

（5）心搏停止数秒、数分钟，呼吸也停止。也有呼吸先停止而心跳后停止者，临床上很难分开。

（6）心搏停止45 s，瞳孔开始散大。

（7）血压为零。

（七）鉴别诊断

1. 睡眠猝死

J波综合征是睡眠猝死的元凶，J波与猝死有着内在的联系。详细询问病史和家族史是诊断的关键。不能解释的晕厥、晕厥先兆、猝死生还病史和家族性心脏猝死史是诊断的重要线索。如患者出现典型的心电图改变，且有下列临床表现之一，并排除其他引起心电图异常的因素，可诊断 Brugada 综合征：①记录到心室颤动；②自行终止的多形性室性心动过速；③家族心脏猝死史（<45岁）；④家族成员有典型的Ⅰ型心电图改变；⑤电生理诱发心室颤动；⑥晕厥或夜间濒死状的呼吸。

2. 突发的左心衰竭

急性左心衰竭，是指由于各种原因引起短时间内左心排血量急剧减少，导致严重的左心室及左心房舒张压增高、肺淤血的急性病症。

3. 突发的右心衰竭

急性右心衰竭，是指由于某些原因，使右心室心肌收缩力急剧下降或右心室的前后负荷突然加重而引起的右心排血量急剧减低所致的临床综合征。急性右心衰竭多见急性大片肺梗死和急性右心室梗死。

4. 心脏停搏

指心肌仍有生物电活动，而无有效的机械功能，断续出现慢而极微弱且不完整的“收缩”情况，心电图上有间断出现的宽而畸形、振幅较低的QRS波群，频率多在每分钟30次以下。此时心肌无收缩排血功能，心脏听诊时不能闻及心音，周围动脉扪不到搏动。

5. 心脏失代偿

当心脏病变不断加重，心功能减退超过其代偿功能时，则出现心功能失代偿。

6. 心肌梗死

是指在冠状动脉病变的基础上，冠状动脉的血流中断，使相应的心肌出现严重而持久的急性缺血，最终导致心肌的缺血性坏死。全身症状可见发热，实验室检查见白细胞增高、红细胞沉降率增快；胃肠道症状多见于下壁梗死患者；心律失常见于75%～95%的患者，发生在起病2周内，而以24 h内多见，前壁心肌梗死易发生室性心律失常，下壁心肌梗死易发生房室传导阻滞；心力衰竭，主要是急性左心衰竭，在起病的几小时内发生，发生率为32%～48%，表现为呼吸困难、咳嗽、发绀、烦躁等症状。

7. 肺源性心脏病

是由于各种胸、肺及支气管病变而继发的肺动脉高压，最后导致以右心室肥大为特点的心脏病。大多数肺源性心脏病是从气管炎、阻塞性肺气肿发展而来，少部分与支气管哮喘、肺结核、支气管扩张有关。肺源性心脏病常年存在，多于冬春季节并发呼吸道感染而导致呼吸衰竭和心力衰竭，病死率较高。

（八）治疗策略

对心搏骤停或心源性猝死患者的处理主要是立即进行心肺复苏（CPR）。在20世纪50年代末期心肺复苏术及体外除颤术的发展，使心脏骤停者有可能得救而存活。近30余年来，随着经验的积累及新技术的应用，心肺复苏术逐步完善。美国心脏病学会再次修订了心肺复苏的指南，并对所有用于心肺复苏的治疗措施进行评级，对进一步积极有效地抢救心源性猝死患者具有重要意义。

1. 抢救流程

按心电活动形式，其抢救流程如下。

（1）心室颤动与无脉搏的室性心动过速：见图2-1，心动过速处理见图2-2。基础心肺复苏后，待心电图显示心室颤动或无脉搏室性心动过速时，紧急给予电除颤（200 J、200～360 J），根据需要可做多次电除颤。除颤后检查心律。①如恢复自主心律，继续监测生命体征，静脉给予药物，维持有效血压、心率、心律。②如持续或复发心室颤动/室性心动过速时，继续行有效基础心肺复苏，并进行气管插管，建立静脉通路，同时静脉给予肾上腺素 1 mg 推注，无效时推注剂量可增加 2～5 mg，最大剂量不超过 0.1 mg/kg；随后再给予电除颤（200～360 J）。仍无效可静脉给予利多卡因推注 1 mg/kg。复苏不成功，2 min 后重复此剂量，后静脉滴注维持。上述治疗失败，换用溴苄胺或普鲁卡因胺或胺碘酮；若为尖端扭转室性心动过速或可疑低镁或难治性心室颤动可给予硫酸镁；考虑有酸中毒或高钾血症存在可给予碳酸氢钠（剂量 1 mmol/kg）。每次用药 30～60 s 后，可再行除颤。

（2）心室停搏或严重心动过缓见图 2-3；心动过缓的处理见图 2-4，心电图如两个或两个以上导联明确显示心室停搏，在继续心肺复苏的基础上，进行气管插管，建立静脉通路，尽力恢复稳定的自主心律或设法实施人工心脏起搏。并分析发生的病因（缺氧、高钾血症、低钾血症、酸中毒、药物过量、低温），针对病因采取措施。常用药物为肾上腺素和阿托品静脉注射，并可应用异丙肾上腺素（15～20 μg/min）静脉滴注。

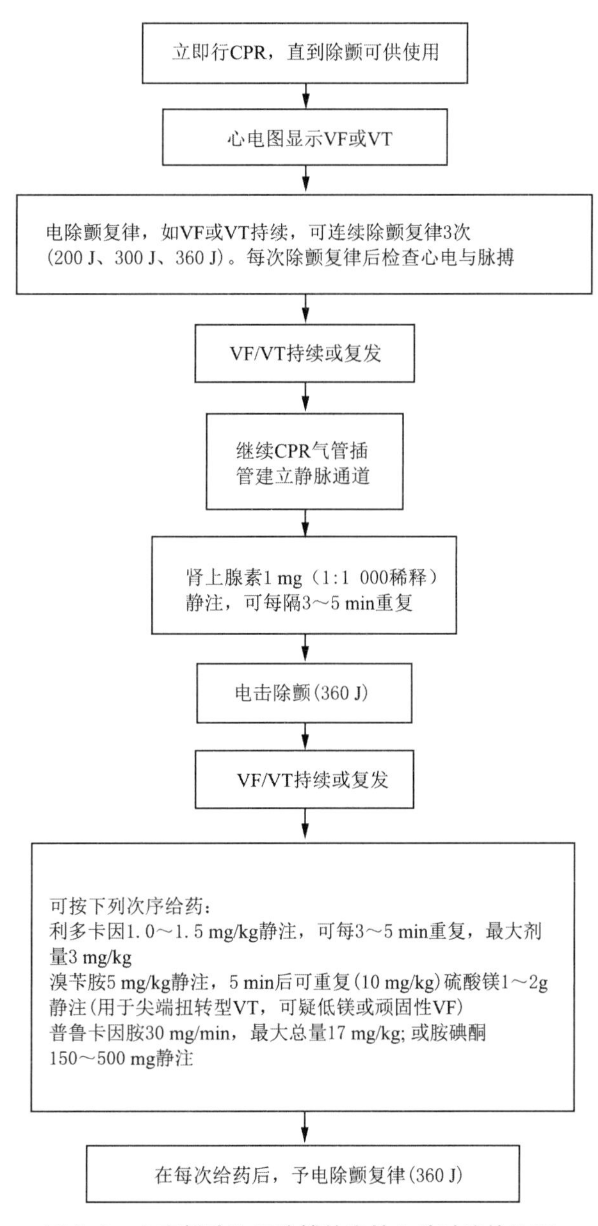

图 2-1 心室颤动和无脉搏的室性心动过速的处理

VF，心室颤动；VT，室性心动过速

评价病情稳定性（有无低血压、心力衰竭、心绞痛、急性心肌梗死与精神状态改变）
不稳定
若心室率>150次/分钟或非窦性心动过速，立即行电复律
心房颤动或扑动
阵发性室上性心动过速
QRS综合波宽的心动过速
室性心动过速
可选用：
地尔硫䓬
β受体阻滞药
维拉帕米
地高辛
刺激迷走神经疗法
利多卡因
1.0～1.5 mg/kg
静脉注射
利多卡因1.0～1.5 mg/kg静脉注射
每5～10 min
每5～10 min
腺苷6 mg静脉注射，若无效，1～2 min后可再予12 mg静脉注射，可再重复1次
利多卡因0.5～0.75 mg/kg静脉注射，总剂量不超过3 mg/kg。控制后可予静滴2～4 mg/min
利多卡因0.5～0.75 mg/kg静脉注射，总剂量不超过3 mg/kg。控制后可予静滴2～4 mg/min
血压
腺苷6 mg静脉注射，若无效，1～2 min后可予12 mg静脉注射，可再重复1次
普鲁卡因胺20～30 mg/min静脉注射，总剂量不超过17 mg/kg
维拉帕米2.5～5.0 mg静脉注射
低或不稳定
溴苄胺5～10 mg/kg静脉注射（10 min内），总剂量不超过30 mg/(kg·24 h)。控制后可予静滴1～2 mg/min
维拉帕米5～10 mg静脉注射
同步电复律
可选用：
地尔硫䓬
β受体阻滞药
地高辛

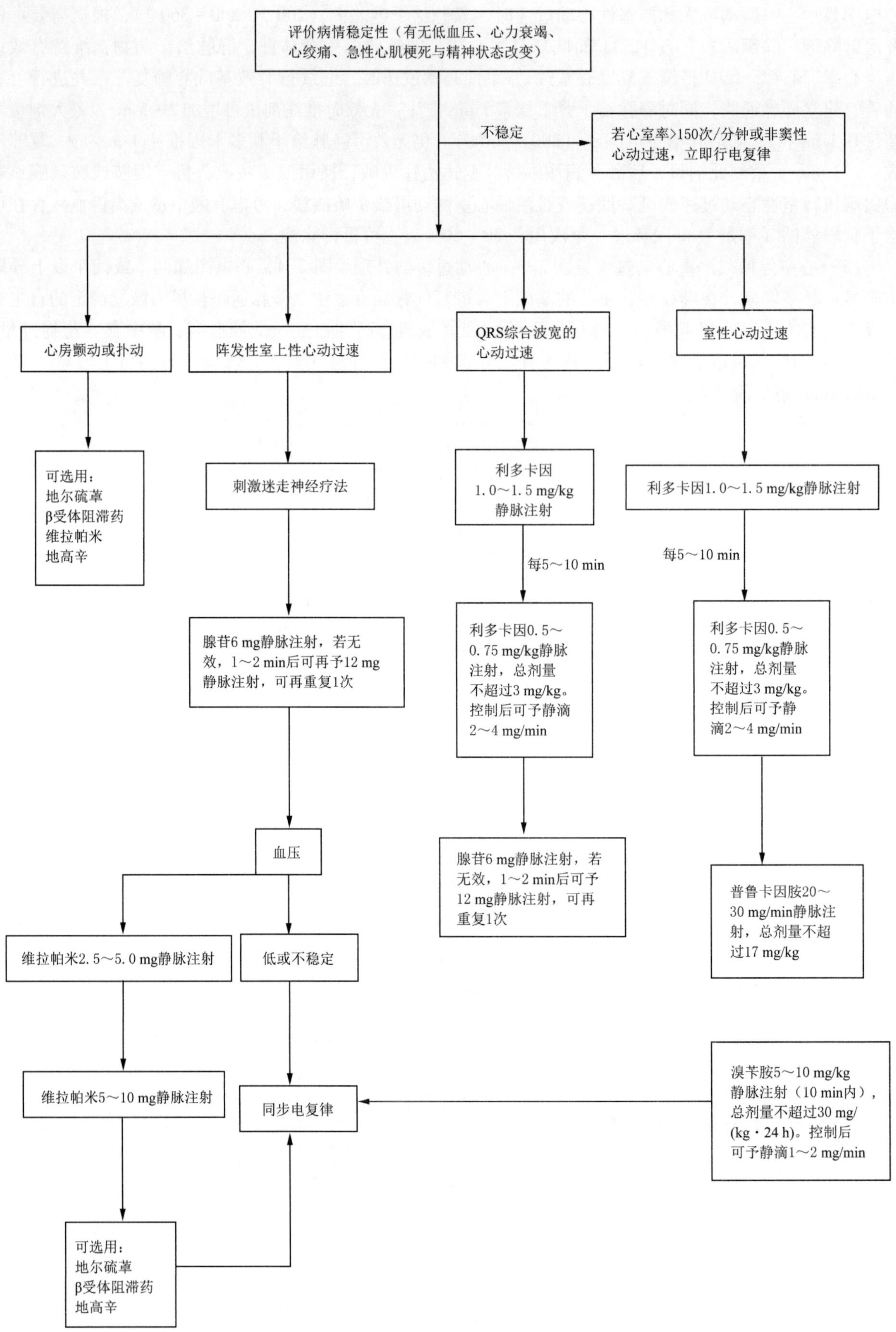

图2-2　心动过速的处理

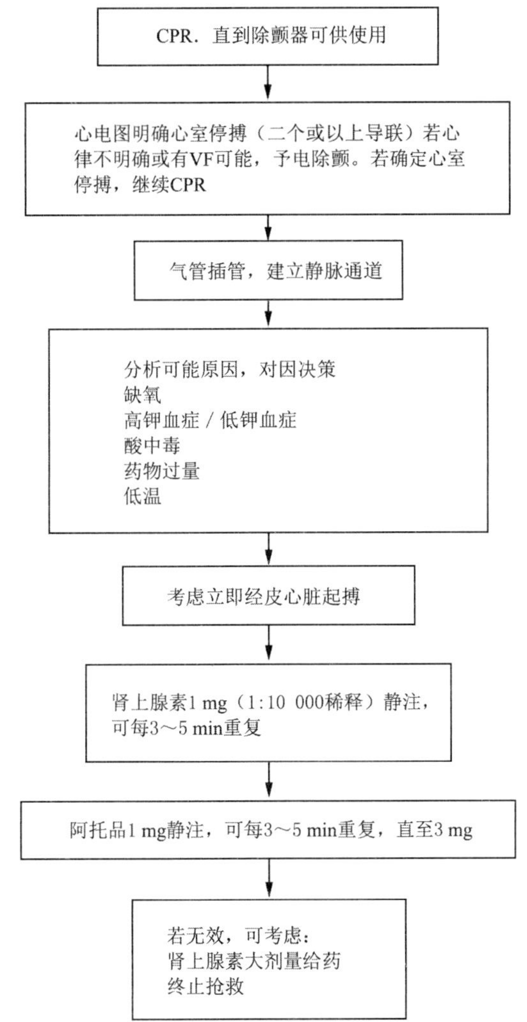

图 2-3　心室停搏的处理

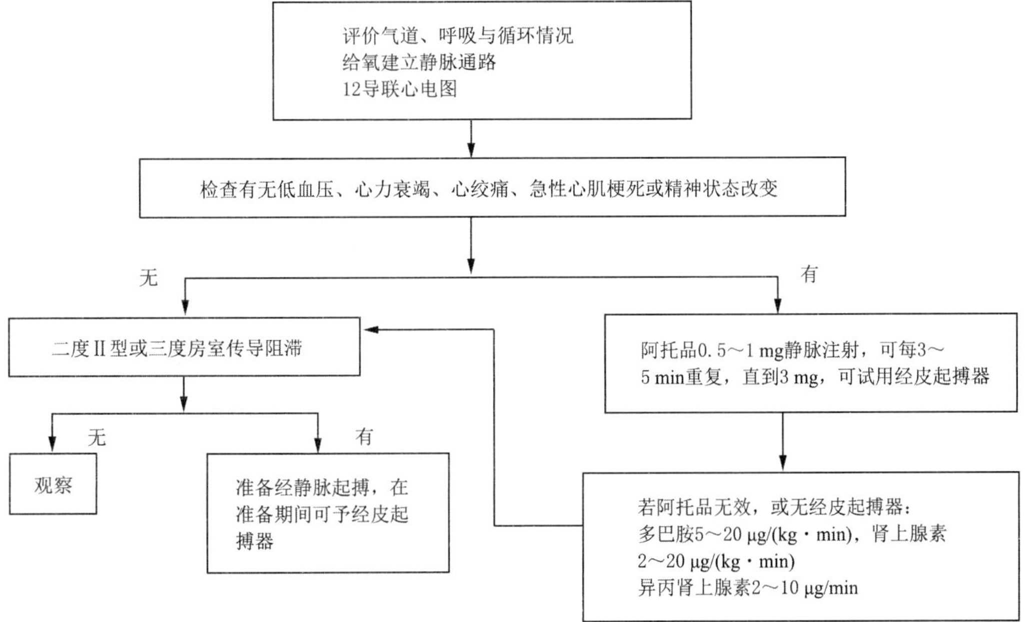

图 2-4　心动过缓的处理

（3）无脉搏性电活动：见图2-5；心电图示电一机械分离、心室自主节律、室性逸搏心律、缓慢心律伴停顿、除颤后室性自主节律，给予继续心肺复苏，气管插管，建立静脉通路，必要时可用多普勒超声监测血流，并针对病因给予处理（低血容量、缺氧、心脏压塞、张力性气胸、低温、大面积肺栓塞、药物过量、高钾血症、酸中毒、大面积 AMI），常用药物为肾上腺素和阿托品，无效时可试用氯化钙 2 ~4 mg/kg 静脉注射，疗效不确定。

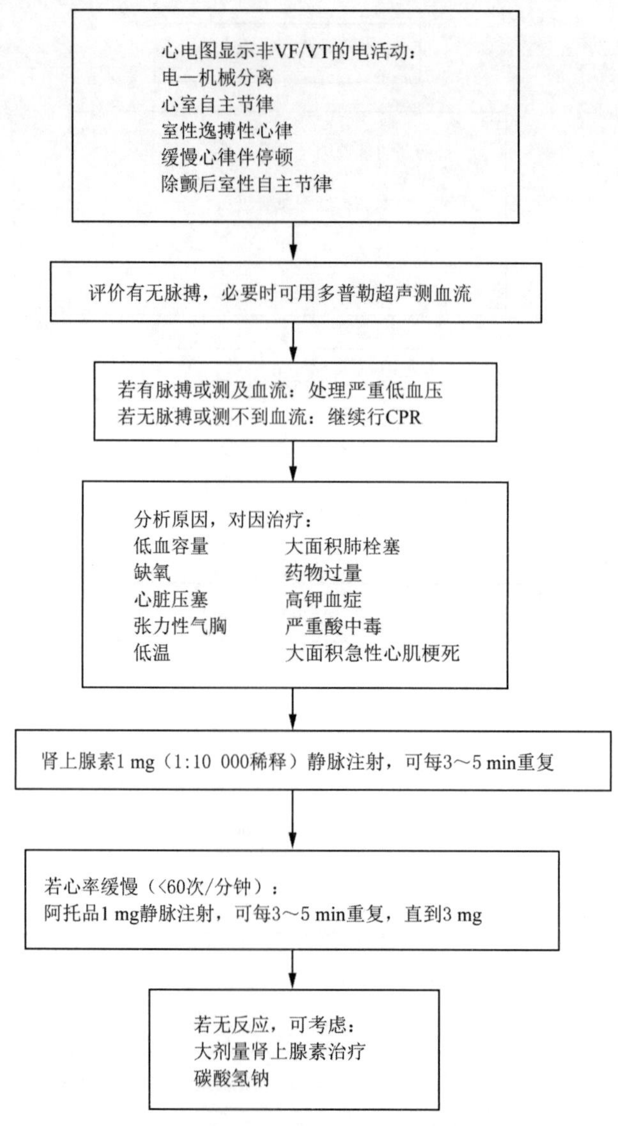

图 2-5　电一机械分离和无脉搏性电活动的处理

2. 猝死的处理

（1）心搏骤停需迅速判断。出现较早而可靠的临床征象是意识的突然丧失伴大动脉（如颈动脉和股动脉）搏动消失。一般主张一手拍喊患者以判断意识是否存在，同时扪诊其颈动脉了解有无搏动，若两者均消失，即可肯定心搏骤停的诊断，应立即施行心脏复苏。在成人中以心音消失诊断心搏骤停并不可靠，血压测不出也未必都是心搏骤停，因此对怀疑心搏骤停的患者反复听诊或测血压，反而会浪费宝贵的时间而延误复苏的进行，影响复苏后的存活率。瞳孔变化的可靠性也较小，瞳孔缩小不能排除心脏骤停，尤其是在应用过阿片制剂或老年患者中；而瞳孔显著扩大不一定发生在心搏骤停时，当心排血量显著降低、严重缺氧、应用某些药物包括神经节阻断药，以及深度麻醉时，瞳孔也可扩大。

（2）告急即在不延缓施行基础心肺复苏术的同时，设法（呼喊或通过他人或应用现代通信设备）通知急症救护系统。因仅做基础心肺复苏术而不进一步予高级复苏术，其效果是很有限的。

(3) 心前捶击复律。心搏骤停的电生理表现为致死性快速性心律失常、严重心动过缓或心室停搏，心前捶击可能使少数患者恢复窦性节律。Caldwell 等的 5 000 例研究报道中，心前捶击使 5 例心室颤动、11 例室性心动过速、2 例心室停搏恢复窦性节律，未见有室性心动过速因捶击而转为心室颤动。因此，一旦确定为心搏骤停而手边无心电监护和除颤仪的情况下，应予以心前捶击：拳头举高 20 ~ 30 cm，捶击患者胸骨中下 1/3 处，共 1 ~ 2 次。然后扪患者颈动脉确定心搏是否恢复，若仍无搏动，则按下列步骤施行基础心肺复苏。

（九）复苏技术

1. 基础心肺复苏

即基础生命活动的支持（BLS），旨在迅速建立有效的人工循环，给脑组织及其他重要脏器以氧合血液而使其得到保护。其主要措施包括人工胸外挤压、开放气道和人工呼吸，简称为 CAB 三部曲。

(1) 人工胸外挤压：是建立人工循环的主要方法，即人工地有节律地挤压患者胸骨的下半部。过去称为人工胸外心脏按压或心脏按压，但是实际上是挤压而非按压，挤压所致的血液流动并非心泵功能而是胸泵功能，研究证明在胸部挤压期间，心脏的房室瓣保持开放位，血液是在挤压胸部时胸腔内压增高而从心脏和大血管内被推向胸腔外的血管而流动，腔静脉则由于壁薄在胸部挤压时塌陷而不发生逆流。此时心脏并无泵血功能，因此宜称为人工胸外挤压（ECC）。如操作恰当，则体循环收缩压可达 80 ~ 100 mmHg，但舒张压很低，以致影响心肌和脑组织的灌注压和血流量。近期研究表明，为维持心肌和脑细胞功能血供的最低需求，要有正常血流量的 30%。而单纯的人工胸外挤压时，心肌和脑组织中的血流量常达不到最低需求。为提高人工胸外挤压时心脑等重要脏器的灌注压和血流量，也可采用附加的腹部挤压术。

人工胸外挤压时，患者应置于水平位。头部不应高于心脏水平，以免由于重力作用而影响脑血流。下肢可抬高，以促进静脉回流和加强人工循环。若人工胸外挤压在床上进行，应在患者背部垫以硬板。操作者宜跪在患者身旁或站在床旁的椅凳上，以便实施挤压。挤压时，一手与患者胸骨长轴方向平行地置于其胸骨前方，掌跟相当于胸骨下半部，另一手掌跟重叠其上，双肘关节伸直，自背肩部直接向前臂、掌跟垂直加压，使胸骨下端下陷 5 cm。挤压后应放松，使胸廓弹回原来形状而使胸腔内压下降，血液回流。胸外挤压的频率，一般成人至少需 100 次/分钟，每次挤压和放松的时间对等。挤压应规律、均匀、不间断地进行。若仅一人操作，则每挤压 30 次做人工呼吸 2 次，胸外挤压按100 次/分钟的频率进行。挤压有效者可扪及颈动脉或股动脉搏动，收缩期血压可达 80 ~ 100 mmHg。

人工胸外挤压不当可发生肋骨骨折、胸骨骨折、肋骨与肋软骨脱离、气胸、血胸、肺挫伤、肝脏或脾脏撕裂，及脂肪栓塞等并发症。为减少并发症，挤压时需注意：①挤压部位不宜过高或过低，也不可偏于左右侧，切勿挤压胸骨下剑突处；②在挤压间歇的放松期，操作者虽不加任何压力，但仍宜将手置于患者胸骨下半部不离开其胸壁，以免移位；③挤压需均匀、有节奏地进行，切忌突然急促地猛击。

在基础复苏术进行 1 min 后可暂停 5 s 以观察患者是否自行恢复呼吸和心跳。其后可每 2 ~ 3 min 暂停观察，但暂停时间仅限于数秒钟内，不可超过 5 s。如有气管插管，暂停时间可稍长，但也不应超过 30 s。如心脏自行复跳，一般仍需继续予以通气。

(2) 开放气道：意识丧失的患者舌常后移而堵塞气道，因此心肺复苏的第 1 步必须先设法开放气道。通常将手置于患者额部加压使头后仰，便可使下颌前移而使舌根离开咽喉后壁，气道便可通畅。但在心搏骤停、肌张力减退的情况下，单手置额部使头后仰常不足以打开气道，而需用另一手抬举后颈部或托起下颏。其中后法似较前法有效，但需注意在托举下颌时需用手指头置于下颌的骨性部位将下颌推向前上方，而不要压迫软组织以免导致气道阻塞。对疑有颈部损伤者，则常托举下颌而不常规使头后仰。

对疑有气道异物者，应先以 Heimlich 手法操作排出异物：操作者从患者背部双手环抱患者上腹部，用力、突击性挤压。

(3) 人工呼吸：在一般情况下，人呼出的气中含氧 15.5Vol%，已足以维持生命所需，如做深吸气后再呼气，则其中含氧量可达 18Vol%。每次可吹出气体 1 000 ~ 1 250 mL，连续做口对口呼吸 4 ~ 5 次，可使患者肺中氧浓度恢复到接近正常水平。操作时，在上述开放气道的基础上，将置于患者前额的拇指与示指捏住患者的鼻孔，操作者在深吸气后，使自己的口唇与患者口唇的外缘密合后用力吹气。患者如有义齿可不必取出，因有利于口对口呼吸时的密合。但若义齿位置不能固定，则以取出为宜。若患者牙关紧闭，则可改为口对鼻呼吸，即用口唇密合于患者鼻孔的四周后吹气。在进行人工呼吸时，需注意观察患者胸壁的起伏，感觉吹气时患者呼吸道的阻力和在吹气间歇有无呼气。

急救者如果不能在 10 s 内确认有无自主呼吸，应先进行 2 次人工呼吸。当急救者不愿意或不会进行人工呼吸时，应立即开始胸部挤压。无论以何种方式进行人工呼吸均应持续吹气 1 s 以上，以保证进入足量的气体并明显抬高胸廓，但应避免迅速而过度通气。无论是否进行人工呼吸，均不应停止胸部挤压。如果已有人工气道，且有 2 人同时进行 CPR，则通气频率为 8 ~ 10 次/分。人工呼吸最常见的困难是开放气道，如果患者胸廓在第 1 次人工呼吸时无明显起伏，应采用仰头—抬颏法进行第 2 次通气。无论胸廓是否起伏，不主张再做人工呼吸，而应立即进行胸部挤压，因为过度通气可导致胃胀气及产生严重并发症。

在行口对口或口对鼻人工呼吸时，常可致患者胃胀气，后者使横膈抬高、肺容量减少，并可发生胃内容物反流。因此在吹气时宜参考患者胸部的起伏，控制吹气量。若患者胃严重胀气而影响换气功能时，应使患者侧转并压迫其上腹部使其胃气外排，再继续操作。

2. 高级复苏

旨在进一步支持基本生命活动，恢复患者的自动心搏和呼吸。包括进一步维持有效的通气和换气，转复心律达血流动力学的稳定，以及恢复脏器的灌注。

（1）巩固与维持心律：对以低钾血症为原发病者，应立即补钾，严重低钾者，应在严密心电监护下用 5% 葡萄糖注射液将氯化钾稀释成 0.5% ~ 0.7% 的浓度静脉滴注，随时监测血清钾。对高钾血症导致的心搏骤停，应通过补充碳酸氢钠或摩尔乳酸钠、极化液及利尿等降低血钾，严重者应行透析。急性心肌炎引起高度房室传导阻滞或窦房结功能不全所致的反复心脏停搏，可试用地塞米松 5 ~ 10 mg、阿托品 0.5 ~ 1 mg 静脉注射，异丙肾上腺素 1 ~ 2 mg 加入 5% 葡萄糖注射液 500 mL 中静脉滴注，无效者改用心内膜临时起搏，防止心室颤动及心脏停搏的反复发生。对反复发生心室颤动者，应在纠正低钾、补充镁的同时静脉注射利多卡因 1 ~ 4 mg/min，疗效不佳者改用或联用溴苄铵 250 mg 静脉注射或肌内注射，每 6 ~ 8 h 1 次。

（2）改善心功能，纠正低血压：复苏后的早期低血压多数是由心功能不全所致，应在适当补充血容量的基础上应用多巴胺 2 ~ 10 μg/（kg · min），必要时与间羟胺联用。心功能不全或中心静脉压增高时，可给予毛花苷 C 0.2 ~ 0.4 mg，呋塞米 20 ~ 40 mg 静脉注射。有条件者应做血流动力学监测。

（3）纠正代谢性酸中毒：根据血气分析结果调整补碱量，所需 5% 碳酸氢钠（mL） = 0.3 × 体重（kg） ×（23−实测二氧化碳结合力 mmol/L）。

（4）维持呼吸功能：正确合理使用呼吸机，注意调整各项参数。对自主呼吸延迟恢复者，应适量应用呼吸兴奋药，如山梗菜碱 3 ~ 6 mg 或尼可刹米 0.375 g 肌内注射或静脉注射，保持呼吸道通畅，定时吸痰，常规应用抗生素防治感染。

（5）防治急性肾衰竭：在血容量充足的条件下应适当利尿，如呋塞米 20 ~ 40 mg 静脉注射或肌内注射，持续少尿或无尿 48 h；血尿素氮在 21.4 ~ 28.6 mmol/L，或血肌酐在 443 μmol/L 以上者应做血液或腹膜透析。

（6）加强营养支持，防治感染：不能进食者应行全静脉营养，包括高渗葡萄糖、复合氨基酸、脂肪乳和各种维生素，每天补充总热量 8.38 ~ 12.55 KJ，有指征者应尽早拔除各种导管。防止感染可用青霉素 480 万 ~ 960 万 U/d，有感染证据者，也可选用第二、第三代头孢菌素类抗生素，或与氨基糖苷类抗生素联用。

3. 脑复苏

（1）头部降温：以冰帽、冰枕最为常用，必要时全身降温，一般以 33℃ 为宜，持续 3 ~ 12 h，脑损害严重者可能需维持 2 ~ 5 d。

(2) 脱水：常用20%甘露醇或25%山梨醇125～250 mL，可与呋塞米20 mg或甘油果糖交替使用，原有心功能不全者应尽量避免使用甘露醇或山梨醇，同时可与糖皮质激素合用，如地塞米松10 mg静脉注射，以后每4～6 h 1次。

(3) 冬眠疗法：对复苏时间长、有阵发性或持续性肢体抽搐者，可采用冬眠疗法，双氯麦角碱（海特琴）0.6 mg、异丙嗪50 mg稀释至100～150 mL静脉滴注，或地西泮10 mg静脉注射，有呼吸不规则时禁用哌替啶，血压偏低或血容量不足者慎用氯丙嗪。

(4) 高压氧治疗：脑缺氧、脑水肿持续时间较长，意识恢复较慢者可酌情使用高压氧治疗。

(5) 促进脑细胞代谢药物：可选择性使用脑活素10～30 mL静脉滴注，每天1次；胞二磷胆碱0.5～0.75 g静脉滴注，每天1次。

（十）药物治疗

目前，尚无证据证明对SCA常规使用抗心律失常药能增加存活出院率。但是，胺碘酮与安慰药或利多卡因相比，能增加短期存活出院率。

1. 胺碘酮

可影响钠、钾、钙通道，并有阻断α和β肾上腺素能的特性。在CPR中如1次电除颤和血管加压药物无效时，立即用胺碘酮300 mg（或5 mg/kg）静脉注射，然后再次除颤。如仍无效可于10～15 min后重复追加胺碘酮150 mg（或2.5 mg/kg）。注意用药不应干扰CPR和电除颤。VF终止后，可用胺碘酮维持量静脉滴注。最初6 h以1 mg/min的速度给药，随后18 h以0.5 mg/min的速度给药，第1个24 h用药总量应控制在2.0～2.2 g。第2个24 h及以后的维持量根据心律失常发作情况酌情减量。对除颤、CPR和血管加压药无反应的VF或无脉VT患者，可考虑静脉使用胺碘酮。在对院外复发VF/无脉VT的随机、双盲、对照研究中，胺碘酮300 mg或5 mg/kg静脉滴注，与安慰药或利多卡因比较，能增加存活出院率。另一项研究表明，对VF或血流动力学不稳的VT患者应用胺碘酮，能持续改善患者对除颤的反应。静脉应用胺碘酮可产生扩血管作用，导致低血压，故使用胺碘酮前应给予缩血管药以防止低血压发生。初始剂量300 mg，静脉或骨内给药，后续剂量150 mg，静脉或骨内给药。

2. 利多卡因

室性心律失常应用利多卡因缘自早期的动物实验，以及用药过程中发现它能抑制室性期前收缩和预防AMI并发VT。院前双盲随机对照研究发现，使用胺碘酮的患者存活出院率高于利多卡因，而利多卡因更易引起除颤后心脏停搏。利多卡因是常用的两种抗室性心律失常药物之一，与其他抗心律失常药相比，具有更少的不良反应。然而，尚无证据证明利多卡因对SCA有长期或短期作用。起始剂量1～1.5 mg/kg，静脉滴注，如果VF或无脉VT持续存在，5～10 min后可再用0.5～0.75 mg/kg，静脉滴注，最大剂量为3 mg/kg。

3. 普鲁卡因胺

用于治疗VF和无脉VT。一项20例的回顾性对比研究，支持心脏骤停患者使用普鲁卡因胺。由于需缓慢静脉滴注，且在急诊情况下效果不确定，心搏骤停时使用普鲁卡因胺受到限制。

4. 镁剂

静脉注射镁剂能有效终止QT间期延长引起的尖端扭转型室性心动过速（TDP），而对正常QT间期的不规则，多形性VT似乎无效。当VF或无脉VT与TDP相关时，可给予1～2 g硫酸镁稀释后静脉或骨内给药（5～20 min）。如果TDP发作时不能触及脉搏，可先给予负荷剂量，然后用1～2 g硫酸镁加入50～100 mL液体中静脉滴注，给药速度要慢（5～60 min）。

（十一）手术治疗

1. 手术切除室性心动过速起源病灶

对于药物控制不满意的室律失常可以考虑手术治疗。多数室律失常发生在冠心病的基础上，几十年前曾以切除室壁瘤治疗顽固的室律失常，结果不满意。冠状动脉旁路移植或者同时切除室壁瘤，大概可以控制30%～50%的患者。心电生理检查利用标测等时激动图发现室性心动过速的折返顺序，可以找到最早激动起源的部位。起源的部位总是在缺血区的周边部，该处纤维虽然不正常但仍存活。周边部健康和病变细胞交错，造成折返激动的有利条件。

患者可以先经药理电生理研究，选择有效药物。若没有合适的药物则是手术治疗的适应证。因为这类患者以后复发室律失常的机会是很大的。手术中诱发室性心动过速，标测心外膜面及心内膜面，在电生理检查的指导下切除室壁瘤及其周边的心内膜，包括最早激动的组织。手术创伤并不导致心律失常，因为手术切除了折返环的起始部分及其传导径路的主要部分，剩下的心内膜面和它下面的浦肯野纤维比较健康，有比较均匀一致的电生理性能，不再发生折返心律。美国宾州大学医学院的附属医院较早进行标测指导下的手术，多数患者切除室壁瘤外同时做了旁路移植术，手术病死率为9%。

2. 埋藏性自动除颤起搏器（AICD）

埋藏式终止室性心动过速或心室颤动的电子设施问世多年。它是集程序调搏控制室性心动过速和自动除颤功能于一身的装置。由于猝死初始由室性心动过速演变为心室颤动居多，此装置可同步转复室性心动过速，不成功时则释电能通过电极导管除颤。电能量＞20 J 时成功率高，患者没有痛苦，容易耐受。

（十二）防治

SCD 的远期防治与相关的疾病有关。

1. 心肌梗死伴左心室功能不全

冠心病患者者存在 SCD 风险，因此血供重建、改善心肌供血就能降低猝死率；心肌梗死并发心力衰竭者，积极控制心力衰竭，改善心功能，也能降低室律失常发生率；心肌梗死＞40 d，左心室射血分数（LVEF）≤30%，NYHA 心功能Ⅱ或Ⅲ级，猝死一级预防置入 AICD（Ⅰ、A）；如有血流动力学不稳定的持续性室性心动过速或心搏骤停，猝死二级预防置入 AICD（Ⅱ、A）。心肌梗死左心室功能不全伴有室性心动过速对 β 受体阻断药反应不佳者，加用胺碘酮（Ⅱa、B）。非持续性室性心动过速也是慢性冠心病中常见的心律失常，但尚无证据说明抑制非持续性室性心动过速能提高生存率，因此非持续性室性心动过速者并不要求常规治疗，但非持续性室性心动过速者电生理检查能诱发出持续性单形性室性心动过速，是置入 AICD 的指征。心肌梗死者不能应用Ⅰ类抗心律失常药物（Ⅲ、A）。

2. 扩张型（非缺血性）心肌病（DCM）

近年确定 DCM5 年死亡率为 20%，其中猝死占 30%（8%～51%），疾病的初期表现以室律失常常见，晕厥、SCD 在疾病早期很少发生，多见于疾病晚期。DCM 伴明显的左心室功能不全，并发室性心动过速或心室颤动者应置入 AICD（Ⅰ、A）。DCM 患者，LVEF≤30%，NYHA 心功能Ⅱ或Ⅲ级，为降低 SCD，一级预防置入 AICD（Ⅰ、B）。DCM 并发室性心动过速或心室颤动，只能应用胺碘酮（Ⅱb、C）。对 DCM 患者，LVEF＜35%，频发室性期前收缩或非持续性室性心动过速，是否需置入 AICD？DLVEFINTE 试验表明，在最佳药物治疗基础上加用或不加 AICD，两组病死率无差别。

3. 肥厚型心肌病（HCM）

多数 HCM 无症状，SCD 可为首发表现，SCD 可由心肌缺血、流出道梗阻、心房颤动触发。SCD 直接与左心室壁厚度有关，壁厚度＜20 mm，20 年内无死亡。死亡者中 40% 的室壁厚度≥30 mm。但 HCM 伴室性心动过速或心室颤动者应置入 AICD（Ⅰ、B）；HCM 伴 SCD 高危因素，如心房颤动、室壁厚度≥30 mm、不可解释的晕厥、自发非持续性室性心动过速等，应置入 AICD（Ⅱa、C）；HCM 伴室性心动过速或心室颤动不接受 AICD，只能应用胺碘酮（Ⅱa、C），如伴高危因素，胺碘酮可做一级预防（Ⅱb、C）。

4. 致心律失常性右心室心肌病（ARVC）

常见心律失常有室性期前收缩、非持续性室性心动过速和持续性室性心动过速、心室颤动等，SCD 可为 ARVC 的首发表现。有过室性心动过速或心室颤动者应置入 AICD（Ⅰ、B）。ARVC 扩展累及左心室，家族成员有猝死者，即使是原因不明的晕厥，也应置入 AICD（Ⅱa、C），不接受 AICD 者应用胺碘酮治疗（Ⅱa、C）。

5. 心力衰竭猝死

常见于急、慢性心力衰竭和左心室收缩功能障碍者。急性心力衰竭并发室律失常，耐受性很差，需立即转复。心力衰竭者的 LVEF<35%，有过心室颤动或血流动力学不稳定室性心动过速或室性心动过速伴有晕厥者，应选 AICD 做二级预防（Ⅰ、A）。心肌梗死>40 d，伴左心室功能不全，LVEF≤30%。NYHA 心功能Ⅱ或Ⅲ级，接受 AICD 做一级预防（Ⅰ、A）。DCM 伴心力衰竭，LVEF<30%，NYHA 心功能Ⅱ或Ⅲ级，接受 AICD 做一级预防（Ⅰ、A）。心力衰竭患者的 QRS 波≥160 ms（至少>120 ms），并有心室不同步的其他证据，NYHA 心功能Ⅲ或Ⅳ级，LVEF≤35%，应置入有除颤功能的心室再同步起搏器即 CRT（Ⅱa、B），仅置入 CRT 能否降低 SCD 死亡率，尚有争议。心力衰竭患者发生室性心动过速或室上性心动过速，当转复失败或转复后复发，应用胺碘酮（Ⅰ、B）。胺碘酮、索他洛尔、β 受体阻断药也用于置入 AICD 频发放电者（Ⅰ、C）。心力衰竭患者发生非持续性室性心动过速，尚无证据说明增加病死率，因此仅限于非持续性室性心动过速产生症状者选用胺碘酮。

6. 遗传性心律失常

（1）长 QT 综合征（LQTS）：QTc 间期>500 ms 是预示心脏事件有用的指标，一旦诊断 LQTS 应该应用 β 受体阻滞药（Ⅰ、B），并改变生活方式，避免竞争性体育活动；LQT1 者尤应避免游泳，LQT2 者尽量避免突然的声响（睡眠中铃声），避免应用延长 QT 间期的药物和低钾、低镁（Ⅰ、B）。已有心脏事件者（晕厥、SCD）应用 β 受体阻滞药同时置入 AICD（Ⅰ、A），也可接受左侧心脏交感神经切除（Ⅱa、B）。

（2）Brugada 综合征：具有特征性心电图改变，呈右束支传导阻滞图形，其中 $V_{1\sim3}$ 导联 ST 抬高，猝死多为多形性室性心动过速或心室颤动，常发生于休息或睡眠中，因此有过心脏骤停者应置入 AICD（Ⅰ、C），发生电风暴者可应用异丙肾上腺素（Ⅱa、C），也可应用奎尼丁口服（Ⅱb、C）。

（3）儿茶酚胺依赖多形性室性心动过速：它的特征为体力活动或急性精神刺激可诱发室律失常，静息心电图正常，一旦诊断就应接受 β 受体阻滞药治疗（Ⅰ、C），心脏事件存活者置入 AICD（Ⅰ、C）。

7. 特发性室性心动过速

心脏结构正常，起源右心室流出道是最常见的类型，可用Ⅰ类药物终止室性心动过速发作（Ⅱa、C），也有起源左心室流出道或左侧传导束分支。不论起源右心室或左心室，应用 β 受体阻滞药、非吡啶类钙通道阻断药均能减少发作（Ⅱa、C）。药物治疗难以纠正者接受消融治疗（Ⅰ、C），ICD 置入能终止持续性室性心动过速发作（Ⅱb、C）。

8. 药物引起的心律失常

（1）洋地黄中毒：双向性室性心动过速和房性心动过速伴房室传导阻滞具有特异性，由洋地黄中毒引起，重者应用抗洋地黄抗体降低血洋地黄浓度（Ⅰ、A）。过去应用利多卡因、苯妥英钠治疗室律失常，现在已不推荐（Ⅲ、C），建议补钾、补镁治疗，将血钾维持 4 mmol/L 以上（Ⅱa、C）。

（2）药物致 LQTS：表现为尖端扭转型室性心动过速（TdP），应停用相关药物（Ⅰ、A），静脉注射硫酸镁（Ⅱa、B），或应用人工起搏、异丙肾上腺素加快心率，抑制 TdP 发作（Ⅱa、B）。

（3）钠通道阻断药中毒：表现为不间断室性心动过速，应停用相关药物（Ⅰ、A）；当心房扑动表现为 1∶1 房室传导时，可加用非吡啶类钙拮抗药（Ⅱa、C）；当室性心动过速难以转复、频发时，可静脉注射碳酸氢钠或氯化钠（Ⅱb、C）。

9. 心脏骤停与心脏猝死

猝死的发生往往很快，大多数患者来不及到医院就已经死亡。然而猝死不是不可预防的。预防猝死应注意以下几个方面。

（1）定期体检：老年人本身是心脏病及各种疾病的高发人群，应定期到医院进行体检。青、中年人工作紧张、生活节奏快、工作生活压力大，也容易患冠心病、高血压等疾病。定期体检、及早检查便于及时发现疾病，及早进行治疗，减少猝死风险。在做心脏方面相关检查时，建议除了做心电图检查，还要做心脏超声检查，以及冠状动脉 CT 检查。心脏超声检查可检测到心脏结构异常的疾病，而冠状动脉 CT 或冠状动脉造影可检测出心脏血管病变的情况。有些单位体检或体检部门未做这些检查，会遗漏相应心脏病情况。

（2）避免过度疲劳和精神紧张：过度疲劳和精神紧张会使机体处于应激状态，使血压升高、心脏负担加重，使原有心脏病加重。即使原来没有器质性心脏病也会引发心室颤动的发生。所以，每个人应该对自己的工作、生活有所安排，控制工作节奏和工作时间，不可过快、过长。每天有一定的休息和放松时间，缓解疲劳和精神紧张，使心脏及各脏器功能得以恢复。

（3）戒烟、限酒、平衡膳食、控制体重、适当运动：吸烟、过度饮酒、高脂饮食及肥胖会使心脑血管疾病发生率显著增加。大量饮酒及情绪激动会使血压升高，心脏缺血缺氧加重，而戒烟限酒、平衡膳食、控制体重、定期适量运动，保持良好的生活习惯会减少心脑血管疾病的发生。

（4）注意过度疲劳的危险信号及发病的前兆症状：长期过度疲劳会导致身体出现一些改变。如：①焦虑易怒、烦躁情绪难以控制；②记忆力减退、健忘；③注意力不集中；④失眠及睡眠质量差；⑤头痛、头晕、耳鸣；⑥性功能减退；⑦脱发明显等。当机体出现这些情况，应意识到自己可能疲劳过度，应调整工作节奏、适当休息，让机体功能得以恢复。有些人在发生猝死前是有一些表现的，如当日有心绞痛、心悸、胸闷、呼吸困难、头痛、头晕，甚至面色苍白、出汗。当出现上述情况，应立即停止工作，尽可能平卧休息，服用治疗相应疾病的药物。如不能缓解应立即前往医院救治。

（5）积极控制冠心病的危险因素和诱因：心脏猝死主要发生于冠心病患者，且原发病隐匿，常被忽略。因此，对冠心病、高血压及有其他高危险因素者应重点做好普查和防治，明确诊断，有外科指征的尽早手术根治，消除隐患。在导致心搏骤停的过程中，暂时的病理生理改变占比重很大，特别在原发性心室颤动时，猝死可以发生在没有明显器质性心脏病的人，因此要特别注意对诱发因素的控制，做到生活情绪稳定、避免过度精神紧张和暴饮暴食。适当参加各种形式的体育锻炼，以增强中枢神经系统及自主神经的调节能力和心脏对缺血的耐受能力，有效减少猝死发生；对已患有冠心病、高血压等疾病的患者应在医师指导下坚持服药治疗。有些患者在治疗一段时间后，自觉病情好转或认为疾病已经治愈，自行停止使用治疗药物，从而使冠心病、高血压病持续进展或恶化，在一定外因作用下，如过度疲劳、精神紧张，就会发生心脏猝死，有些人因工作忙而忘记服药或忘记带药，也会使病情加重。因此在医师指导下坚持服药治疗是十分重要的，患者应面对现实、接受现实，认真对待治疗。

（6）警惕并及时处理心室颤动先兆：在心脏猝死发病前数日或数周内有些前驱症状，如疲乏、胸痛、气短等，多是非特异性症状。而在发作前 1 h，前驱症状常和心脏有关，因为这些症状出现短暂而又缺乏特异性，所以常不能引起足够的重视。因此，当冠心病患者原有症状发生改变或有新的症状出现时应提高警惕，特别是室性期前收缩达 5 ~7 次/分以上，或出现室性期前收缩频发、多源性室性期前收缩、R-on-T 或心率显著变慢时，应积极采取预防措施，控制病情进一步发展。

（7）老年人必须加强自我保健意识：老年人的健康问题，不仅仅是避免猝死和延长寿命，而且要保持身体健康、精神愉快和心理上的平衡。一些老年人性格变异，退出工作岗位、子女成家离去等生活中的各种变化，对老年人都意味着一种丧失。一些社交少的老年人，便有一定的自我封闭性，过多地关注一些生活琐事，遇事不讲策略，固执，急躁易怒。研究表明，一个人在狂怒时，身体会产生一种有害的生化物质，这些物质可以使小鼠死亡。因此，常发怒的人易患冠心病、哮喘、高血压等疾病。

（8）预防用药：①β 受体阻滞药，可降低室性期前收缩及室性心动过速所导致的 SCD 发生率，并能减少儿茶酚胺对血压、心率及心肌收缩力的影响，促进冠状动脉循环改善；②ACEI，可使心脏猝死减少；③胺碘酮，有抑制交感神经活性的作用，且对反复发生的持续性室性心动过速较其他药物更有效。

第二节　现场心肺复苏程序

一、成人基本生命支持

成人基本生命支持（ABLS）的判断阶段极其关键，只有对患者进行准确的判断后，才能采取更进一步的 CPR（纠正体位、开放气道、人工通气和胸外挤压等）。判断要求迅速、准确。

（一）复苏程序

1. 判断患者反应

目击者应迅速判断患者有无意识和呼吸。一旦发现患者无呼吸、意识丧失、对刺激无任何反应，即可判定为呼吸心跳停止，应现场立即开始 CPR。同时应注意将有效的呼吸动作和心搏骤停早期无效的“叹息样”呼吸动作相鉴别。

2. 启动急救医疗服务（EMS）

（1）条件允许时应拨打急救电话，然后立即开始 CPR。

（2）对因严重创伤、溺水、中毒等导致呼吸心跳停止的患者，应先行 CPR 再行电话呼救，并可由医务人员在电话里提供初步的救治指导。

（3）如果有多人在场，应同时启动 EMS 与 CPR。

（4）若无法确定救治程序，应优先进行 CPR。

3. 患者体位

（1）将患者仰卧位放置在坚固的平面上，双上肢放置于身体两侧，以便实施 CPR。如果已有人工气道（如气管插管）但无法放置为仰卧位的患者（如脊柱手术中），则应努力在俯卧位进行 CPR（Ⅱb 级）。

（2）对无反应但已有呼吸和有效循环体征的患者，应采取恢复体位。患者取侧卧位，前臂位于躯干的前面，以维持患者气道开放，减少气道梗阻和误吸的危险。

（3）当怀疑患者有头颈部创伤时，应保持轴线翻身，避免不必要的搬动加重损伤，造成瘫痪。

4. 开放气道

是 CPR 的首要措施，是保证其他操作的基础；舌根后坠和异物阻塞是造成气道阻塞最常见的原因。因此，首先应去除气道内异物，如无颈部创伤，清除患者口中的异物和呕吐物时，可一手按压下颌，另一手用示指将固体异物钩出，或用指套或指缠纱布清除口腔中的液体分泌物。意识丧失的患者由于颈部、下颌及舌肌无力，致使舌根后坠；有自主呼吸的患者，因吸气产生的负压导致“阀门效应”，将舌吸附到咽后壁，导致气道阻塞。此时将头后仰并上抬下颌，可使舌离开咽喉部，即可打开气道。具体方法如下。

（1）仰头—抬颏法：将一手放在患者前额，用手掌用力向后推额头，使头部后仰，另一手指放在下颏骨处，向上抬颏。向上抬动下颏时，避免用力压迫下颌部软组织，避免人为造成气道阻塞。对于创伤和非创伤的患者，均推荐使用仰头—抬颏法开放气道（Ⅱa 级）。

（2）托颌法：将肘部支撑在患者所处的平面上，双手放置在患者头部两侧并握紧下颌角，同时用力向上托起下颌。如果需要进行人工呼吸，则将下颌持续上托，用拇指把口唇分开，用面颊贴紧患者的鼻孔进行口对口呼吸。托颌法因其难以掌握和实施，常常不能有效地开放气道，还可能导致脊髓损伤，因而不主张基础救助者采用（Ⅱa 级）。

5. 人工呼吸

急救者如果不能在 10 s 内确认有无自主呼吸，应先进行 2 次人工呼吸。当急救者不愿意或不会进行人工呼吸时，应立即开始胸部挤压（Ⅱa 级）。无论以何种方式进行人工呼吸均应持续吹气 1 s 以上，以保证进入足量的气体并明显抬高胸廓，但应避免迅速而过度通气。无论是否进行人工呼吸，均不应停止胸部挤压。如果已有人工气道，且有 2 人同时进行 CPR，则通气频率为 8 ~ 10 次/分。人工呼吸最常见的困难是开放气道，如果患者胸廓在第 1 次人工呼吸时无明显起伏，应采用仰头—抬颏法进行第 2 次通气。无论胸廓是否起伏，不主张再做人工呼吸，而应立即进行胸部挤压，因为过度通气可导致胃胀气及产生严重并发症。

（1）检查呼吸：开放气道后，将耳朵贴近患者的口鼻附近，感觉有无气流通过，同时观察胸廓有无起伏，最后仔细听有无气流呼出的声音。也可将少许棉絮放在口鼻处，观察有无气流通过致使棉絮飘动。若无上述表现即可确定患者无呼吸，整个判断及评价时间不应超过 10 s。

（2）口对口呼吸：是一种快捷、有效的通气方法，CPR 时常作为首选。首先开放患者气道，并捏住患者的鼻孔防止漏气，急救者和患者形成口对口密封状，缓慢吹气，每次吹气应持续 1 s 以上，确保观察到胸廓起伏（Ⅱa 级），然后正常吸气（而不是深吸气），再进行第 2 次呼吸，时间超过 1 s（Ⅱb 级），通气频率应为 10～12 次/分。为减少胃胀气的发生，大多数成人在吹气持续 1 s 以上给予 10 mL/kg 潮气量可提供必要的氧合。

（3）口对鼻呼吸：当患者牙关紧闭不能张口、口唇外伤或口对口封闭困难时，推荐采用口对鼻呼吸（Ⅱa 级）。

（4）口对面罩呼吸：考虑到安全问题，某些急救者不愿进行口对口呼吸，但不可因此而延误人工呼吸。此时可用有单向阀门的透明面罩，避免与患者口唇直接接触，急救者可将气体吹入患者肺内，同时避免吸入患者呼出的气体。部分面罩有氧气接口，以便同时供给氧气，流量最小应为 12 L/min。用面罩通气时应双手将面罩紧贴患者面部加强闭合性，使通气效果更好。

（5）球囊面罩装置：可在无人工气道的情况下进行正压通气，但同时可能会导致胃胀气。一般球囊充气容量约为 1 000 mL，足以使肺充分膨胀。单人急救时按压气囊难保不漏气，易出现通气不足。双人操作时，一人紧压面罩防止漏气，一人按压皮囊效果更好。无论是单人还是双人操作，都应观察胸廓有无起伏。理想的球囊应连接 1 个贮氧袋，可以提供 100% 的氧气。

6. 循环支持

（1）检查脉搏：当非专业急救者遇到呼吸停止的无意识患者时，应立即开始连续胸部挤压，无须进行生命体征的评估，直至自动体外除颤仪（AED）和专业急救者到达现场。但对于专业急救者，仍要求检查脉搏，在 10 s 内确认循环状态（Ⅱa 级），如果在 10 s 内没有或无法检查出脉搏，应立即开始胸部挤压。1 岁以上患者的颈动脉比股动脉更易触及，触及方法是患者仰头后，急救者一手按住前额，用另一手的示、中指找到气管，两指下滑到气管与颈侧肌肉之间的沟内即可触及颈动脉搏动。

（2）检查循环体征：专业急救者在检查颈动脉搏动的同时，要观察呼吸、咳嗽和运动情况，10 s 内鉴别正常呼吸、濒死呼吸，以及其他通气形式，如果不能肯定是否存在自主循环，则应立即开始胸部挤压。

7. 胸部挤压

（1）CPR 时胸部挤压是在胸骨下 1/2 处实施连续规则的挤压。挤压可以使胸内压力升高和血液流动。尽管正确地实施胸部挤压能使收缩压峰值达到 60～80 mmHg，舒张压略低，但颈动脉的平均动脉压很少超过 40 mmHg。虽然胸部挤压所产生的血流很少，但是辅以适当的人工呼吸，可为脑和其他重要器官提供有氧血供，同时也有利于电除颤的实施。

（2）为了使挤压有效，挤压时应快速、有力。对成年人的胸部挤压频率为 100 次/分（Ⅱa 级），挤压幅度为使胸骨下陷 4～5 cm。每次压下后应让胸廓完全回复（Ⅱa 级），保证压下与松开的时间基本相等（Ⅱb 级）。挤压中应尽量减少中断（Ⅱa 级），推荐挤压—通气比值为 30 ∶ 2（Ⅱa 级），对婴幼儿和儿童进行双人复苏时采用的比值为 15 ∶ 2（Ⅱb 级）。如果已有人工气道，挤压者可进行连续的频率为 100 次/分的挤压，无须因为人工呼吸而中断胸部挤压（Ⅱa 级）。

（3）近年来的动物实验及人类临床试验的结果表明，对成人院外心搏骤停患者，只做胸部挤压的 CPR 与常规 CPR（胸部挤压加通气）相比，其疗效相似，存活率无差别。根据这些近期的科学研究及美国心脏协会（AHA）的专家共识，AHA 的 ECC 委员会于 2008 年 4 月 22 日对公众提出了科学建议：未经培训的目击者对心脏骤停患者提供只做胸部挤压的 CPR。连续胸部挤压优点在于：①减少由于通气造成的挤压中断，保证重要器官的持续血供；②无须口对口通气，减少目击者实施 CPR 的障碍和顾虑；③简化了 CPR 程序，便于 CPR 技术的普及和应用。但对于儿科 SCA 患者，以及溺水、药物中毒、气道阻塞等引起的 SCA 患者，仍应采用传统 CPR 方法。胸部挤压具体实施技术、方法见表 2-3。

表 2-3 胸部挤压具体实施技术与方法

实施技术		实施方法
胸部挤压技术		（1）用手指触到靠近施救者一侧患者的胸廓下缘； （2）手指向中线滑动，找到肋骨与胸骨连接处； （3）将一手掌贴在紧靠手指的患者胸骨的下半部，另一手掌重叠放在这只手背上（Ⅱa 级），手掌根部长轴与胸骨长轴确保一致，保证手掌全力压在胸骨上，可避免发生肋骨骨折，注意不要挤压剑突； （4）无论手指是伸直，还是交叉在一起，都应离开胸壁，手指不应用力向下挤压
确保有效挤压		（1）患者应该以仰卧位躺在硬质平面（如平板或地面），保证最佳的挤压效果； （2）肘关节伸直，上肢成一直线，双肩正对双手，以保证每次挤压的方向与胸骨垂直。如果挤压时用力方向不垂直，部分挤压力丧失，影响挤压效果； （3）对正常体型的患者，挤压幅度为 4 ~ 5 cm，为达到有效的挤压，可根据体形大小增加或减少挤压幅度，最理想的挤压效果是可触及颈动脉或股动脉搏动。但挤压力量以挤压幅度为准，而不仅仅依靠触及脉搏； （4）每次挤压后，双手放松使胸骨恢复到挤压前的位置（Ⅱa 级），血液在此期间可回流到胸腔。放松时双手不要离开胸壁，一方面使双手位置保持固定，另一方面，减少胸骨本身复位的冲击力，以免发生骨折； （5）在 1 次挤压周期内，挤压与放松时间各为 50% 时，可产生有效的脑和冠状动脉灌注压； （6）在 5 次挤压周期内，应保持双手位置固定，不可将手从胸壁上移开，每次挤压后让胸廓回复到原来位置再进行下 1 次挤压； （7）急救者应定时更换角色，以减少因疲劳而对胸部挤压幅度和频率产生的不利影响。如果有 2 名或更多急救者在场，应每 2 min（或在 5 个比例为 30 ∶ 2 的挤压与人工呼吸周期后）更换挤压者，每次更换尽量在 5 s 内完成（Ⅱb 级）； （8）CPR 应在患者被发现的现场进行，CPR 过程中不应搬动患者并尽量减少中断，除非患者处于危险环境，或者存在其创伤需要紧急处理的情况
现场复苏程序	单人复苏	（1）判定患者有无反应：轻拍、轻摇或大声呼唤，确定患者有无反应； （2）启动 EMS：根据现场实际情况，及时求助或启动急救； （3）开放气道：将患者安放在适当的位置，采用仰头—抬颏法或托颌法开放气道； （4）人工呼吸：确定是否存在自主呼吸，或是通气不足。如患者无反应，但有呼吸，且无脊柱损伤时，可将患者侧卧，保持气道通畅。如患者无反应，也无呼吸，将患者置于平卧位，立即开始以 30 ∶ 2 的挤压/通气比值进行人工呼吸和胸部挤压； （5）胸部挤压：检查循环体征，开始通气后观察患者对最初通气的反应，检查患者呼吸、咳嗽、有无活动，专业急救者还应检查颈动脉搏动（不超过 10 s）。如有确切的颈动脉搏动，每 5 ~ 6 s 给予 1 次人工呼吸。若无循环征象，应立即开始胸部挤压； （6）重新评价：5 个挤压/通气周期（约 2 min）后，再次检查和评价，如仍无循环体征，立即重新进行 CPR
	双人复苏	（1）一人行胸部挤压，另一人保持患者气道通畅，并进行人工通气，同时监测颈动脉搏动，评价挤压效果； （2）挤压频率为 100 次/分，挤压/通气比值为 30 ∶ 2； （3）如果有 2 名或更多急救者在场，应每 2 min 应更换挤压者，避免因劳累降低挤压效果
	特殊场所复苏	（1）如果事发现场存在不安全因素，应立即将患者转移至安全区域并立即开始 CPR。尽可能不中断 CPR，直到患者恢复循环体征或其他急救者赶到； （2）运输患者有时需上或下楼梯，最好在楼梯口进行 CPR，预先规定好转运时间，尽快转至下 1 个地方，立即重新开始 CPR； （3）在将患者转至救护车或其他移动性救护设备途中，不要中断 CPR； （4）只有专业急救者进行气管插管或用 AEDs 除颤时，才能短时间中断 CPR。如果只有一名急救者，有必要暂时中断 CPR 而启动 EMS

（二）效果判断

从瞳孔、面色、神志、呼吸和脉搏五方面判断，若瞳孔缩小、有对光反射，面色转红，神志渐清，有脉搏和自主呼吸，表明 CPR 有效。

（三）并发症

即使正确实施 CPR，也可能出现并发症，但不能因为害怕出现并发症而不进行 CPR。

1. 人工呼吸的并发症

人工呼吸时，过度和过快通气都易发生胃扩张。通过维持气道通畅、限制和调节通气容量，可最大限度地降低胃扩张发生率。在呼气和吸气过程中，如能确保气道通畅，也可进一步减轻胃扩张。一旦发生胃扩张，立即使患者侧卧，压迫上腹，使气体和内容物排出后再行人工呼吸。如果出现胃内容物反流，应将患者侧卧安置，清除气道和口内异物后，再将患者平卧继续进行 CPR。

2. 胸部挤压的并发症

对于成人患者，即使实施正规的胸部挤压，也难以避免造成肋骨骨折、胸骨骨折，继发心血管损伤、气胸、血胸、肺挫伤、肝脾撕裂伤、胃内容物反流和脂肪栓塞等。因此在挤压过程中，定位要准确，用力要均匀适度，尽可能避免并发症的发生。

二、高级生命支持

高级生命支持（ACLS），是复苏成功后需要立即实施的后续抢救措施。

（一）吸氧

在 SCA 最初数分钟后，组织缺氧逐步进展。CPR 可提供 25%～33% 的心排血量。这种低排血量状态能维持很少量但是非常关键的血流供应心脏和大脑，此时组织缺氧将持续，直到有效的自主循环重新建立。组织缺氧导致无氧代谢和代谢性酸中毒，酸碱失衡常会导致患者对化疗和电击反应迟钝。为了改善氧合功能，应在基础生命支持和循环支持过程中吸入 100% 浓度的氧。吸入高浓度氧可使动脉血氧饱和度达到最大值，从而达到最佳的动脉血氧含量，同时这种短期的氧疗方案不会造成氧中毒。

（二）通气

CPR 期间，通气的目的在于保持足够的氧合，并使二氧化碳得以充分排出体外。在施救过程中，急救者应避免引起过度通气，因为 CPR 时过度通气可能会影响静脉回流并减少心排血量。

在 VF 所致 SCA 最初数分钟内，胸部挤压相对人工呼吸更为重要，因为 SCA 时氧气向心脏、大脑和其他组织的输送受到血流的限制，血流下降对脑组织的负面影响超过了动脉氧含量下降带来的影响。因此，在抢救 VF 所致 SCA 的最初几分钟内，单人复苏者应减少因人工通气而造成的胸部挤压中断。同时 ACLS 提供者在建立人工气道或检查心脏节律时，也应尽量减少胸部挤压的中断。对于 VF 导致的持续 SCA，以及窒息缺氧引起的呼吸骤停（包括淹溺、药物过量导致的原发性呼吸骤停），人工通气和胸部挤压同等重要。在 CPR 过程中，每 30 次胸部挤压之后利用短暂的间歇（3～4 s）进行人工呼吸。当高级气道（如气管内插管、食管气管插管或者喉罩气道）建立后，急救者应每分钟给予 8～10 次通气，每次通气维持 1 s，同时给予 100 次/分的胸部挤压。对于存在严重的阻塞性肺疾病，以及呼气阻力增加的患者，应用低呼吸频率（6～8 次/分）。

1. 球囊面罩

由球囊和面罩两部分组成，球囊面罩通气是 CPR 最为基本的人工通气技术，所有的急救者都应熟练掌握其使用。球囊面罩可为复苏开始数分钟内不能及时应用高级气道或应用失败的患者提供通气支持。使用球囊面罩通气时，急救者应抬高患者下颌确保气道开放，并使面罩紧贴其面部以防漏气，通过球囊提供足够的潮气量（6～7 mL/kg 或 500～600 mL）使得胸廓扩张超过 1 s，该通气量可使胃胀气的风险最小化。

2. 口咽、鼻咽通气道

适用于缺乏咳嗽或咽反射的无意识患者（Ⅱa 级），对于经口咽通气道有困难，以及意识障碍不深的患者鼻咽通气道更为适用。鼻咽通气道慎用于有严重头面部损伤的患者。

（1）放置口咽通气管方法：先将导管弯头向上送入口内，沿舌上方插入全长1/2时，将导管旋转180°，向前继续推进至合适部位后予以固定。

（2）放置鼻咽通气管方法：先在导管表面涂以润滑剂，取与腭板平行方向插入，越过鼻咽腔转角处后再向前推进到气流最通畅处予以固定。

3. 高级人工气道

相对于球囊面罩，以及口咽、鼻咽通气道等，高级气道可保证更加确定的通气效果，并减少并发症的发生，但对于操作技术的要求也较高。

（1）食管气管导管：相对于球囊面罩的优势在于，隔离气道，减少误吸的风险，以及提供更为可靠的通气。而与气管内导管相比，食管气管导管的优势主要在于更易于培训和掌握。因此，食管气管导管可以作为气管内导管的替代措施。其最为严重的并发症是管腔位置判断错误，其他并发症包括食管损伤及皮下气肿。

（2）喉罩导管：由通气密封罩和通气导管组成，喉罩较面罩密封性好，通气更为可靠，且发生反流和误吸的概率远小于球囊面罩通气。训练置入及使用喉罩气道较气管内插管简单，因为置入喉罩不需要使用喉镜和直视声带。喉罩导管可应用于颈部损伤、不能施行气管内插管，以及气管内插管不能达到合适位置的患者。喉罩导管可作为气管插管的备选方案用于CPR的气道管理（Ⅱa级）。据报道，喉罩导管的通气成功率为71.5%～97%，与气管内导管通气效果相当，但成功置入后仍有少部分患者不能成功通气，此时应立即更换其他人工气道。因此，使用喉罩气道的急救者应接受全面的培训，能熟练插入该装置，并掌握气道管理的备选方案。

（3）气管内插管：急救者应充分考虑CPR过程建立高级气道的利弊，一般宜在患者对初步的CPR和除颤无反应或自主循环恢复后再实施。气管内插管包括经口气管插管、经鼻气管插管和经环甲膜气管插管（表2-4）。

表2-4 气管内插管的方式及其指征、优缺点及注意事项

<table>
<tr><th>插管方式</th><th>适应证或禁忌证</th><th>优缺点</th><th>注意事项</th></tr>
<tr><td>紧急气管内插管</td><td>【适应证】意识丧失且球囊面罩不能提供足够的通气；气管失去保护性反射（如昏迷或SCA时）；神志清醒但自主清理气管和排出分泌物能力不够；可疑误吸或需长时间通气</td><td>（1）能长时间维持气道开放；
（2）方便抽吸呼吸道分泌物；
（3）可进行高浓度供氧和潮气量可调的通气；
（4）提供备选的药物输入途径；
（5）避免误吸的发生</td><td rowspan="3">（1）气管内插管时应尽可能缩短胸部挤压的中断时间；
（2）实施胸部挤压的急救者一旦停止挤压，实施插管的急救者应立即进行气管插管；
（3）插管时间限制在10 s以内，一旦气管导管通过声门，马上开始胸部挤压；
（4）如果1次插管失败，应先予以通气和挤压再进行下1次尝试；
（5）插管完成后应立即检查确认气管导管位置（Ⅱa级），方法包括临床评价、呼吸末CO_2监测或者食管探测（EDD**）；</td></tr>
<tr><td>经口气管插管</td><td>【适应证】喉头水肿、喉头黏膜下血肿或脓肿、主动脉瘤压迫气管、咽喉部烧伤、肿瘤或异物残留、颈椎骨折、头部不能后仰、张口严重受限者</td><td>口咽损伤、较长时间中断胸部挤压和通气、气管导管位置错误导致低氧血症等，主要因操作者不熟练，以及对导管位置检测不力引起</td></tr>
<tr><td>经鼻气管插管</td><td>【适应证】下颌活动受限，张口困难或头部后仰受限（如颈椎骨折）等情况；对经鼻插管较易耐受，长期插管通气时可考虑经鼻插管
【禁忌证】与经口插管基本相同。此外，鼻或颌面严重骨折、凝血功能障碍、鼻或鼻咽部梗阻和颅底骨折患者也不宜进行经鼻气管插管</td><td>（1）对鼻腔创伤较大，易出血；
（2）采用的导管内径偏小，导管弯曲度较大，使吸痰管插入困难，导管易堵塞</td></tr>
</table>

续表

插管方式	适应证或禁忌证	优缺点	注意事项
经环甲膜气管插管*	【适应证】因上呼吸道解剖因素或病理条件无法暴露声带甚至会厌，不能完成经口或经鼻气管插管；头后仰受限不能经口气管插管 【禁忌证】甲状腺肿大、口腔完全无法张开、穿刺部位感染、凝血功能障碍等	操作难度较大，需在专科进行操作	（6）监测呼气末 CO_2 浓度是目前确认气管内导管位置的常用手段之一（Ⅱa级），但呼气末 CO_2 浓度监测并不完全可靠，其敏感性为33%～100%，特异性为97%～100%，阳性预测值为100%，阴性预测值为20%～100%

注：*，又称逆行气管插管，是指先行环甲膜穿刺，将导丝经环甲膜送入气管，通过喉部到达口咽部，由口腔或鼻腔引出，再将气管导管沿导丝插入气管。

**，EDD仅能作为确认气管内导管位置的一种辅助手段。某些情况如静脉注射肾上腺素、哮喘引起严重的气道阻塞，以及肺水肿时，呼气末 CO_2 浓度可骤减，推荐使用EDD。但当气管趋于塌陷时，EDD可能会产生错误结论从而误导急救者的判断。此类情况包括：肥胖症、晚期妊娠、哮喘持续状态，以及气道内有大量分泌物。目前，尚无证据表明EDD可以准确地对气管内导管的位置进行持续监测。

（4）插管后护理：在建立高级气道并确认导管位置正确后，急救者应立即记录导管的深度，以切牙作为标记，并对导管加以保护和固定（Ⅰ级）。在转运过程中，特别是将患者由一个位置转移到另一个位置时，应对气管内导管的位置做持续监测。

（5）注意事项：①确定高级通气装置的位置正确；②2个急救者不再轮流实施CPR，其中一人以100次/分的频率进行持续的胸部挤压，另一人以8～10次/分的频率提供通气，2个急救者每2 min交换通气和挤压的角色，以避免挤压疲劳造成挤压质量和频率的下降。如有多名急救者在场，应每2 min轮换实施胸部挤压；③避免过度通气。

4. 机械通气

（1）自动呼吸机（ATV）：无论院内还是院外SCA，ATV均可用于已建立人工气道的成年患者，对于未建立人工气道的成年SCA患者，可使用不具备PEEP功能的ATV。如果ATV潮气量可调，潮气量的设置应使胸廓有明显的起伏（6～7 mL/kg或500～600 mL），且送气时间>1 s。如未建立人工气道，急救者应提供1个渐升渐降的压力以避免胃胀气的发生。一旦建立人工气道，CPR期间呼吸频率应为8～10次/分。1个对73例气管插管患者的研究显示，绝大多数患者发生院内或院外SCA时，使用ATV与使用带储氧袋的面罩比较，血气分析指标没有差别。ATV的缺点包括需要氧源和电源。因此，急救者应配备有效的带储氧袋的面罩作为备用。年龄<5岁的小儿不宜使用ATV。

（2）手动触发、以氧气为驱动源、流量限制的人工呼吸器：这种呼吸器较带储氧袋的罩通气方式更少发生胃胀气。一般用于CPR期间尚未建立人工气道仅以面罩通气时。应避免使用自动模式、以氧气为驱动源、流量限制的人工呼吸器，以免产生持续的PEEP，减少心排血量。

（三）循环支持

1. 阻阈设备（ITD）

与气管插管、面罩或其他气道辅助设备如喉罩导管、食管气道导管联合使用，可增加回心血流量和心排血量，降低脑血管阻力，从而为心脏和大脑提供更多的血供。只要能够保持面罩和面部的密封，ITD和面罩同时使用与ITD和气管插管同时使用均能产生气管内负压。ITD是新的AHA指南高度推荐的能增加循环血量和复苏成功机会的CPR方式。有研究证实，ITD联合传统的徒手CPR可使心脏和脑血流量倍增，患者血压升高一倍，24 h存活和健康出院的概率增加50%以上。一旦恢复自主循环应立即除去ITD。目前尚未见正确使用ITD出现不良影响的报道，如果使用不恰当（比如忘记及时移除ITD）理论上可导致肺水肿的发生。

2. 主动挤压-减压CPR（ACD-CPR）

是使用一个装配有负压吸引装置的设备，在减压阶段主动吸抬前胸以增加静脉回流。对于院内SCA

患者，ACD-CPR 可作为标准 CPR 之外的备选方案。在一项对 610 例院外 SCA 的成年患者的随机研究中，同时使用 ITD 和 ACD-CPR 较之单一标准 CPR 可改善自主循环的恢复和 24 h 存活率。ACD-CPR 和阻力单向活瓣装置 ITD 联用，可改善机体的代谢，显著增加循环血量、血压、呼气末 CO_2 浓度和复苏成功率。关于应用 ACD-CPR 对生存率的影响还存在争议，其中一些研究研究显示 1 年生存率有显著提高，而另一些研究则显示应用此装置后没有明显获益。

3. 充气背心 CPR（Vest-CPR）

也称为负荷带 CPR，该装置可环绕胸廓行脉动式挤压及减压，从而使胸腔内压力显著升高或降低。对于院内或院外 SCA 患者，负荷带 CPR 可作为标准 CPR 的辅助措施（Ⅱb 级）。2006 年 JAMA 杂志上发表了关于 Vest-CPR 的一份大规模临床研究报道，结果显示 EMS 救护车配备 Auto Pulse 未能改善院外非创伤性 SCA 患者的预后。另一篇发表在同一期的大规模临床研究报道指出，负荷带 CPR 与徒手 CPR 相比，存活率和神经功能的预后更差。目前对于该装置改进和临床价值仍在进一步研究中。

4. 机械泵 CPR

对于难以开展手工 CPR 的情况可考虑使用机械泵 CPR（Ⅱb 级）。机械泵设备通过安装在机器上的气动活塞挤压胸骨部分达到胸外心脏挤压的目的。它提供了一个可以连续进行机械胸部挤压方式同时又不阻碍胸廓回弹，并且有助于胸廓完全回弹。由 1 个成人前瞻性随机研究和 2 个随机交叉研究证实，由专业人员施行的机械泵 CPR 能改善院内和院外 SCA 患者的呼气末 CO_2 分压和平均动脉压。

5. 有创 CPR

开胸 CPR 可考虑应用于心胸外科手术后早期或胸腹已被打开的情况下发生的 SCA（Ⅱa 级）。目前尚无开胸 CPR 随机对照研究结果的报道。开胸 CPR 的优点在于改善冠状动脉灌注压和增加自主循环的恢复。开胸 CPR 不应作为常规，其在 SCA 救治早期的作用有待进一步研究和评价。

三、心肺复苏期间的药物治疗

发生 SCA 时，基本 CPR 和早期电除颤是最重要的，然后才是药物治疗。在 CPR 和除颤之后应立即建立静脉通道，进行药物治疗。药物治疗目前以血管加压药和抗心律失常药为主。给药时应尽可能减少挤压中断时间。

（一）给药途径

1. 中心静脉与外周静脉给药

复苏时大多数患者不需要置入中心静脉导管，只需置入一根较粗的外周静脉导管。与中心静脉给药相比，外周静脉给药到达中心循环需要 1 ~ 2 min，药物峰浓度低，循环时间长，但建立外周静脉通道时无须中断 CPR，操作简单，并发症少，也可满意地使用药物和液体，所以复苏时首选外周静脉给药。如果从外周静脉注射复苏药物，则应在用药后再静脉注射 20 mL 液体并抬高肢体 10 ~ 20 s，以促进药物更快到达中心循环。

2. 骨内给药

骨内导管置入能提供一条不塌陷的静脉丛，骨内给药能起到与中心静脉给药相似的作用。骨内给药对液体复苏、药物输送、血标本采集都是安全有效的，适用于各年龄组使用。如果静脉通道无法建立，可进行骨内（IO）注射。如果除颤、外周静脉给药、骨内静脉丛给药均不能恢复自主循环，急救者应立即进行中心静脉穿刺给药。中风或急性冠状动脉综合征溶栓后是中心静脉置管的相对禁忌证。

3. 气管内给药

如果静脉或骨内穿刺均无法完成，某些复苏药物可经气管内给药。利多卡因、肾上腺素、阿托品、纳洛酮和血管升压素经气管内给药后均可吸收。同样剂量的复苏药物，气管内给药比静脉给药血药浓度低。气管内给药产生的低浓度肾上腺素，可能产生 β 肾上腺素能作用，这种作用是有害的，能导致低血压和低冠状动脉灌注压，有潜在降低自主循环恢复的风险。因此，复苏时最好采用静脉给药或骨内给药，以达到更高的药物浓度和更好的药理学效应。大多数药物气管内给药的最佳剂量尚不清楚，但一般情况下气管内给药量应为静脉给药量的 2 ~ 2.5 倍。气管内给药时应用注射用水或生理盐水稀释至 5 ~

10 mL，然后直接注入气管。

（二）药物选择

1. 血管加压药

到目前为止，在无脉 VT、VF、PEA 或心脏停搏患者的复苏中，尚无研究显示任何一种血管加压药能增加无神经功能障碍的存活出院率。但有证据表明，使用血管加压药有助于自主循环的恢复。

（1）肾上腺素：由于肾上腺素可刺激 α 肾上腺素能受体，产生缩血管效应，增加 CPR 时冠状动脉和脑的灌注压，因此在抢救 VF 和无脉性 VT 时能产生有益作用。尽管肾上腺素已普遍使用，但很少有证据显示它能改善患者存活率。开始或逐步增加的高剂量肾上腺素偶尔能增加自主循环恢复和早期存活率，但在多项心搏骤停的研究中，与标准剂量（1 mg）相比，高剂量肾上腺素并不改善患者的存活出院率，即使在开始用高剂量肾上腺素亚组患者也是如此。在 SCA 的复苏中，每 3～5 min 使用 1 mg 肾上腺素静脉或骨内给药是恰当的。大剂量肾上腺素可用于某些特殊情况，如 β 受体阻滞药或钙通道阻滞药过量时。如果静脉或骨内给药通道延误或无法建立，可用肾上腺素 2～2.5 mg 气管内给药。

（2）血管升压素：为非肾上腺素能血管收缩药，也能引起冠状动脉和肾血管收缩。法国一项大规模的前瞻性研究共有 2 894 例被随机地纳入研究，结果表明血管升压素、肾上腺素联合应用与单独应用肾上腺素相比，在自主循环出院率、1 年生存率、神经功能恢复方面都没有明显差异。而最近一项系统回顾性研究表明，对心搏骤停患者，联合使用血管升压素和肾上腺素对自主呼吸循环恢复（ROSC）成功率有好处，但对生存率影响无差异。因此，目前没有足够的证据支持联合使用血管升压素和肾上腺素。基于以上多项研究发现，施救者可以考虑用血管升压素治疗心脏停搏患者，但并没有充分证据表明要求对心搏骤停患者用或不用血管升压素。肾上腺素每 3～5 min 1 次用于复苏，第 1 次或第 2 次可用血管升压素替代肾上腺素。

（3）去甲肾上腺素：早期复苏时发现，对心脏停搏患者去甲肾上腺素产生的效应与肾上腺素相当。但在唯一的一项前瞻性研究中，对比标准剂量肾上腺素、大剂量肾上腺素和大剂量去甲肾上腺素，并未发现去甲肾上腺素有益，反而导致更差的神经预后。

2. 抗胆碱能药

如阿托品，它能逆转胆碱能介导的心率下降、全身血管收缩和血压下降。迷走神经张力增高能导致或诱发心脏停搏，阿托品作为迷走神经抑制药，可考虑用于心脏停搏或 PEA 的治疗。SCA 时推荐的阿托品剂量为 1 mg，静脉注射，如果停搏持续存在，可每 3～5 min 重复使用 1 次，连续 3 次或直至总量达到 3 mg。

3. 抗心律失常药

目前尚无证据证明对 SCA 常规使用抗心律失常药能增加存活出院率。但是，胺碘酮与安慰药或利多卡因相比，能增加短期存活出院率。

（1）胺碘酮：可影响钠、钾、钙通道，并有阻断 α 和 β 肾上腺素能的特性。在 CPR 中如 1 次电除颤和血管加压药物无效时，立即用胺碘酮 300 mg（或 5 mg/kg）静脉注射，然后再次除颤。如仍无效可于 10～15 min 后重复追加胺碘酮 150 mg（或 2.5 mg/kg）。注意用药不应干扰 CPR 和电除颤。VF 终止后，可用胺碘酮维持量静脉滴注。最初 6 h 以 1 mg/min 的速度给药，随后 18 h 以 0.5 mg/min 的速度给药，第 1 个 24 h 用药总量应控制在 2.0～2.2 g。第 2 个 24 h 及以后的维持量根据心律失常发作情况酌情减量。对除颤、CPR 和血管加压药无反应的 VF 或无脉 VT 患者，可考虑静脉使用胺碘酮。在对院外复发 VF/无脉 VT 的随机、双盲、对照研究中，胺碘酮 300 mg 或 5 mg/kg，静脉滴注，与安慰药或利多卡因比较，能增加存活出院率。另一项研究表明，对 VF 或血流动力学不稳的 VT 患者应用胺碘酮，能持续改善对除颤的反应。静脉应用胺碘酮可产生扩血管作用，导致低血压，故使用胺碘酮前应给予缩血管药以防止低血压发生。初始剂量 300 mg 静脉或骨内给药，后续剂量 150 mg 静脉或骨内给药。

（2）利多卡因：室性心律失常应用利多卡因缘自早期的动物实验，以及用药过程中发现它能抑制室性期前收缩和预防 AMI 并发 VT。院前双盲随机对照研究发现，使用胺碘酮的患者存活出院率高于利多卡因，而利多卡因更易引起除颤后心脏停搏。利多卡因是常用的两种抗室性心律失常药物之一，与其他抗心律失常药相比，具有更少的不良反应。然而，尚无证据证明利多卡因对 SCA 有长期或短期作用。起始剂量 1～1.5 mg/kg，静脉滴注，如果 VF/无脉 VT 持续存在，5～10 min 后可再用 0.5～0.75 mg/kg，静脉滴注，最大剂量为 3 mg/kg。

（3）普鲁卡因胺：用于治疗 VF 和无脉 VT。一项 20 例的回顾性对比研究，支持心脏骤停患者使用普鲁卡因胺。由于需缓慢静脉滴注，且在急诊情况下效果不确定，心搏骤停时使用普鲁卡因胺受到限制。

（4）镁剂：静脉注射镁剂能有效终止 QT 间期延长引起的 TDP，而对正常 QT 间期的不规则，多形性 VT 似乎无效。当 VF/无脉 VT 与 TDP 相关时，可给予 1～2 g 硫酸镁稀释后静脉或骨内给药（5～20 min）。如果 TDP 发作时不能触及脉搏，可先给予负荷剂量，然后用 1～2 g 硫酸镁加入 50～100 mL 液体中静脉滴注，给药速度要慢（5～60 min）。

4. 碳酸氢钠

在 SCA 和 CPR 时，组织无血流或血流较少，可产生代谢性酸中毒。ROSC 是维持酸碱平衡的关键。CPR 时应用碱性药物不能增加除颤成功率和患者存活率，且有很多不良反应：①降低冠状动脉灌注压；②引起细胞外碱中毒，氧解离曲线右移，氧释放减少；③引起高钠血症和高渗血症；④产生大量的 CO_2，弥散至心肌细胞和脑细胞内，引起反常性酸中毒；⑤加重中枢神经系统酸中毒；⑥使儿茶酚胺失活。CPR 时或自主循环恢复后，不推荐常规使用碳酸氢钠。主要用于并发代谢性酸中毒、高钾血症、三环类抗抑郁药物过量所致的 SCA。首次剂量为 1 mmol/kg，静脉滴注。应用时须严密监测碳酸氢根离子和剩余碱，防止发生碱血症。碳酸氢钠最好不与肾上腺素类药物混合，以免后者失活。

5. 其他药物

（1）纤维蛋白溶解药：标准 CPR 无效的 SCA 患者用纤维蛋白溶解药（tPA）已有成功报道，特别是急性肺栓塞患者。尚无充分证据证明对 SCA 患者用或不用纤维蛋白溶解药治疗。只有对怀疑为肺栓塞引起的 SCA 患者考虑使用。继续 CPR 不是纤维蛋白溶解药物的禁忌证。

（2）输液：目前没有足够的证据推荐 CPR 时常规输液治疗。仅当大量液体丢失导致 PEA 时需补液治疗。不推荐高渗盐水。除非存在低血糖，否则不使用葡萄糖注射液。

四、复苏无效者与复苏成功后处理

已恢复自主循环的患者应在 ICU 实施监测与治疗，以改善血流动力学不稳定状态，降低多器官功能衰竭患者的早期病死率，以及脑损伤引起的病死率，改善长期生存和神经功能，重点是维护心肺功能及器官和组织的有效灌注，特别是脑灌注。努力寻找引起 SCA 的原因，积极预防 SCA 再发。

（一）复苏无效者处理

在 ACLS 期间，应对 SCA 和复苏无效患者的原因，尤其是可逆性原因进行排查，并给予及时处理。

1. 可逆性病因

低血容量、低氧血症、酸中毒、高钾或低钾血症、低温、中毒、心脏压塞、张力性气胸、冠状动脉或肺栓塞、创伤等。

2. 处理对策

输血、输液、氧疗、纠酸、控制血钾、保温、复温、解毒、对症处理、手术减压、抽气减压或胸腔闭式引流、溶栓或急诊介入治疗，优先处理致命性损伤。

（二）复苏成功后处理

1. 血流动力学和呼吸功能评估

详见表 2-5。

2. 循环功能支持

（1）尽早进行心电图、胸部 X 线、超声心动图、电解质和心肌标志物检查及有创血压监测。

（2）对复苏后伴有心肌顿抑者应进行容量复苏，同时使用血管活性药物。

（3）对于 AMI 的治疗参照有关美国癌症学会（ACS）指南。

3. 围心脏骤停期心律失常的处理

（1）窄 QRS 心动过速：根据患者血流动力学是否稳定及心率和节律采用电复律、物理方法、药物复律和控制心率等不同方法。对于血流动力学不稳定者最好采用电复律；心房颤动并发快速心室反应时可选用 β 受体阻滞药、地尔硫䓬等控制心室率；复律可选用胺碘酮、普罗帕酮、氟卡尼等（表 2-5）。

表 2-5　复苏后血流动力学和呼吸功能评估

评估项目		评估内容
血流动力学	冠状动脉灌注压（CPP）	CPP 与心肌血流量和自主循环恢复相关，≥15 mmHg 是自主循环恢复的前奏。复苏中如有动脉血压监测，应最大限度提高动脉舒张压，以提高 CPP
	脉搏	胸部挤压时能否通过触摸脉搏评价挤压的效果尚有争议；颈动脉搏动并不能真实反映 CPR 中冠状动脉和脑血流的恢复情况
呼吸功能	动脉血气分析	主要用来了解低氧血症的程度和通气是否适当。动脉血 CO_2 分压（$PaCO_2$）是反映通气是否适当的指标，如果通气持续稳定，$PaCO_2$ 升高可能是潜在的灌注改善的标志
	呼气末 CO_2 监测	作为自主循环恢复的指标，可用来指导治疗；与心排血量、CPP、复苏成功等有关。自主循环恢复后，持续或间断监测呼气末 CO_2 浓度，可了解气管导管是否在气管内

（2）宽 QRS 心动过速：对于血流动力学不稳定者最好采用电复律。血流动力学稳定者可考虑药物治疗。胺碘酮对电复律或其他药物效果不佳的 VT 有效。静脉注射胺碘酮优于利多卡因；普鲁卡因胺终止自发性 VT 优于利多卡因；终止急性持续性 VT 时索他洛尔较利多卡因更有效。因此，终止稳定的持续性 VT 前推荐使用胺碘酮、普鲁卡因胺和索他洛尔（表 2-6）。

（3）心动过缓：首先寻找和治疗心动过缓的可逆性病因。在缺乏可逆性病因时应以阿托品作为急性有症状心动过缓的一线治疗药物。二线药物包括多巴胺、肾上腺素、异丙肾上腺素、氨茶碱等。如果阿托品治疗无效，应考虑经静脉起搏（表 2-6）。

表 2-6　围心搏骤停期心律失常的治疗措施

心律失常类型		治疗措施
规则的窄 QRS 心动过速		（1）对血流动力学稳定者，除心房颤动和心房扑动外，阵发性室上性心动过速（PSVT）首选刺激迷走神经方法（颈动脉窦按摩、Valsalva 动作），但老年人应避免按摩颈动脉窦；若颈动脉窦按摩无效，可选用腺苷、维拉帕米和地尔硫䓬等钙通道阻滞药或胺碘酮治疗； （2）对血流动力学不稳定者，首选电复律，如果电复律不能立即施行，可快速静脉注射腺苷
多形性室性心动过速		（1）正常 QT 间期的多形性室性心动过速：镁剂和利多卡因无效，胺碘酮可能有效； （2）TDP：静脉注射镁剂能有效终止长 QT 间期 TDP，异丙肾上腺素或心室起搏能有效终止心动过缓和药物诱导的 QT 延长相关性 TDP，故推荐镁剂、异丙肾上腺素，或心室起搏用于 TDP 的治疗
有症状的心动过缓	常规方案	（1）对于多数患者，静脉注射阿托品可提高心率，改善心动过缓相关的症状与体征； （2）对阿托品无反应时，可考虑氨茶碱、胰高血糖素静脉注射； （3）对药物诱导的心动过缓，胰高血糖素治疗有效； （4）心脏移植后应用阿托品可引起高度房室传导阻滞
	推荐方案	（1）首选阿托品 0.5～1 mg，静脉注射，每 3～5 min 重复 1 次，直至总量达到 3 mg； （2）对阿托品无反应时应准备经皮快速起搏，也可选用多巴胺、肾上腺素、异丙肾上腺素、氨茶碱等二线药物； （3）症状严重特别当阻滞发生在希氏束以下时，应立即进行起搏治疗； （4）β 受体阻滞药或钙通道阻滞药诱导的心动过缓可用胰高血糖素治疗（3 mg，静脉注射，必要时 3 mg/h 维持）； （5）心脏移植患者不使用阿托品

4. 呼吸功能支持

（1）部分患者仍需要机械通气和高浓度氧疗，注意避免过度通气。

（2）胸部 X 线检查，及时发现与处理复苏后心肺并发症（如气胸、气管导管移位等）。

（3）适当镇静，尽量少用肌肉松弛药。

5. 肾功能支持

监测尿量，检查尿常规、血尿素氮和肌酐。对非肾前性肾功能不全，若血压稳定宜早期进行血液净化治疗。

6. 控制体温

（1）控制高温：所有 SCA 患者均应避免高温。

（2）诱导低温：动物实验显示亚低温治疗能够减少神经损害，而且低温治疗开始得越早，再灌注持续时间越长，低温保护作用就越明显、越持久。Holzer 等在对 3 个有关复苏后低温治疗的随机临床试验进行荟萃分析后认为，SCA 后亚低温能改善神经系统预后，且不会产生明显的不良影响。最近的动物实验研究显示，在复苏的开始阶段即给予亚低温治疗，其自主循环恢复率也有明显提高。适应证：院外 VF 或院内外非 VF 所致的 SCA，以及自主循环恢复后无意识但有满意血压的患者。溺水、低温所致的 SCA 及复苏后低体温患者一般不实施诱导低温。方法：通过血管内置入冷却导管，膀胱内注入冰生理盐水，应用冰毯、冰袋、冰帽等，迅速将患者体温降至 32～34℃，持续 12～24 h。

7. 控制血糖

自主循环恢复后 12 h 内无须严格控制血糖于正常水平，但 12 h 后应用胰岛素控制血糖浓度，注意防止发生低血糖。建议用快速血糖监测仪加强血糖监测，开始至少每小时检测血糖 1 次，血糖稳定后可适当减少每天监测次数。

8. 中枢神经系统支持

经 CPR 存活的患者中，80% 都经历过不同时间的昏迷，其中 40% 患者进入持续植物状态，80% 患者在 1 年内死亡，脑功能完全恢复的很少见。因此，复苏后的脑保护治疗显得尤为重要。目前常用的脑保护措施包括：对无意识患者维持正常或略高于正常的平均动脉压；控制高热，诱导低温（亚低温治疗），尤其注意保持头部低温；酌情应用脱水剂和神经营养药；积极进行高压氧治疗。不推荐预防性使用抗癫痫药，但一旦出现抽搐应立即采取抗惊厥治疗。另外，中药用于脑保护治疗的研究也取得了进展。动物实验初步表明，川芎嗪、罗通定对脑缺血再灌注损伤具有保护作用。此外，基因治疗在脑复苏中也可能有应用前景。

9. 其他治疗

包括控制感染、营养支持等。

五、特殊情况的复苏

发生呼吸心搏骤停的某些特殊情况，需要急救者调整方法进行复苏。

（一）气道异物梗阻

1. 原因

任何患者突发呼吸停止、发绀和不明原因的意识丧失都应考虑到气道异物梗阻（FBAO）。成年人和儿童通常在进食时发生 FBAO，试图吞咽大块难以咀嚼的食物是造成梗阻最常见的原因。过量饮酒、装有义齿和吞咽困难的老年人也易发生 FBAO。头面部损伤特别是意识丧失的患者，血液和呕吐物均可堵塞气道而导致 FBAO。

2. 识别

异物可造成气道部分或完全梗阻。部分梗阻时，尚有气体交换。若气体交换良好，患者能用力咳嗽，此时应鼓励其继续咳嗽并自主呼吸，急救人员不宜干预患者自行排除异物，但应守护在其身旁，并监护患者的情况，若梗阻仍不能解除，即启动 EMS。若部分梗阻患者一开始就呈现气体交换不良，表现为咳嗽无力、吸气时高调喘鸣、呼吸困难加重和发绀，应按气道完全梗阻对待。气道完全梗阻时，由于气体交换消失，患者不能讲话，不能呼吸或咳嗽，常用双手抓住颈部。若患者出现气道完全梗阻的征象，必须立即救治。否则，会因氧供完全中断而发生意识丧失，甚至呼吸、心搏骤停。

3. 解除

如果 FBAO 患者尚有意识，应首选腹部冲击法（Heimlich 法）排除气道异物（Ⅱb 级）。实施腹部冲击时，急救者站在患者身后，双臂环绕患者腰部，一手握拳，拇指侧紧抵患者剑突下至脐上腹中线部位，另一手抓紧拳头，用力快速向内、向上冲击腹部，反复多次，直至异物从气道内排出。若 FBAO 患者比较肥胖或处于妊娠晚期，应采用胸部冲击法排除气道异物（推荐级别未确定）。有时可联合采用用力拍背、腹部冲击和胸部冲击法解除 FBAO。当患者出现意识丧失，呼吸、心搏骤停时，应迅速启动 EMS，立即开始 CPR，并尽快通过喉镜取出异物，不能取出时应行环甲膜穿刺或气管切开通气。

（二）体温过低

1. 未发生心搏骤停

体温过低患者尚未发生心搏骤停时，应重点考虑复温治疗，将患者迅速转移到温暖处，脱去其湿冷衣服，保持患者与寒冷环境隔离。复温措施如下。

（1）主动体表复温：如热水浴、热辐射或热空气包裹等。

（2）主动深部复温：如吸入 42～46℃湿热氧气、43℃生理盐水静脉注射或腹腔灌洗等。

2. 已发生心搏骤停

若体温过低患者发生心搏骤停，需立即进行 CPR。由于体温过低时脉搏和呼吸频率缓慢或不易察觉，应在 45 s 内判断患者呼吸和脉搏情况，以确定是否存在呼吸停止、无脉性心脏停搏或心动过缓，从而决定是否需要 CPR。若无自主呼吸，应立即实施人工呼吸，通过球囊—面罩或气管插管给予 42～46℃湿热氧气。若无脉搏且无可觉察的循环体征，应立即进行胸外心脏挤压。在不能确定是否存在脉搏时也需进行胸部挤压。若有心室颤动，电除颤 1 次后立即再次进行 CPR。若电除颤无效应首先考虑继续 CPR 和复温治疗，将患者体温恢复至 30～32℃后再行除颤。因为深部体温＜30℃时电除颤和心血管药物治疗往往无效。

（三）淹溺

淹溺可致组织缺氧，缺氧时间的长短和严重程度是决定预后的关键。因此，对淹溺患者应尽快恢复通气和组织灌注。

首先要设法将患者从水中救起。离开水面前，经过特殊训练的急救者可在水中对患者实施口对口或口对鼻人工呼吸（Ⅱb 级）。出水后，应迅速开放气道，检查呼吸和循环情况。若呼吸心跳停止，应立即实施 CPR（Ⅱa 级），特别强调人工呼吸的重要性，并尽快启动 EMS。目前尚无证据表明水能成为阻塞气道的异物，因此对淹溺者不宜采用解除 FBAO 的手法如腹部冲击法，以免引起组织损伤、呕吐和误吸，或导致 CPR 的延迟。

（四）电击

心搏骤停是电击致死的首要原因，因为电击（包括雷击）可直接造成心室颤动和心室停搏。呼吸停止常继发于：①电流损伤延髓引起呼吸中枢抑制；②电流刺激胸壁肌肉和膈肌强直性痉挛，后发展为呼吸肌瘫痪。

一旦发生电击或雷击，要迅速切断电源或将患者移出雷击区，去除燃烧的衣物，检查呼吸和脉搏。若心跳停止，应立即进行胸部挤压、人工呼吸和电除颤。对呼吸微弱或呼吸停止但有自主循环的患者，无须胸部挤压，注意保持气道通畅和充足的通气，以免继发缺氧性心搏骤停。

当电击或雷击引起大面积灼伤，特别是颜面部、口腔和颈部灼伤时，为避免软组织肿胀压迫气道，即使患者有自主呼吸也应及早进行气管插管，同时注意静脉补液。

（五）中毒

对中毒患者应迅速采取洗胃、血液净化等治疗清除体内毒物。若有特效解毒药需尽早使用，如有机磷杀虫药中毒，应用阿托品或长托宁及氯解磷定；吗啡和海洛因中毒，应用纳洛酮。发生呼吸循环衰竭时要进行呼吸循环支持。对中毒所致的严重心律失常，应使用抗心律失常药物或行起搏治疗。其中，血流动力学不稳定的多形性室性心动过速、无脉性室性心动过速或心室颤动患者应及时进行电除颤。对拟交感神经药中毒引起的顽固性心室颤动，需增加应用肾上腺素的时间间隔，且仅用标准剂量。

中毒患者特别是钙通道阻滞药中毒者，发生呼吸、心搏骤停时应尽量延长 CPR 的持续时间。有报道称，严重中毒患者经 3 ~5 h CPR 后得以存活，且神经系统功能恢复较好。

（六）过敏反应

过敏反应是一种多系统变态反应性疾病，严重时可致气道梗阻、心血管功能衰竭，甚至死亡。对进行性声嘶、喘鸣、舌水肿和口咽肿胀的患者推荐早期选择性气管插管，以免发生气道梗阻和窒息。过敏患者发生心搏骤停时，CPR、容量复苏及肾上腺素的应用是治疗的关键。

1. 容量复苏

严重过敏反应可致广泛的血管扩张和毛细血管通透性增加，引起血容量绝对或相对不足，必须充分扩容，在数小时内快速输入 4 ~8 L 等张晶体液。

2. 肾上腺素

采用大剂量快速静脉注射。首次 1 ~3 mg，随后 3 ~5 mg，均在 3 min 内注射完毕，然后以 4 ~10 μg/min的速度维持。

3. CPR

过敏患者大多年轻，心血管功能正常，对补液和肾上腺素治疗的反应良好。因此对过敏反应所致的心搏骤停，必须尽量延长 CPR 时间，以保证机体代谢所需的氧供，帮助患者度过过敏反应最危急的阶段。

4. 其他

如抗组胺药、糖皮质激素等，也可酌情使用。

（七）创伤

对严重创伤的无反应患者，不能排除颈椎骨折时，应保持颈椎固定，采用托颌法开放气道，清除口腔中的血液、呕吐物和分泌物，迅速检查呼吸和脉搏情况。如果证实为呼吸、心跳停止，应立即进行胸部挤压和人工通气，条件允许时还可进行电除颤。人工通气过程中要观察肺部呼吸音、胸廓扩张度及气道阻力，注意有无血胸、开放性气胸和张力性气胸，并予以相应处理。

当患者自主循环恢复后，应尽快送往有条件的医院抢救。积极处理可见的出血，建立大静脉通路，酌情补液。创伤患者如无血流动力学障碍不必过分强调液体复苏，发生低血容量性休克时，应根据地点（市内或郊外）和创伤类型（穿透伤或钝挫伤）决定是否进行容量复苏。对市内的穿透伤患者，不宜过度补充血容量，以免引起血压升高而加速失血，延误运送和手术治疗。对发生在郊外的穿通伤和钝挫伤患者，运送途中均需容量复苏，保证收缩压在 90 mmHg 以上。

六、终止或不进行心肺复苏的指征

原则上，对所有呼吸、心跳停止的患者均应尽最大努力复苏，但存在下列情况时可考虑终止或不进行 CPR。

（1）如果患者有有效的“放弃复苏”的遗嘱，或出现不可逆性死亡征象如断头、尸僵、尸腐等，可不进行 CPR。

（2）如果 CPR 持续 30 min，患者仍深昏迷，无自主呼吸，心电图呈直线，脑干反射全部消失，可终止 CPR。

第三节 自动体外除颤

心搏骤停患者早期 85% ~90% 是心室颤动，治疗心室颤动最有效的方法是尽早使用自动体外除颤器

（AED）除颤。CPR 与 AED 的早期有效配合使用，是抢救心搏呼吸骤停猝死患者的最有效手段。

一、电除颤理由及时机

（一）电除颤理由

电除颤对于心搏骤停患者的抢救至关重要，其理由如下。

（1）心室颤动是临床上最常见的导致心搏骤停的心律失常。

（2）电除颤是终止心室颤动最有效的方法。

（3）随着时间的推移，除颤成功率迅速下降。在未同时实施心肺复苏的情况下，从电除颤开始到生命终止，每延迟 1 min，心搏骤停患者的存活率下降 7%～10%。

（4）短时间内心室颤动即可恶化并导致心搏骤停。由于 CPR 可以暂时维持脑和心脏循环功能，因此，在电除颤前进行 CPR 能延长心室颤动持续时间，但基本 CPR 技术并不能将心室颤动转为正常心律。

（二）电除颤时机

电除颤时机是治疗心室颤动的关键，每延迟除颤时间 1 min，复苏的成功率将下降 7%～10%。在心搏骤停发生 1 min 内行电除颤，患者存活率可达 90%，而 5 min 后则下降到 50% 左右，7 min 约 30%，9～11 min 后约 10%，而超过 12 min 则只有 2%～5%。如心搏骤停发生时有人在场，存活率可大幅提高。在严密心脏监护下发生心搏骤停，常可在数分钟内行电除颤，有 4 项共 101 例此类患者的研究表明，90 例（89%）抢救成功。在社区内虽无院前 ACLS 条件，但开展电除颤也可提高心搏骤停患者的存活率，华盛顿的试验结果显示，患者存活率从 7% 升至 26%；还有报道称存活率从 3% 升高到 19%。与此相似，在 5 个欧洲地区由 EIS 人员实施早期电除颤计划后，发生心室颤动的患者抢救成功并康复出院的人数比例从 27% 增加到 55%。因此，随着早期电除颤的应用，心搏骤停患者的预后有所改善。在发生心搏骤停后，急救人员几分钟内重新建立有效的循环，CPR 可在短时间内维持患者的重要器官功能，虽不能直接恢复正常心律，却能为早期除颤奠定基础，数分钟内进行电除颤，以及进一步治疗才能恢复有效的自主循环。AED 作为新的复苏观念和技术，扩大了除颤器使用人员范围，缩短了心搏停止至除颤所需要的时间，并使电除颤真正成为 BLS 的一项内容。

《2010 美国心脏协会心肺复苏及心血管急救指南》中强调公共场所安保人员进行第 1 目击者心肺复苏并使用 AED，以提高院外心搏骤停的存活率。建议在公共场所（例如机场、赌场、体育场馆）推广 AED 项目。为了尽可能提高这些程序的有效性，美国心脏协会继续强调组织、计划、培训、与 EMS 系统连接，以及建立持续提高质量的过程的重要性。

二、自动体外除颤器

（一）发展简史

自动体外除颤仪发展至今，电击除颤的自动化程度进一步提高，为早期除颤提供更有利条件。Diack 在预测今后发展的报道中，首次描述了实验室和临床使用第 1 台 AED 的体会。随后，有许多研究证实了这种设备对推广快速电除颤的重要意义。此后数年，许多学者从多个方面对 AED 进行了研究，并证实了其具有高度敏感性、特异性，使用也安全有效。

AED 应用过程中另一项重要的进步就是家庭用小型 AED 的问世，这种 AED 可提供连续 3 次的 180 J 单相衰减正弦波形的自动电击，因而操作起来更加简便，促进 AED 的新产品迅速发展。临床应用证实了 AED 院前治疗心室颤动的安全性和有效性，也有人进行了家庭应用试验，但对高危患者行家庭中除颤的观念尚未被人们所接受。

近些年，在各种机构的早期除颤项目中，AED 应用显著增加，包括 EMS 体系，警察署，娱乐场所，航空港，民用航班等。在大部分机构的早期除颤项目中，由 BLS 急救人员或第 1 目击者来实施 AED，患者的存活率可显著增加。部分情况下，早期电除颤的益处并不明显，这通常指 EMS 体系反应足够迅速的区域，此外，如果生存链中存在薄弱环节，如未充分进行 CPR 或救治延迟，生存率的提高也不明显。心跳停止至电除颤的间隔时间过长，CPR 抢救实施比例低，患者的存活率也会降低。上述各研究提示，生存链的其他环节必须非常有效，否则普及 AED 后救治效果的改善并不明显。已公布的早期除颤指南中强调可能改善患者预后的各项措施，尤其是生存链中的关键环节。

除颤波形技术的改进也应用于 AED，置入性心电复律—除颤器（ICDs）由单相波转换为双相波。实验室和临床研究均表明，ICDs 非常实用而可靠。使用双相波后，AED 的体积和重量可进一步缩小，这在很多情况下是很重要的，如在飞机上应用。1997 年美国心脏协会 AED 安全与疗效协会曾介绍过除颤波形改变后的系统操作说明，并证实双相波与以往单相波应用效果相同。

（二）基本原理

AED 是电池供能的智能化便携式除颤器，主要包括 1 个心律识别系统和 1 个除颤建议系统。通常情况下，在 AED 识别出心室颤动等需要紧急电复律的心律失常后即给出除颤建议，此时要由抢救人员对 AED 屏幕上的心律失常做出最后判断并决定是否实施放电（按动 SHOCK 按钮）。它能通过声音和图像提示指导专业和非专业急救者对 VF 所致的 SCA 进行安全除颤，并可在院内外多种情况下方便快捷地使用。自动除颤仪的工作原理是仪器自动识别心电图，判断是否出现恶性心律失常如室性心动过速、心室颤动，然后根据预先设置的程序释放电能进行自动除颤。所有 AED 均带有心律分析程序，可自动评估患者的心律是否为可除颤心律。该程序的敏感性和特异性均为 98%～100%，因此如果患者存在可除颤心律，AED 就能识别并做好除颤的准备。如果为不可除颤心律，则 AED 不会除颤。AED 对于不是 VF 和无脉 VT 引起的 SCA 没有价值，且对 VF 终止后产生的不可电击心律无效。某些 AED 的心律分析程序还可以分析初始心室颤动波形，并确定先除颤还是先 CPR 以增加除颤成功率。

AED 可以综合分析监护导联所记录的心电图，包括频率、振幅、斜率及波形等参数，最终对心律的性质作出判断，其敏感性、特异性均很高。据报道，正规操作下 AED 的误识别率及漏识别率均低于 0.1%。影响 AED 判读心电图的因素包括：电极接触不良、周围电磁场干扰、体动及特殊的呼吸运动等，但先进的 AED 已具备了抗电磁干扰及体动识别功能。AED 实行电治疗的范围包括：心室颤动、心室扑动、无脉室性心动过速、频率超过一定限度的单形/多形性室性心动过速，这些心律失常通常伴有严重的血流动力学障碍甚至阿—斯综合征发作。为避免对某些非适应证患者滥用电击，目前要求 AED 只能用于无反应（呼之不应）、无呼吸（发绀）、无循环征象（无脉）的患者，这一指标对那些不是医务工作者的外行来说也是很容易接受和掌握的，有助于 AED 在公共场所、普通人群中推广使用。

（三）主要类型

（1）医院用 AED：以除颤监视为主，可进行手动、半自动、全自动除颤。由于是医师操控，故自动识别功能比较简单，往往只依赖心率。带有显示屏，体积较大，多数由交流供电。

（2）公共场所用的 AED：全由电池供电，轻量小巧，多数不带心电显示。但对室性心动过速、心室颤动的分析功能强，判别迅速，一旦识别出室性心动过速、心室颤动就会自动启动充电、放电，同时用语言提示操作。

（3）个人用的 AED：连续分析、监护，自动化功能高，体积更小。

在国外，一旦发现心血管意外患者，首先到达现场抢救的常常不是正规医务人员，而是经过基本救生训练的所谓“急救者”，可能是交通警察、消防队员、乘务员、商店保安等。他们的任务是与医疗机构联络、转送患者，并实施基本生命支持（BLS）。传统的 BLS 主要指 CPR，而现代 BLS 概念中已将除颤包括在内，新的“指南”中就要求：①首先到达意外现场的抢救者应携带或可就近借用除颤器（包括 AED）；②凡经过训练，在紧急情况下有责任、有义务进行 CPR 的人员，都要会使用 AED 等进行除颤。

三、除颤波形及能量

除颤器所释放电流应是能够终止心室颤动的最低能量。能量和电流过低则无法终止心律失常，能量和电流过高则会导致心肌损害。成人电除颤时，体形和对能量需求无确切的关系。

目前 AED 包括两种除颤波形：单相和双相波，不同的波形对能量的需求有所不同。单相波主要为单向电流，根据电流衰减的速率可再分为逐渐衰减（递减的正弦波形）和瞬时衰减（衰减指数）(MTE)。双相波是指依次有两个电流脉冲，第 2 个与第 1 个的方向相反。

有研究表明，分别以 175 J 和 320 J 的单相衰减正弦波形（MDS）进行除颤，两组患者的除颤率、复苏成功率，以及患者的出院率均相同。一般建议单相波形电除颤首次电击能量为 200 J，第 2 次为 200～300 J，第 3 次为 360 J。逐渐增加能量目的是既增加成功的可能性，又尽量降低电击损伤。

1996 年，美国学者首次使用双相波电除颤器，该仪器为阻抗补偿双相衰减指数（BTE）波形，释放 150 J 的非递增性电流。通过调整第 1 阶段的上升期和第 2 阶段的相对持续期可获得阻抗补偿，总的时程为 20 ms。动物实验证实了这种波形优于单相的衰减指数波形。临床研究比较 BTE 波形的 115 J 和 130 J 能量与 MDS 波形的 200 J 及 360 J，结果短时间的心室颤动，第 1 次电击时低能量 BTE 波形（115 J 和 130 J）与高能量 MDS（200 J）同样有效，而 115 J 和 130 J 的 BTE 电除颤与 200 J 的 MDS 电除颤相比，前者心电图 ST 段的变化更小。

另一项临床研究比较了 MDS 波和衰减正弦曲线双相波，结果证实双相波终止短时的心室颤动或室性心动过速的效果优于 MDS 波形。早期临床试验表明，150 J 的阻抗补偿 BTE 波形治疗院前较长时间的心室颤动也有效。这一结果与院内的临床资料构成了 AHA 综述低能量双相波电除颤的基础，并进一步形成了最初的建议方案。此后，救治 100 例心室颤动患者的经验证实，双相波在院前治疗心室颤动确实有效。来自 EIS 体系的资料也证明了这一波形可有效终止心室颤动，EMS 体系还对该波形与 MDS 波形进行了回顾性的比较研究，这些资料所提供的依据足以支持对低能量 BTE 波形的建议方案。

还有学者介绍了其他的双相波形，并经过了电生理研究、ICD 置入以及测试等阶段的研究。近期报道了一种低能量（120～170 J）恒流，直线型双相波形，实验室研究表明，在可选择性心脏复律阶段，这种波形仅用 70 J 的能量，可有效终止心室颤动。在此之前，尚无报道其他双相波形可转复院前较长时间的心搏骤停。但对这些波形的使用必须经过与双相 AED 同样的评估过程。上述资料提示，低水平的双相电除颤是有效的，而且终止心室颤动的效果与单相波除颤相似或更为有效。

评价一种除颤电击波形是否有效，要求采集标准的除颤当时和放电后的心律描记图形。临床研究人员在评估某种除颤波形时，必须按照统一的标准采集波形。除颤不等于电击，除颤的含义是终止心室颤动，不能与复苏的其他结果混淆，如恢复灌注性心律，住院或存活等。这些研究终点可能是其他复苏措施的结果，如 CPR 或药物治疗，其中包括发病至电击及其他抢救措施的时间。成功的电除颤是指电击后 5 s 内无心室颤动。电击后瞬间心搏停止或无心室颤动电活动均可称为除颤成功。这一时间的规定是根据电生理研究结果而定的，成功除颤后一般心室颤动停止的时间应为 5 s，临床比较容易检测。并且在这一时间内，电击对心室颤动的作用不会受到放电后其他各干预措施的影响，如胸外心脏按压。人工呼吸以及药物等。第 1 次电除颤后，在给予药物和其他高级生命支持前，监测 5 s 心律，可对除颤的效果提供最有价值的依据。此外，监测电击后第 1 min 的心律可提供其他信息，如是否恢复规则的心律，包括室上性节律和室性自主节律，以及是否为灌注后心律。

所有 AED 均使用双相波除颤，其中一部分除颤能量固定，而另一部分除颤能量递增，其能量范围为 150～360 J。使用 AED 时，注意尽量减少中断 CPR 的时间，只能在心律分析和除颤时中断 CPR。由于心律分析程序运行时，不能有人为干扰，因此要短暂终止 CPR。除颤后应立即继续 CPR。AED 可以提醒操作者在除颤后持续进行 2 min 的 CPR，然后再分析心律。由于 AED 无法做到同步电击，如果单形性和多形性 VT 的频率和 R 波形态超过预计值，推荐用 AED 进行非同步电击。

四、体外自动除颤器临床应用

现在的 AED 有多种型号，各种型号之间有一些差别，但操作步骤都大同小异。使用 AED 除颤时，将右侧电极板放在右锁骨下方，左侧电极板放在与左乳头平齐的左胸下外侧部，其他可以放置电极的位置还有左右外侧旁线处的下胸壁或者左电极放在标准位置，其他电极放在左右背部上方。当胸部有置入性装置时，电极应该放在距该装置 2. 5 cm 的地方。如果患者带有自动电击的 ICD，则在使用 AED 前可以允许 30 ~60 s 的时间让 ICD 进行自动处理。

（一）操作步骤

第 1 步：打开电源开关及监测屏幕，此时 AED 内置的扬声器会自动开始工作，指导操作者下一步该如何进行，同时确定患者有无上述提及的几种特殊情况。

第 2 步：迅速将两个除颤监护电极紧贴于患者的左锁骨及左乳下方，并连接电极导线和 AED 主机。如果电极与皮肤接触不良，AED 会有提示，操作者应做相应处理。

第 3 步：上述各项就绪后不可触动患者以避免人为因素干扰，按下“分析”键 AED 则进入心律判别程序，根据 AED 型号的不同，这一判别过程大概需 10 ~15 s。一旦患者此时的心律被 AED 识别为心室颤动，仪器会以闪烁和蜂鸣的方式报警，同时内置扬声器向施救者做出“除颤”建议，并自动完成充电至预设能量的过程。

第 4 步：施救者确认 AED 的判断，确认无人触动患者，此时 AED 也会自动“提醒”围观者及抢救人员不要接触患者。施救者按下“除颤”（SHOCK）键完成一次放电。

一次除颤之后不要急于再进行徒手心肺复苏，仍然不要触动患者，大部分 AED 会自动进入第 2 次判别心律的程序，如果心室颤动依然存在，AED 则给出第 2 次“除颤”建议，有时还可能需要第 3 次。

AED 的设计以连续 3 次“分析—除颤”程序为一组，而后有 60 s 空白期让施救者进行其他抢救（包括徒手心肺复苏），必要时由施救者决定是否进入第二组的 3 次“分析—除颤”程序。这种设计可以使那些需要电击复律的心律失常尽快、尽早地得到治疗。如果除颤后 AED 不再提示心室颤动，至少说明患者此时的心律无须电击治疗，救护者应再次检查患者的生命体征，或继续 CPR，或进行转运，一旦需要可再次启动 AED 的“分析”程序，必须停止 CPR 或停下救护车以尽量减少对患者的触动。

（二）注意事项

AED 并无烦琐的程序和过多的禁忌，只有几种特殊情况需要施救者注意。

1. 水

主要是指各种原因导致罹难者皮肤湿漉的情况。由于水的导电性，在 AED 工作时可能会使施救者、旁观者受到电击，或者在 AED 电极之间形成短路而造成除颤能量不足。因此在使用 AED 前应尽量拭干患者皮肤，保持其干燥。

2. 皮肤介质

某些患者的胸前贴有药物治疗（如激素替代治疗、抗高血压药物、硝酸甘油等）贴片，AED 的除颤电极不能再覆盖在这些贴片之上，否则会对皮肤造成灼伤并干扰对心脏的放电。药物治疗贴片在除颤前应去掉。如果患者胸毛太多也会影响除颤电极与皮肤的接触，除低除颤效果，需尽快刮（剪）掉，也可以在紧贴一副除颤电极后再撕去，利用其黏性去掉大部分胸毛，再更换新的除颤电极。

3. 置入式心脏转复—除颤器（ICD）

部分患者体内原已置入 ICD，其脉冲发生器通常放在上胸部或腹部的囊袋内。AED 的除颤电极应远离 ICD 至少 2. 5 cm。如果 AED 的监护上发现 ICD 正在实施除颤（也包括心律识别、确认放电等过程），应等待 30 ~60 s 让 ICD 完成它的工作周期，然后再决定是否进入 AED 工作流程，罕见有 ICD 对 AED 的分析、除颤程序发生干扰的情况。

五、自动除颤器使用新观点

（一）电击方案比较

国际复苏联盟（ILCOR）在 2010 国际指南会议上提出心肺复苏与心血管急救及治疗建议，两项新发表的人体研究对使用 1 次电击方案与 3 次电击方案治疗心室颤动导致的心搏骤停进行了比较。这两项研究得到的证据表明，与 3 次电击方案相比，单次电击除颤方案可显著提高存活率。如果 1 次电击不能消除心室颤动，再进行 1 次电击的递增优势很小，与马上再进行 1 次电击相比，恢复心肺复苏可能更有价值。考虑到这一事实，再加上动物研究数据表明中断胸外挤压会产生有害影响，且人体研究证明与3次电击方案相比，1次电击的心肺复苏技术能够提高存活率，所以支持进行单次电击、之后立即进行心肺复苏而不是连续电击以尝试除颤的建议。

（二）能量设定

院外和院内研究的数据表明，如果双相波形电击的能量设定相当于200 J或更低的单相波电击，则终止心室颤动的成功率相当或更高。不过，尚未确定第1次双相波形电击除颤的最佳能量。同样，不能确定哪种波形对提高心搏骤停后的ROSC发生率或存活率更好（单相波或双相波）。如果没有双相波除颤器，可以使用单相波除颤器。不同制造商采用不同的双相波形电击配置，而且并未直接比较在人体使用这些配置的相对有效性。由于波形配置存在上述不同，从业人员应使用制造商为其对应波形建议的能量剂量（例如120～200 J的首剂量）。如果制造商的建议剂量未知，可以考虑使用最大剂量进行除颤。

（三）电极位置

因为便于摆放和进行培训，前一侧电极位置是合适的默认电极片位置。可以根据个别患者的特征，考虑使用任意3个替代电极片位置（前—后、前—左肩胛，以及前—右肩胛）。将AED电极片贴到患者裸露的胸部上任意4个电极片位置中的1个都可以进行除颤。其理由是新的数据证明，4个电极片位置（前—侧、前后、前—左肩胛以及前—右肩胛）对于治疗心房或心室心律失常的效果相同。

第三章

休克

第一节　低血容量性休克

一、概述

低血容量休克是指各种原因引起的循环容量减少导致的心排血量下降而引起的休克。近年来，低血容量休克的治疗已取得较大进展，然而，其临床病死率仍然较高。低血容量休克的主要死因是组织低灌注及大出血、感染和再灌注损伤等原因导致的多器官功能障碍综合征（MODS）。目前，低血容量休克缺乏较全面的流行病学资料。创伤失血是低血容量休克最常见的原因，据国外资料统计，创伤导致的失血性休克死亡者占创伤总死亡例数的10%~40%。

低血容量休克的主要病理生理改变是有效循环血容量迅速减少，导致组织低灌注、无氧代谢增加、乳酸性酸中毒、再灌注损伤以及内毒素易位，最终导致MODS。低血容量休克的最终结局自始至终与组织灌注相关，因此，提高其救治成功率的关键在于尽早去除休克病因的同时，尽快恢复有效的组织灌注，以改善组织细胞的氧供，重建氧的供需平衡和恢复正常的细胞功能。

二、病因及诊断

低血容量休克的循环容量丢失包括显性丢失和非显性丢失。显性丢失是指循环容量丢失至体外，失血是典型的显性丢失，如创伤、外科大手术的失血、消化道溃疡、食管静脉曲张破裂及产后大出血等引起的急性大失血等。显性丢失也可以由呕吐、腹泻、脱水、利尿等原因导致。非显性容量丢失是指循环容量丢失到循环系统之外，主要为循环容量的血管外渗出或循环容量进入体腔内以及其他方式的非显性体外丢失。

低血容量休克的早期诊断对预后至关重要。传统的诊断主要依据为病史、症状、体征，包括精神状态改变、皮肤湿冷、收缩压下降（<90 mmHg或较基础血压下降>40 mmHg）或脉压减少（<20 mmHg）、尿量<0.5 mL/（kg・h）、心率>100次/分、中心静脉压（CVP）<5 mmHg或肺动脉楔压（PAWP）<8 mmHg等。然而，近年来，人们已经充分认识到传统诊断标准的局限性。研究发现氧代谢与组织灌注指标对低血容量休克早期诊断有更重要的参考价值。有研究证实血乳酸和碱缺失在低血容量休克的监测和预后判断中具有重要意义。此外，研究也指出了在休克复苏中每搏输出量（SV）、心排量（CO）、氧输送（DO_2）、氧消耗（VO_2）、胃黏膜CO_2张力（$PgCO_2$）、混合静脉血氧饱和度（SvO_2）等指标也具有一定程度的临床意义，但尚需要进一步循证医学证据的支持。

低血容量休克的发生与否及其程度，取决于机体血容量丢失的量和速度。以失血性休克为例估计血容量的丢失（表3-1）。成人的平均估计血容量占体重的7%（或70 mL/kg），一个70 kg体重的人约有5 L的血液。血容量随着年龄和生理状况而改变，以占体重的百分比为参考指数时，高龄者的血容量较少（占体重的6%左右），儿童的血容量占体重的8%~9%，新生儿估计血容量占体重的9%~10%。可根据失血量等指标将失血分成4级。大量失血可以定义为24 h内失血超过患者的估计血容量或3 h内失血量超过估计血容量的一半。

表 3-1　失血的分级（以体重 70 kg 为例）

分级	失血量（mL）	失血量占血容量比例（%）	心率（次/分）	血压	呼吸频率（次/分）	尿量（mL/h）	神经系统症状
Ⅰ	<750	<15	<100	正常	14～20	>30	轻度焦虑
Ⅱ	750～1 500	15～30	>100	下降	20～30	>20～30	中度焦虑
Ⅲ	1 500～2 000	30～40	>120	下降	30～40	5～20	萎靡
Ⅳ	>2 000	>40	>140	下降	>40	无尿	昏睡

三、血流动力学特点

（一）循环容量减少

主要机制是循环系统内容量丢失到循环系统外，包括直接丢失到体外或机体的特殊体腔内，如胸腔积液和腹水等。

（二）心排血量下降

循环容量急剧减少的直接后果为每搏输出量和心排血量的快速降低，同时引起氧输送减低。低血容量休克时，由于有效循环血容量下降，导致心排血量下降，因而 DO_2 降低。对失血性休克而言，DO_2 下降程度不仅取决于心排血量，同时受血红蛋白下降程度影响。在低血容量休克、DO_2 下降时，VO_2 是否下降尚没有明确结论。由于组织器官的氧摄取增加表现为氧摄取率（O_2ER）和动静脉氧分压差的增加，当 DO_2 维持在一定阈值之上，组织器官的 VO_2 能基本保持不变。DO_2 下降到一定阈值时，即使氧摄取明显增加，也不能满足组织氧耗。

当血红蛋白下降时，动脉血氧分压（PaO_2）对血氧含量的影响增加，进而影响 DO_2。因此，通过氧疗增加血氧分压应该对提高氧输送有效。

有学者在外科术后高危患者及严重创伤患者中进行了以超高氧输送为复苏目标的研究，结果表明可以降低手术死亡率。但是，也有许多研究表明，与以正常氧输送为复苏目标相比，超高氧输送并不能降低死亡率。有研究认为两者结果是相似的，甚至认为可能会增加死亡率。Kern 等回顾了众多 RCT 的研究发现，在出现器官功能损害前，尽早复苏可以降低死亡率，对其中病情更为严重的患者可能更有效。

（三）体循环阻力增加

有效循环血容量丢失触发机体各系统器官发生一系列病理生理反应，以保存体液，维持灌注压，保证心、脑等重要器官的血液灌注。

低血容量导致交感神经-肾上腺轴兴奋，儿茶酚胺类激素释放增加并选择性地收缩皮肤、肌肉及内脏血管。其中动脉系统收缩使外周血管总阻力升高以提升血压；毛细血管前括约肌收缩导致毛细血管内静水压降低，从而促进组织间液回流；静脉系统收缩使血液流向中心循环，增加回心血量。儿茶酚胺类激素使心肌收缩力加强，心率增快，心排血量增加。

低血容量兴奋肾素-血管紧张素Ⅱ-醛固酮系统，使醛固酮分泌增加，同时刺激压力感受器促使垂体后叶分泌抗利尿激素，从而加强肾小管对钠和水的重吸收，减少尿液，保存体液。

上述代偿反应在维持循环系统功能相对稳定，保证心、脑等重要生命器官血液灌注的同时，也具有潜在的风险。这些潜在的风险是指代偿机制使血压下降在休克病程中表现相对迟钝和不敏感，导致若以血压下降作为判定休克的标准，必然贻误对休克时组织灌注状态不良的早期认识和救治；同时，代偿机制对心、脑血供的保护是以牺牲其他脏器血供为代价的，持续的肾脏缺血可导致急性肾功能损害，胃肠道黏膜缺血可以诱发细菌、毒素易位。内毒素血症与缺血-再灌注损伤可以诱发大量炎性介质释放入血，促使休克向不可逆发展。

机体对低血容量休克的反应还涉及代谢、免疫、凝血等系统，同样也存在对后续病程的不利影响。

肾上腺皮质激素和前列腺素分泌增加与泌乳素分泌减少可以造成免疫功能抑制，患者易受到感染侵袭。缺血缺氧、再灌注损伤等病理过程导致凝血功能紊乱并有可能发展为弥散性血管内凝血。

细胞缺氧是休克的本质。休克时，组织低灌注和细胞缺氧，糖的有氧氧化受阻，无氧酵解增强，三磷酸腺苷（ATP）生成显著减少，乳酸生成显著增多并在组织蓄积，导致乳酸性酸中毒，进而造成组织细胞和重要生命器官发生不可逆性损伤，直至发生 MODS。

四、监测

有效的监测可以对低血容量休克患者的病情和治疗反应作出正确、及时的评估和判断，以利于指导和调整治疗计划，改善休克患者的预后。

（一）血流动力学监测

一般监测包括皮肤温度与色泽、心率、血压、尿量和精神状态等监测指标。然而，这些指标在休克早期阶段往往难以表现出明显的变化。皮温下降、皮肤苍白、皮下静脉塌陷的严重程度取决于休克的严重程度。但是，这些症状并不是低血容量性休克的特异性症状。心率加快通常是休克的早期诊断指标之一，但是心率不是判断失血量多少的可靠指标。例如，较年轻患者可以很容易地通过血管收缩来代偿中等量的失血，仅表现为轻度心率增快。

血压的变化需要严密的动态监测。休克初期由于代偿性血管收缩，血压可能保持或接近正常。有研究支持对未控制出血的失血性休克维持“允许性低血压”。然而，对于允许性低血压究竟应该维持在什么标准，由于缺乏血压水平与机体可耐受时间的关系方面的深入研究，至今尚没有明确的结论。目前，一些研究认为，维持平均动脉压（MAP）在 60～80 mmHg 比较恰当。

尿量是反映肾灌注较好的指标，可以间接反映循环状态。当尿量 <0.5 mL/（kg・h）时，应继续进行液体复苏。需注意临床上患者出现休克而无少尿的情况，如高血糖和造影剂等有渗透活性的物质造成的渗透性利尿。

体温监测也十分重要，一些临床研究认为低体温有害，可引起心肌功能障碍和心律失常，当中心体温 <34℃时，可导致严重的凝血功能障碍。

（二）压力流量监测

1. MAP 监测

有创动脉血压（IBP）较无创动脉血压（NIBP）高 5～20 mmHg。持续低血压状态时，NIBP 测压难以准确反映实际大动脉压力，而 IBP 测压较为可靠，可保证连续观察血压和即时变化。此外，IBP 还可提供动脉采血通道。

2. CVP 和 PAWP 监测

CVP 是最常用、易于获得的监测指标，与 PAWP 意义相近，用于监测前负荷容量状态和指导补液，有助于了解机体对液体复苏的反应性，及时调整治疗方案。CVP 和 PAWP 监测有助于对已知或怀疑存在心功能不全的休克患者的液体治疗，防止输液过多导致的前负荷过度。

3. CO 和 SV 监测

休克时，CO 与 SV 可有不同程度降低。连续地监测 CO 与 SV，有助于动态判断容量复苏的临床效果与心功能状态。

除上述指标之外，目前的一些研究也显示，通过对失血性休克患者收缩压变化率（SPV）、每搏输出量变化率（SVV）、脉压变化率（PPV）、血管外肺水（EVLW）、胸腔内总血容量（ITBV）的监测进行液体管理，可能比传统方法更为可靠和有效。而对于正压通气的患者，应用 SPV、SVV 与 PPV 可能具有更好的容量反应性评价作用。

应该强调的是，任何一种监测方法所得到的数值意义都是相对的，因为各种血流动力学指标经常受到许多因素的影响。单一指标的数值有时并不能正确反映血流动力学状态，必须重视血流动力学的综合评估。在实施综合评估时，应注意以下三点：结合症状、体征综合判断；分析数值的动态变化；多项指标的综合评估。

（三）氧代谢监测

休克的氧代谢障碍概念是对休克认识的重大进展，氧代谢的监测进展改变了对休克的评估方式，同时使休克的治疗由以往狭义的血流动力学指标调整转向氧代谢状态的调控。传统临床监测指标往往不能对组织氧合的改变具有敏感反应，此外，经过治疗干预后的心率、血压等临床指标的变化也可在组织灌注与氧合未改善前趋于稳定。因此，低血容量性休克的患者同时监测和评估一些全身灌注指标（DO_2、VO_2、血乳酸、SvO_2 或 $ScvO_2$ 等）及局部组织灌注指标如胃黏膜内 pH 与 $PgCO_2$ 等具有较大的临床意义。

1. 脉搏氧饱和度（SpO_2）

SpO_2 主要反映动脉血氧合状态，可在一定程度上表现组织灌注状态。低血容量性休克的患者常存在低血压、四肢远端灌注不足、氧输送能力下降或者给予血管活性药物的情况，影响 SpO_2 的精确性。

2. 动脉血气分析

根据动脉血气分析结果，可鉴别体液酸碱紊乱性质，及时纠正酸碱失衡，调节呼吸机参数。当休克导致组织供血不足时碱缺失下降，提示组织灌注不佳，经常伴有乳酸血症的存在。碱缺失与血乳酸结合是判断休克组织灌注较好的方法。

3. DO_2、SvO_2 监测

DO_2、SvO_2 可作为评估低血容量性休克早期复苏效果的良好指标，动态监测有较大意义。中心静脉血氧饱和度（$ScvO_2$）与 SvO_2 有一定的相关性，前者已经被大量研究证实是指导严重感染和感染性休克液体复苏的良好指标。

4. 动脉血乳酸监测

动脉血乳酸浓度是反映组织缺氧的高度敏感的指标之一。持续动态的动脉血乳酸以及乳酸清除率监测对休克的早期诊断、判定组织缺氧情况、指导液体复苏及预后评估具有重要意义。但是，血乳酸浓度在一些特别情况下如合并肝功能不全难以充分反映组织的氧合状态。研究显示，在创伤后失血性休克的患者，血乳酸初始水平及高乳酸持续时间与器官功能障碍的程度及死亡率相关。

（四）实验室监测

1. 血常规监测

动态观察红细胞计数、血红蛋白（Hb）及红细胞比容（HCT）的数值变化，可了解血液有无浓缩或稀释，对低血容量性休克的诊断和判断是否存在继续失血有参考价值。有研究表明，HCT 在 4 h 内下降 10% 提示有活动性出血。

2. 电解质监测与肾功能监测

对了解病情变化和指导治疗十分重要。

3. 凝血功能监测

在休克早期即进行凝血功能的监测，对选择适当的容量复苏方案及液体种类有重要的临床意义。常规凝血功能监测包括血小板计数、凝血酶原时间（PT）、活化部分凝血活酶时间（APTT）、国际标准化比值（INR）和 D-二聚体。此外，还包括血栓弹力描记图（TEG）等。

五、治疗

（一）病因治疗

休克所导致的组织器官损害的程度与容量丢失量和休克持续时间直接相关。如果休克持续存在，细胞缺氧不能缓解，休克病理生理改变将进一步恶化。所以，尽快纠正引起容量丢失的病因是治疗低血容量性休克的基本措施。多项研究表明尽可能缩短创伤至接受决定性手术的时间能够改善预后，提高存活率。对医生进行 60 min 初诊急救时间限制的培训后，可以明显降低失血性休克患者的死亡率。大样本的回顾分析发现，在手术室死亡的创伤失血患者主要原因是延迟入室，并且应该能够避免。进一步研究提示，对于出血部位明确的失血性休克患者，早期进行手术止血非常必要，一项包括271例的回顾对照研究提示，早期手术止血可以提高存活率。对于存在失血性休克又无法确定出血部位的患者，进一步评估很重要。因为只有早期发现、早期诊断才能进行早期处理。目前的临床研究提示，对于多发创伤和以躯干损伤为主的失血性休克患者，床边超声可以早期明确出血部位从而早期提示手术指征。另有研究证实，CT检查比床边超声有更好的特异性和敏感性。

（二）液体复苏

液体复苏治疗时可以选择晶体溶液（如生理盐水和等张平衡盐溶液）和胶体溶液（如白蛋白和人工胶体）。由于5%葡萄糖注射液很快分布到细胞外间隙，因此不推荐用于液体复苏治疗。

1. 晶体液

液体复苏治疗常用的晶体液为生理盐水和乳酸林格液。在一般情况下，输注晶体液后会进行血管内外再分布，大部分将迅速分布于血管外间隙。因此，低血容量性休克时若以大量晶体液进行复苏，可以引起血浆蛋白的稀释以及胶体渗透压的下降，同时出现组织水肿。但是，应用两者的液体复苏效果没有明显差异。另外，生理盐水的特点是等渗，但含氯高，大量输注可引起高氯性代谢性酸中毒；平衡盐溶液，如乳酸林格液的特点在于电解质组成接近生理，含有少量的乳酸。一般情况下，其所含乳酸可在肝脏迅速代谢，大量输注乳酸林格液应该考虑到其对血乳酸水平的影响。

高张盐溶液的复苏方法起源于20世纪80年代。一般情况下高张盐溶液的钠含量为400～2 400 mmol/L。近年来，研究的高张盐溶液包括高渗盐右旋糖酐注射液（HSD）、高渗盐注射液（HS）及11.2%乳酸钠等高张溶液，其中以前两者为多见。研究表明，休克复苏时HSD扩容效率优于HS和生理盐水，但是对死亡率没有影响。迄今为止，没有足够循证医学证据证明高张盐溶液作为复苏液体更有利于低血容量性休克复苏。一般认为，高张盐溶液通过使细胞内水进入循环而扩充容量。有研究表明，在出血情况下，应用HSD和HS可以改善心肌收缩力和扩张毛细血管前小动脉。其他有关其对微循环以及炎症反应等影响的基础研究正在进行中，最近一项对创伤失血性休克患者的研究，初步证明高张盐溶液的免疫调节作用。对存在颅脑损伤的患者，有多项研究表明，由于可以很快升高平均动脉压而不加剧脑水肿，因此高张盐溶液可能有很好的前景，但是，目前尚缺乏大规模的颅脑损伤高张盐溶液使用的循证医学证据。一般认为，高张盐溶液主要的危险在于医源性高渗状态及高钠血症，甚至因此而引起的脱髓鞘病变，但在多项研究中此类并发症发生率很低。

2. 胶体液

目前有很多不同的胶体液可供选择，包括白蛋白等血液制品和人工胶体，如羟乙基淀粉、明胶及右旋糖酐等。

白蛋白是一种天然的血浆蛋白质，在正常人体构成了血浆胶体渗透压的75%～80%，白蛋白的分子质量为66 000～69 000 Da。目前，人血白蛋白制剂有5%、10%、20%和25%几种浓度。作为天然胶体，白蛋白构成正常血浆中维持容量与胶体渗透压的主要成分，因此在容量复苏过程中常被选择用于液体复苏。但白蛋白价格昂贵，并有传播血源性疾病的潜在风险。

目前，临床应用的人工胶体均可达到容量复苏的目的。不同的胶体理化性质以及生理学特性不同，在应用安全性方面，对肾功能的影响、对凝血的影响以及可能的过敏反应这些临床关注点是一致的。

3. 复苏治疗时液体的选择

胶体溶液和晶体溶液的主要区别在于胶体溶液具有一定的胶体渗透压，胶体溶液和晶体溶液的体内分布也明显不同。研究表明，应用晶体液和胶体液滴定复苏达到同样水平的充盈压时，它们都可以同等程度地恢复组织灌注。多项Meta分析表明，对于创伤、烧伤和手术后的患者，各种胶体溶液和晶体溶液复苏治疗并未显示对患者病死率的不同影响。分析显示，尽管晶体液复苏所需的容量明显高于胶体液，两者在肺水肿发生率、住院时间和28 d病死率方面差异均无显著差异。现有的几种胶体溶液在物理化学性质、血浆半衰期等方面均有所不同。

4. 复苏液体的输注

（1）静脉通路的重要性：低血容量性休克时进行液体复苏刻不容缓，输液的速度应快到足以迅速补充丢失液体，以改善组织灌注。因此，在紧急容量复苏时必须迅速建立有效的静脉通路。中心静脉导管以及肺动脉导管的放置和使用应在不影响容量复苏的前提下进行。

（2）容量负荷试验与容量复苏：一般认为，容量负荷试验的目的是判断容量反应性，可提高容量复苏的准确性及减少容量过度负荷的风险。容量复苏包括以下四方面：液体的选择，输液速度的选择，时机和目标的选择和安全性限制。后两条可简单归纳为机体对容量负荷的反应性和耐受性，对于低血容量性休克血流动力学状态不稳定的患者，应该积极使用容量负荷试验。

（三）输血治疗

输血及输注血制品在低血容量性休克中应用广泛。失血性休克时，丧失的主要是血液，但是，在补充血液、容量的同时，并非需要补充全部血细胞成分，也应考虑到凝血因子的补充。同时，应该认识到，输血也可能带来一些不良反应甚至严重并发症。

1. 浓缩红细胞

为保证组织的氧供，血红蛋白降至 70 g/L 时应考虑输血。对于有活动性出血的患者、老年人以及有心肌梗死风险者，血红蛋白保持在较高水平更为合理。无活动性出血的患者每输注 1 个单位（200 mL）的红细胞其血红蛋白升高约 10 g/L，红细胞比容升高约 3%。输血可以带来一些不良反应如血源传播性疾病、免疫抑制、红细胞脆性增加、残留的白细胞分泌促炎和细胞毒性介质等。资料显示，输血量的增加是预测患者不良预后的独立因素。目前，临床一般制订的输血指征为血红蛋白≤70 g/L。

2. 血小板

血小板输注主要适用于血小板数量减少或功能异常伴有出血倾向的患者。血小板计数 $<50\times10^9/L$，或确定血小板功能低下，可考虑输注。对大量输血后并发凝血功能异常的患者联合输注血小板和冷沉淀可显著改善止血效果。

3. 新鲜冰冻血浆

输注新鲜冰冻血浆的目的是补充凝血因子的不足，新鲜冰冻血浆含有纤维蛋白原与其他凝血因子。有研究表明，多数失血性休克患者在抢救过程中纠正了酸中毒和低体温后，凝血功能仍难以得到纠正。因此，应在早期积极改善凝血功能。大量失血时输注红细胞的同时应注意使用新鲜冰冻血浆。

4. 冷沉淀

内含凝血因子Ⅴ、Ⅷ、Ⅻ、纤维蛋白原等，适用于特定凝血因子缺乏所引起的疾病以及肝移植围术期肝硬化食管静脉曲张等出血。对大量输血后并发凝血功能异常的患者及时输注冷沉淀可提高血液循环中凝血因子及纤维蛋白原等凝血物质的含量，缩短凝血时间，纠正凝血异常。

5. 凝血酶原复合物和纤维蛋白原

凝血酶原复合物含凝血因子Ⅱ、Ⅶ、Ⅸ及Ⅹ，由健康人混合血浆提取制成。因子Ⅸ参与内源性凝血系统，在因子Ⅺa 及 Ca^{2+} 存在的情况下，可转化为因子Ⅸa，进而连同因子Ⅷ、Ⅹa，促进凝血酶原转化为凝血酶。因子Ⅶ参与外源性凝血过程，在因子Ⅹa 和Ⅸa 存在的情况下可转化为因子Ⅶa，并与组织因子共同活化因子Ⅹ，促进凝血酶生成。当因子Ⅶ缺乏时，补充凝血酶原复合物也可预防及治疗出血。因香豆素类药物及茚满二酮抑制维生素 K 合成，从而影响因子Ⅱ、Ⅶ、Ⅸ及Ⅹ的活化，给予本药可对抗其抗凝作用。浓缩剂静脉注射后 10 ~ 30 min 达血药峰浓度。因子Ⅸ的分布半衰期为 3 ~ 6 h，消除半衰期为 18 ~ 32 h。

纤维蛋白原一种由肝脏合成的具有凝血功能的蛋白质，是纤维蛋白的前体。分子量为 340 000，半衰期为 4 ~ 6 d。血浆中参考值为 2 ~ 4 g/L。纤维蛋白原由 α、β、γ 三对不同多肽链组成，多肽链间以二硫键相连。在凝血酶作用下，α 链与 β 链分别释放出 A 肽与 B 肽，生成纤维蛋白单体。

当然，大量失血引起的凝血因子丢失，或各种原因引起的弥散性血管内凝血（DIC），或严重肝功能异常时，发生出血或具有出血风险时，可以补充凝血酶原复合物或纤维蛋白原。

6. 凝血因子Ⅶa

预防重组人凝血因子Ⅶa，适应证为下列患者的出血发作及外科手术过程中或有创操作中的出血预防：凝血因子Ⅷ或Ⅸ的抑制物 >5 BU 的先天性血友病患者；预计对注射凝血因子Ⅷ或凝血因子Ⅸ具有高记忆应答的先天性血友病患者；获得性血友病患者；先天性 FⅦ缺乏症患者；具有 GPⅡb/Ⅲa 和（或）HLA 抗体和既往或现在对血小板输注无效或不佳的血小板无力症患者。大量失血后考虑凝血因子Ⅶa 丢失过多导致活动性出血时可以考虑应用。

（四）血管活性药与正性肌力药

低血容量性休克的患者一般不常规使用血管活性药，临床通常仅对于足够的液体复苏后仍存在低血压或者输液还未开始的严重低血压患者，才考虑应用血管活性药。正性肌力药仅用于在治疗过程中出现心功能抑制或相关并发症引起心功能不全同时有证据表明心排血量不足时。

（五）纠正酸中毒

低血容量性休克时的有效循环量减少可导致组织灌注不足，产生代谢性酸中毒，其严重程度与创伤的严重性及休克持续时间相关。一项前瞻性、多中心的研究显示，碱缺失降低明显与低血压、凝血时间延长、高创伤评分相关。碱缺失的变化可以提示早期干预治疗的效果。有学者对 3 791 例创伤患者回顾性死亡因素进行分析发现，80% 的患者有碱缺失，碱剩余（BE）< -15 mmol/L，死亡率达到 25%。研究乳酸水平与 MODS 及死亡率的相关性发现，低血容量休克血乳酸水平 24 ~48 h 恢复正常者，死亡率为 25%，48 h 未恢复正常者死亡率可达 86%，早期持续高乳酸水平与创伤后发生 MODS 明显相关。

快速发生的代谢性酸中毒可能引起严重的低血压、心律失常和死亡。临床上使用碳酸氢钠能短暂改善休克时的酸中毒，但是，不主张常规使用。研究表明，代谢性酸中毒的处理应着眼于病因处理、容量复苏等干预治疗，在组织灌注恢复过程中酸中毒状态可逐步纠正，过度的血液碱化使氧解离曲线左移，不利于组织供氧。

（六）肠黏膜屏障功能的保护

失血性休克时，胃肠道黏膜低灌注、缺血缺氧发生得最早、最严重。胃肠黏膜屏障功能迅速减弱，肠腔内细菌或内毒素向肠腔外转移机会增加。此过程即细菌易位或内毒素易位，该过程在复苏后仍可持续存在。近年来，人们认为肠道是应激的中心器官，肠黏膜的缺血再灌注损伤是休克与创伤病理生理发展的不利因素。保护肠黏膜屏障功能，减少细菌与毒素易位，是低血容量性休克治疗和研究工作的重要内容。

（七）体温控制

严重低血容量性休克常伴有顽固性低体温、严重酸中毒、凝血功能障碍。失血性休克合并低体温是一种疾病严重的临床征象，回顾性研究显示，低体温往往伴随更多的血液丢失和更高的病死率。低体温（<35℃）可影响血小板的功能，降低凝血因子的活性，影响纤维蛋白的形成。低体温增加创伤患者严重出血的危险性，是出血和病死率增加的独立危险因素。但是，在合并颅脑损伤的患者控制性降温和正常体温相比显示出一定的积极效果，Meta 分析显示，对颅脑损伤的患者可降低病死率，促进神经功能的恢复。另一个 Meta 分析显示控制性降温不降低病死率，但对神经功能的恢复有益。入院时格拉斯哥昏迷量表（GCS）评分在 4 ~7 分的低血容量性休克合并颅脑损伤患者能从控制性降温中获益，应在外伤后尽早开始实施，并予以维持。

六、复苏终点及预后评估指标

（一）临床指标

对于低血容量性休克的复苏治疗，以往人们经常把神志改善、心率减慢、血压升高和尿量增加作为复苏目标。然而，在机体应激反应和药物作用下，这些指标往往不能真实地反映休克时组织灌注的有效改善。有报道称高达 50% ~85% 的低血容量性休克患者达到上述指标后，仍然存在组织低灌注，而这种状态的持续存在最终可能导致病死率增高。因此，在临床复苏过程中，这些传统指标的正常化不能作为复苏的终点。

（二）氧输送与氧消耗

低血容量性休克的特点为氧输送低下，因此提高氧输送是治疗的关键。然而，有研究表明这些指标并不能够降低创伤患者的病死率，有学者发现复苏后经过治疗达到超正常氧输送指标的患者存活率较未达标的患者无明显改善。然而，也有研究支持，复苏早期已达到上述指标的此类患者，存活率明显上升。因此，严格地说，该指标可作为一个预测预后的指标，而非复苏终点目标。

（三）混合静脉氧饱和度（SvO_2）

SvO_2 的变化可反映全身氧摄取，在理论上能表达氧供和氧摄取的平衡状态。River 等以此作为感染性休克复苏的指标，使死亡率明显下降。目前，缺乏 SvO_2 在低血容量性休克中研究的证据，除此以外，还缺少 SvO_2 与乳酸、DO_2 和胃黏膜 pH 作为复苏终点的比较资料。

（四）血乳酸

血乳酸水平、持续时间与低血容量性休克患者的预后密切相关，持续高水平的血乳酸（>4 mmol/L）预示患者的预后不佳。血乳酸清除率比单纯的血乳酸值能更好地反映患者的预后。以乳酸清除率正常化作为复苏终点优于 MAP 和尿量，也优于 DO_2、VO_2 和心脏指数（CI）。以达到血乳酸浓度正常（≤2 mmol/L）为标准，复苏的第一个 24 h 血乳酸浓度恢复正常（≤2 mmol/L）极为关键，在此时间内血乳酸降至正常的患者，在病因消除的情况下，生存率明显增加。

（五）碱缺失

碱缺失可反映全身组织酸中毒的程度。碱缺失可分为三种程度：轻度（-5 ~ -2 mmol/L），中度（-15 mmol/L ~ < -5 mmol/L），重度（< -15 mmol/L）。碱缺失水平与创伤后第一个 24 h 晶体和血液补充量相关，碱缺失加重多与进行性出血有关。对于碱缺失增加而似乎病情平稳的患者须细心检查有无进行性出血。多项研究表明，碱缺失与患者的预后密切相关，其中一项前瞻性、多中心的研究发现，碱缺失的值越低，MODS 发生率、死亡率和凝血功能障碍的概率越高，住院时间越长。

（六）其他

皮肤、皮下组织和肌肉血管床可更直接地测定局部细胞水平的灌注。经皮或皮下氧张力测定、近红外线光谱分析及应用光导纤维测定氧张力测定等新技术已将复苏终点推进到细胞和亚细胞水平。但是，缺乏上述技术快速准确的评价结果及大规模的临床验证。

七、未控制出血的失血性休克复苏

未控制出血的失血性休克是低血容量性休克的一种特殊类型，常见于严重创伤（贯通伤、血管伤、实质性脏器损伤、长骨和骨盆骨折、胸部创伤、腹膜后血肿等）、消化道出血、妇产科出血等。未控制出血的失血性休克患者死亡的原因主要是大量出血导致严重持续的低血容量性休克甚至心搏骤停。

大量基础研究证实，失血性休克未控制出血时早期积极复苏可引起稀释性凝血功能障碍；血压升高后，血管内已形成的凝血块脱落，造成再出血；血液过度稀释，血红蛋白降低，减少组织氧供；并发症和病死率增加。因此提出了控制性液体复苏（延迟复苏），即在活动性出血控制前应给予小容量液体复苏，在短期允许的低血压范围内维持重要脏器的灌注和氧供，避免早期积极复苏带来的不良反应。动物实验表明，限制性液体复苏可降低死亡率，减少再出血率及并发症。

有研究比较了即刻复苏和延迟复苏对躯体贯通伤的创伤低血压患者（收缩压 <90 mmHg）死亡率和并发症的影响，即刻复苏组死亡率显著增高，急性呼吸窘迫综合征、急性肾衰竭、凝血功能障碍、严重感染等的发生率也明显增高。回顾性临床研究表明，未控制出血的失血性休克患者现场就地早期复苏病死率明显高于到达医院延迟复苏的患者。另一项临床研究也发现活动性出血早期复苏时将收缩压维持在 70 mmHg 或 100 mmHg 并不影响患者的病死率，其结果无差异可能与患者病例数少、病种（钝挫伤占 49%，穿通伤占 51%）、病情严重程度轻和研究中的方法学有关，其限制性复苏组的平均收缩压也达

到了 100 mmHg。另外，大量的晶体复苏还增加继发性腹腔室间隔综合征的发病率。对于非创伤性未控制出血的失血性休克，有研究显示在消化道出血的失血性休克患者，早期输血组再出血率明显增加。但早期限制性液体复苏是否适合各类失血性休克，需维持多高的血压，可持续多长时间尚未有明确的结论。然而，无论何种原因引起的失血性休克，处理首要原则必须是迅速止血，消除失血的病因。

对于颅脑损伤患者，合适的灌注压是保证中枢神经组织氧供的关键。颅脑损伤后颅内压增高，此时若机体血压降低，则会因脑血流灌注不足而继发脑组织缺血性损害，进一步加重颅脑损伤。因此，一般认为对于合并颅脑损伤的严重失血性休克患者，宜早期输液以维持血压，必要时合用血管活性药物，将收缩压维持在正常水平，以保证脑灌注压，而不宜延迟复苏。允许性低血压在老年患者应谨慎使用，在有高血压病史的患者也应视为禁忌。

第二节 心源性休克

心源性休克是 ICU 中常见的休克类型，近年来，血流动力学以及代谢方面监测的开展与提高，极大地增加了对心源性休克的病理生理机制的认识。一些新治疗技术的发展，如循环辅助装置及心脏外科手术等，虽取得了一定的效果，但本病病死率未见明显下降，仍超过 50%，值得临床努力加以研究与改进。

心源性休克是指由于心肌功能异常导致的心脏泵功能下降、心排血量降低而引起的休克。心肌功能异常包括心肌收缩功能异常和舒张功能异常，两者可以单独或同时存在。除心肌本身的病变外，心律失常也是引起心肌功能异常的常见原因。心律失常包括心率快慢的异常和心脏节律的异常。应注意的是，瓣膜类疾病和心包类疾病等引起的休克一般属于梗阻性休克。心源性休克核心是心排血量降低引起的低血压与组织灌注不足。而在有慢性疾病的患者如难治性充血性心力衰竭中血压可以达到 90 mmHg 或接近 90 mmHg，只能称为低血压，而不能称为休克，因为休克除了低血压外，组织灌注不足仍是必需的。甚至在休克多中心登记资料中，休克诊断中无低血压，而是根据组织灌注不足、低心排血量、左室充盈压的升高诊断，它认为血压之所以维持在 90 mmHg 左右是由于代偿性的系统血管收缩保持高的血管阻力，但它的预后和低血压休克一样，仍是引起死亡的主要原因。

一、病因

凡是能够使心排血量急剧减少的各种原因，均可引起心源性休克。急性心肌梗死是心源性休克最常见的原因，国外报道的 80 万～100 万例急性心肌梗死中，休克的发生率为 10%～20%，休克的病死率为 87%。

二、血流动力学特点

心源性休克的病理生理机制复杂，但主要还是由于原发心脏问题，如急性心肌梗死、心脏外科术后导致的心排血量下降，组织灌注不足，其血流动力学特点如下。

（一）泵功能异常导致的心排血量下降

1. 心肌部分坏死致心肌收缩与舒张功能受损

心排血量降低、缺血性损伤或细胞死亡所造成的大块心肌病变是导致心肌收缩力减退和引起休克的决定性因素。Alonso 等观察了 22 例死于休克的急性心肌梗死患者，发现平均 50% 以上的左心室心肌丧失功能；与此对比，10 例猝死但无休克者，只有 25% 以下的心肌丧失功能。证实了可收缩心肌量的显著减低是心肌梗死发生休克综合征的根本原因，并由此导致一系列病理生理变化。首先导致动脉压减低，从而使凭借主动脉灌注压力的冠状动脉血流量减少，这又进一步损害心肌功能，并可扩大心肌梗死的范围，加上随之而来的心律失常和代谢性酸中毒，可促使上述结果的恶化（图 3-1）。

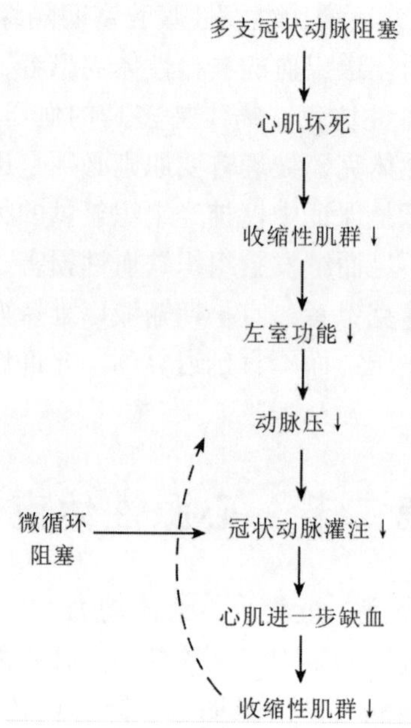

图 3-1　AMI 引起心源性休克和进行性循环衰竭的恶性循环

由于急性心肌梗死合并心源性休克时，心搏出量急性下降，在静脉回流无变化的情况下，使心室内残余血量增加，心肌纤维伸展的强度增加。根据 Frank-Starling 机制，心肌纤维伸展增强、长度增加，可使心排血量相应增加。Ross 等研究表明，心室充盈压在 2.67 kPa（20 mmHg）范围内，心搏出量的上升与压力的上升相平行；急性心包伸展障碍和急性梗死区域的心肌僵硬，均影响心室舒张期进一步扩张和充盈。由于充盈压上升，使心肌，特别是心内膜下心肌的灌注进一步减少。心搏出量的下降，还可影响心肌的化学和压力感受器与主动脉弓和颈动脉窦内压力感受器之间的关系，使之趋向于强烈的反调节。此过程称为交感肾上腺反应，其结果是强烈地刺激了肾上腺，并使节后交感神经末梢释放儿茶酚胺。所以在急性心肌梗死伴有心源性休克时，血中儿茶酚胺比无并发症者明显增高。交感肾上腺反应可以使尚有收缩能力的心肌纤维的收缩力增强，心率加快，两者均使心肌耗氧量增加。此外，这一反应还可刺激周围血管的 α 受体，使血管收缩，其作用主要是维持动脉血压，并保证足够的冠状动脉灌注。这一点有决定性的意义，因为灌注压如低于 8.66～9.33 kPa（65～70 mmHg），冠状动脉血流将不成比例地急剧下降。如原有冠状动脉狭窄，灌注量进一步减低，心肌缺血更为严重，坏死区域继续扩大，心排血量继续降低，心室充盈压继续上升，影响心肌灌注，导致恶性循环（图 3-2）。

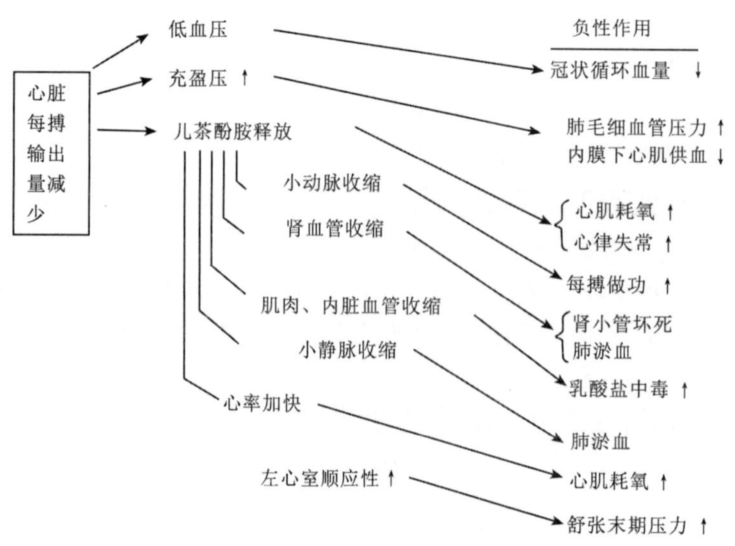

图 3-2　心肌梗死合并休克的恶性循环

2. 心肌收缩运动不协调，心排血量降低

梗死部位的心肌不仅本身不很好地收缩，且在梗死发生的早期，由于梗死的心肌尚保持一定的顺应性，在正常心肌收缩时，该部位被动地拉长，且向外膨出。这种不协调的心室收缩现象，严重影响了心脏做功，其作用类似二尖瓣关闭不全。继之梗死心肌变得僵硬，心脏收缩时梗死部位不再被拉长，但也不能起收缩作用，同样表现为心脏收缩期运动不协调，即未梗死部位的心肌必须增加舒张期长度以保持适当的心排血量。如果左室有大片心肌梗死，则剩余心肌即使最大限度地伸长也不能维持心排血量，每搏心排血量便明显降低。虽心率增加也不能使每分心排血量适应全身循环的需要。

3. 心律失常，心排血量降低

正常心脏能适应较大范围的心率变化，缺血心脏的这种适应能力明显减弱。急性心肌梗死发生快速心律失常可引起严重的心排血量降低。发生慢性心律失常时，由于心脏贮备已经不足，心跳减慢本身即可成为心排血量降低的原因，或使已经降低的心排血量进一步减少。

4. 其他

心肌自体抗原作用，影响心脏泵功能。

近年来，有人提出源于坏死心肌的自体抗原，可能在急性心肌梗死休克的发生发展中起一定的作用。试验发现心肌梗死患者循环血液中存在自体抗原。梗死发生后6 h自体抗原开始释放入血，并随时间的延长，其滴定度上升。如将心肌梗死的自体抗原静脉注入正常狗及致敏狗，可引起血压下降、心率增加。可见心肌自体抗原具有降压及心肌毒性作用，因此成为急性心肌梗死休克的附加发病因素。

（1）心肌抑制因子：Glenn等证实心源性休克以及其他休克过程中，血液循环中存在一种心肌抑制因子（MDF）。MDF为多肽类，胰腺因为缺血，其中的溶酶体解体，酸性蛋白酶使内源性蛋白质分解，产生MDF。MDF可使心肌收缩力明显减弱，从而加重休克的进展。

（2）其他附加因素：虽然急性心肌梗死合并休克的基本发病环节是心肌部分坏死，导致心排血量降低，但是血容量不足或恶心、呕吐、大量失水、异位心律等可能成为促进休克发生发展的因素。

（二）体循环阻力增高

应该认识到，心源性休克时，外周阻力增加的原因是继发于心排血量的明显减低。无论是心脏舒张功能还是收缩功能受损，无论左心还是右心，只要出现心排血量减低，均可引起外周阻力增加。

（三）心室充盈压增高和静脉系统淤血

泵功能衰竭是心源性休克的关键问题，可以表现为射血分数正常或射血分数减低。心室充盈压升高是心功能不全的特征之一；心室射血分数正常的患者，心室充盈压升高是心室舒张功能不全的主要指标。因此，心室充盈压升高是核心环节，右心室充盈压增高可直接引起体循环静脉系统淤血；左心室充盈压增高可引起肺静脉系统淤血、肺高压，出现右心功能异常，右心室充盈压力增加，最终引起体循环静脉系统淤血。左心室充盈压力急性明显增高也可以直接通过室间隔影响右心室顺应性，导致右心室充盈压力增加，体循环静脉系统淤血。

三、诊断

目前，一般认为心源性休克的临床诊断标准为：①收缩压＜90 mmHg或平均动脉压＜65 mmHg持续30 min及以上，或需要应用血管活性药物维持，收缩压≥90 mmHg；②心排血量下降；③有器官灌注不良的表现，符合至少如下一个标准，a. 如精神改变，昏迷或烦躁；b. 皮肤苍白湿冷，四肢厥冷；c. 尿量减少，＜20 mL/h；d. 乳酸升高；④静脉系统淤血或心室充盈压增高。

实际上，心源性休克的临床诊断是一个动态的过程。有分析显示，心源性休克诊断标准的不同可导致预后的显著差异。在诊断左室功能损害引起的心源性休克时，必须排除二尖瓣反流和其他机械性并发症，如室间隔穿孔、室壁瘤和假性室壁瘤。在二尖瓣重度反流时，根据肺动脉楔压估计的左室充盈压可能发生错误的判断，因为左房压力曲线高大V波使左房舒张末期平均压力升高。AMI患者发生循环衰竭时，应首先注意排除机械性并发症并进行紧急的血流动力学监测、冠状动脉造影、超声心动图检查。

心源性休克的临床诊断关键在于早期识别，以下诊断依据必须得到充分的重视。

（1）有急性心肌梗死、急性心肌炎、原发或继发性心肌病、恶性心律失常、具有心肌毒性的药物中毒、急性心脏压塞以及心脏手术等病史。

（2）早期患者烦躁不安、面色苍白，诉口干、出汗，但神志尚清；后逐渐表情淡漠、意识模糊、神志不清直至昏迷。

（3）体检发现心率逐渐增快，常 >120 次/分。收缩压 <10.7 kPa（80 mmHg），脉压 <2.67 kPa（20 mmHg），后逐渐降低，严重时血压测不出。脉搏细弱，四肢厥冷，肢端发绀，皮肤出现花斑样改变。心音低钝，严重者呈单音律。尿量 <20 mL/h，甚至无尿。休克晚期出现广泛性皮肤、黏膜及内脏出血，即弥散性血管内凝血的表现，以及多器官功能衰竭。

（4）血流动力学监测提示心脏指数降低、左室舒张末压升高等相应的血流动力学异常。

四、监测

心源性休克病情进展快，死亡率较高，为此应严密观察病情，根据患者的血流动力学、呼吸以及代谢状态制订合理的治疗方案。心源性休克患者的监测内容如下。

（一）临床特征的监测

患者的临床主诉和体征的监测，在众多的新技术面前，仍然是十分重要和不可替代的。烦躁、神志淡漠、冷汗、体温下降、脉快等，是休克的重要症候。这些指标可以帮助医师更早地发现或确诊病情的变化。这些提示有时是仪器无法代替的。心源性休克患者应有以下一些临床特征：①血压降低，收缩压 < 11.7 kPa（80 mmHg）或原有高血压者，其收缩压下降幅度超过 4.0 kPa（30 mmHg）；②心率增加，脉搏细弱；③面色苍白，肢体发凉，皮肤湿冷有汗；④有神志障碍；⑤尿量每小时少于 20 mL；⑥除外由于疼痛、缺氧、继发于血管迷走反应、心律失常、药物反应或低血容量血症等因素的影响。急性心肌梗死患者出现第一心音减弱可认为有左心收缩力下降；当出现奔马律时，即可认为有左心衰竭的早期衰竭现象；新出现的胸骨左缘响亮的收缩期杂音，提示有急性室间隔穿孔或乳头肌断裂所致的急性二尖瓣反流，如杂音同时伴有震颤或出现房室传导阻滞，都支持室间隔穿孔的诊断。以上有特征性的临床表现与体征均应密切进行动态监测，这也是心源性休克患者最基本的监测内容。

（二）血流动力学的监测

休克时的血流动力学监测包括：有创和无创动静脉压、心排血量（CO）、右房压（RAP）、肺动脉压（PAP）、肺动脉楔压（PAWP）、心脏指数（CI）、体循环阻力、肺循环阻力等。有的监测数据要靠放置动静脉导管、漂浮导管（Swan-Ganz 导管）获得，后者可能增加患者的并发症发生率。

1. 血压的监测

包括无创和有创方法，仍然是心源性休克时最重要、最基本的监测手段。关键的是要特别注意对数据的正确评价，强调利用它的“及时性”。严重休克和血压不稳定的患者，使用直接有创血压监测更为有效和安全。脉搏血氧饱和度（SpO_2）的波幅和波形变化，可以间接及时地了解血压和周围血流的变化。低于 12 kPa（90 mmHg）的收缩压对 60 岁以上、合并各种隐匿肾病患者是危险的。这些患者的肾脏对缺血缺氧的耐受性大大降低，所以应尽量并迅速将其血压维持在 13.3 kPa（100 mmHg）以上。

2. 中心静脉压（CVP）的监测

中心静脉压反映的是右心室的前负荷，因此，常常作为一种临床简单、实用的容量指标。虽然近几年对中心静脉压绝对数值本身包含的临床意义，许多学者提出了异议，但作为一种低创的监测指标，尤其是动态监测中心静脉压的变化，仍不失为一种极佳的临床血流动力学监测方法。心源性休克患者适当维持较高的中心静脉压水平，以满足足够的右心室前负荷，对于增加左心室排量有一定的帮助。

3. 肺动脉漂浮导管（Swan-Ganz）的监测

ACC/AHA 对 AMI 的治疗指南推荐插入肺动脉导管（Swan-Ganz）作为心源性休克患者有创监测的Ⅰ类适应证。同时，也被作为高风险的心脏外科患者术中与术后管理的常规手段。Swan-Ganz 导管能提供有价值的血流动力学信息，包括肺动脉楔压（PAWP）、肺动脉压、热稀释法心排血量、中心静脉压等，同样可以测量混合静脉氧饱和度，这些参数有助于指导治疗。

心源性休克时，血流动力学表现为严重的左心室功能衰竭；心脏每搏做功降低，每搏血量减少，因而导致左心室舒张末压或充盈压上升，以及心排血量下降。此外，按一般规律，心排血量降低均会引起外周阻力的代偿性升高，心肌梗死患者中大部分心排血量的降低可由全身血管阻力的代偿性升高而得到代偿，血压不至于明显下降。而在急性心肌梗死合并休克时，相当一部分患者的全身血管阻力（SVR）并没有预期的代偿性升高，而是处于正常或偏低的状态。因为心肌梗死时全身血管阻力受两种相反作用的影响。一种作用是心排血量降低，使主动脉弓和颈动脉窦的压力感受器的冲动减少，反射性地引起交感传出冲动增加，SVR 升高。另一种作用是心室壁内的牵张感受器受牵引，拉长时反射性抑制交感中枢而使交感传出冲动减少，SVR 降低，上述两种相反作用的力量对比决定着 SVR 的变化方向。因此，在急性心肌梗死休克时，SVR 的变化很不一致，这不仅是因为心排血量降低的程度不同，而且还由于上述两种反射效应的相对强度不同所致。因此在急性心肌梗死合并及不合并休克时心脏指数（CI）、平均动脉压（MAP）、左室做功指数（LVWI）均有明显差异，而两者的 SVR 变化不完全一致，即多数表现增高，部分正常，少数则降低。心肌梗死休克时由于组织的血液灌注量减少，因而出现动脉血氧降低、高或低碳酸血症、代谢性酸中毒、血中乳酸盐增加等改变。

肺动脉舒张压、PAWP 以及心排血量等指标可作为鉴别心源性休克和血容量不足引起的低血压的重要依据。分析血流动力学监测所获得的数据，可以辨别心源性休克是否合并绝对循环血容量不足。根据血流动力学的结果，决定是否补液以及补液量。PAWP≤14 mmHg，在 30 min 内给予补液 250 mL，如果血压回升，尿量增加，肺内无湿啰音或湿啰音无增加，测 PAWP 仍 <14 mmHg，CI <2.2 L/（min・m^2），可在 1 h 内继续补液 250～500 mL，直至低血压纠正，PAWP 升至 15～18 mmHg 为止。如果粗测 PAWP 在 15～18 mmHg 水平，可于 15 min 内输液 100 mL，监测 PAWP、CI、血压（BP）和肺内湿啰音变化。在 PAWP≥18 mmHg 时，应停止扩容治疗，必要时加用利尿剂或（和）血管活性药物。在治疗过程中要密切观察 PAWP 变化，至少每 15～20 min 测 1 次，并据此调整血管活性药物的应用。

4. 超声评估血流动力学指标

应用常规心脏超声［经胸和（或）经食管］检查明确相关的病因（如心脏舒张/收缩功能改变，特殊的结构异常如腱索断裂、乳头肌功能不全、室间隔穿孔等）非常重要。同时，可进行血流动力学评估，包括心脏功能和心排血量测量，容量状态和容量反应性评估及并发症（如心脏压塞等）的诊断，达到为血流动力学治疗提供依据的目的。

（三）重要脏器功能监测

1. 呼吸功能监测

心源性休克时的呼吸功能监测包括有无呼吸困难体征、呼吸次数、血气、PaO_2/FiO_2 值、胸片、潮气量、肺顺应性、肺泡-动脉氧分压差（$A-aDO_2$）等。

2. 心功能和心肌供血监测

心肌缺血、心律失常、心力衰竭及肺水肿等变化会加速或加重 MODS 或多脏器功能衰竭（MOF）的发生。监测项目包括持续心电图、血流动力学（见前述）、肺水含量等。

3. 中枢神经系统监测

包括神志、神经系统体征、瞳孔、球结膜有无水肿、Glasgow 评分等。警惕缺氧、低灌注、脑水肿对中枢神经系统造成的损害。保持脑灌注压 >10.7 kPa（80 mmHg）。在诊断和控制脑水肿有困难时，可以进行颅内压监测。

4. 肾功能监测

尿液监测是休克时反映肾功能状况最敏感、最及时的信息。除了每小时尿量、尿比重、尿电解质、尿素氮、尿肌酐，以及血液肌酐、尿素氮、电解质外，少数患者可以不出现少尿症状，或者早期的肾损伤不表现为尿量减少。此外，尿比重会受到尿里溶质含量（如尿糖）的影响。尿量的增减也受治疗因素的影响（如使用利尿剂、大量输液）。因此，应当同时进行尿比重、尿素氮、尿肌酐含量的实时监测。尿素氮和肌酐含量的下降，往往表明肾功能开始受损。

5. 血液系统监测

心源性休克时，由于微循环的变化可导致凝血功能出现障碍。一旦休克纠正、补充凝血成分后就很快恢复正常。如果血小板进行性下降、凝血机制指标进一步恶化、出现出血倾向，结合纤维蛋白降解产物（FDP）>40 mg/L（40 μg/mL），即应考虑 DIC。

五、治疗

心源性休克的治疗目的是使心排血量达到保证组织器官有效灌注的水平，包括病因治疗与血流动力学支持两个方面。

病因治疗指纠正引起心源性休克的各种原因，其中最常见的就是急性心肌梗死，应用冠脉血管再通，全身或冠状动脉局部溶栓治疗，必要时行急性冠状动脉旁路手术等。如果暂时没有病因治疗的条件，则应采取紧急维持生命功能的机械性循环辅助。

血流动力学支持的一般目标：通过正性肌力药物和（或）血管活性药物治疗可使平均动脉压（MAP）至少达到 65 mmHg，或既往有高血压病史的患者允许较高的血压；心率在 90～100 次/分；左室充盈压在 20 mmHg 以下，心脏做功降低，心排血量增加。临床上，心源性休克机械循环辅助主要包括机械性辅助循环、体外膜肺氧合（ECMO）以及左室辅助等。

（一）一般处理

绝对卧床休息，有效止痛，由急性心肌梗死所致者给予吗啡 3～5 mg 或哌替啶 50 mg，静注或皮下注射，同时予地西泮、苯巴比妥。

建立有效的静脉通道，行深静脉插管。留置导尿管监测尿量。持续心电、血压、血氧饱和度监测。

持续吸氧，氧流量一般为 4～6 L/min，必要时行气管插管或气管切开，人工呼吸机辅助呼吸。

（二）优化容量状态

恰当的容量负荷对于心源性休克患者至关重要。大多数初治的心源性休克患者可能都存在血容量不足的问题，此时应作容量负荷试验，在 20～30 min 内快速输入 250～500 mL 液体，观察压力、心率和新输出量的变化。如压力不增加、心率下降、CO 增加，说明前负荷不足，可继续补液；反之，须限制输液量。心源性休克时容量负荷试验可了解心脏容量负荷的状态或潜力，它可以代表容量、心脏功能、顺应性等变化因素中的一项或多项问题。

（三）正性肌力药物

在心源性休克的治疗中虽然正性肌力药物通常能够改善患者的血流动力学状态，常可增加心肌耗氧，尚无研究显示正性肌力药物应用可以显著提高患者的住院生存率。一般认为，肾上腺素可被用作多巴酚丁胺和去甲肾上腺素联合治疗的替代治疗，但它可增加心律失常、心动过速和高乳酸血症的风险。多巴酚丁胺应被用于心源性休克时低心排血量的治疗。磷酸二酯酶抑制剂或左西孟旦不作为一线用药。

1. 儿茶酚胺类制剂

常用药物有去甲肾上腺素、肾上腺素、异丙肾上腺素、多巴胺、多巴酚丁胺等。在低血压的情况下，肾上腺素可以提高血压和心脏指数。当血压较高时，肾上腺素不能使心肌灌注量再增加，反而使心脏指数下降，故肾上腺素仅能短期应用，待血流动力学稳定后，尽快改用较弱的升压药。但也有人认为肾上腺素可使冠状动脉狭窄段后的血供区血流量相对降低，所以不适用于急性心肌梗死后心源性休克的治疗。心源性休克时，应用低浓度［0.03～0.15 mg/（kg・min）］去甲肾上腺素，可通过提高心肌血流量而改善心肌供氧。异丙肾上腺素虽可提高心排血量，但由于扩血管作用降低血压，而使心肌氧供减少。多巴胺是去甲肾上腺素的前体，具有对多巴胺受体、β 受体和 α 受体的兴奋作用。作用效果与应用剂量有密切关系，临床应用时应予注意。多巴酚丁胺较多巴胺有更强的 β_1 受体选择性，所以心肌的正性肌力作用更为突出，可增加心率，但收缩外周血管的作用较弱，用药后可使心脏指数提高，治疗量通常为 5 ~ 10 μg/（kg·min）。

多培沙明是一种静脉使用的新型儿茶酚胺类制剂，半衰期约为 7 min。它主要兴奋 β 肾上腺素能和Ⅰ型多巴胺受体。$β_2$ 肾上腺素能效应扩张小动脉，降低全身血管阻力。多巴胺能效应增加肾血流和尿量，两者都增加内脏血流。多培沙明不兴奋 $β_1$ 受体，对心率无影响也无致心律失常作用。因其兴奋心脏 $β_2$ 受体，抑制去甲肾上腺素的释放，所以有正性肌力作用。

2. 磷酸二酯酶抑制剂

磷酸二酯酶抑制剂能增加心脏和血管系统细胞内环腺苷酸水平，增加心肌收缩力并扩张外周血管，主要的代表药物有米力农、氨力农。米力农比氨力农正性肌力作用强，不引起血小板减少，故在心源性休克治疗中已取代氨力农。与多巴酚丁胺相比，米力农增加心排血量效果与之相同，而降低 PAWP 更有效。米力农负荷剂量为 50 ~ 75 μg/kg，但 20 μg/kg 也可能有效，且不需同时使用大剂量去甲肾上腺素维持血压。米力农与常规儿茶酚胺合用可增强正性肌力效应，或用于因接受大剂量 β 受体阻滞剂或 β 受体下调而对儿茶酚胺反应降低的患者。

3. 左西孟旦

为钙离子增敏剂，通过改变钙结合信息传递而起作用。直接与肌钙蛋白相结合，使钙离子诱导的心肌收缩所必需的心肌纤维蛋白的空间构型得以稳定，从而使心肌收缩力增加，而心率、心肌耗氧无明显变化。同时具有强力的扩血管作用，通过激活三磷酸腺苷（AIP）敏感的钾通道使血管扩张，主要使外周静脉扩张，使心脏前负荷降低，对治疗心力衰竭有利。当大剂量使用时，具有一定的磷酸二酯酶抑制作用，可使心肌细胞内环磷酸腺苷（cAMP）浓度增高，发挥额外的正性肌力作用。

4. 洋地黄类

在心源性休克时通常只有在伴发快速性房性心律失常时方考虑应用。目前相应指南推荐强度不高。

（四）后负荷调整

在心源性休克的血流动力学治疗过程中，后负荷调整与调整滴定心排血量息息相关。首先应该认识到，心源性休克时，外周阻力高的原因是继发于心排血量的明显减低。临床上任何提升心排血量的治疗均能达到降低外周阻力的目的，是后负荷调整的关键组成部分；维持心脏后负荷保证足够灌注压力，也是心源性休克治疗的重要组成部分。舒张血管药物应用也可以通过改善心肌供血，改善心功能，提升心排血量。当然，当心源性休克患者合并感染等导致血管张力下降的因素时，后负荷的调整即为应用血管收缩药物维持组织灌注需要的压力。在应用血管收缩药物提升血压、改善外周器官灌注时，也改善了心肌供血，甚至逐渐改善心功能，达到提升心排血量的目的；有时合理镇静减低机体氧耗，降低对氧供和灌注压的需求，可以间接起到后负荷调整的作用。

心源性休克应使用去甲肾上腺素来维持有效灌注压，肾上腺素可被用作多巴酚丁胺和去甲肾上腺素联合治疗的替代治疗，但它可增加心律失常、心动过速和高乳酸血症的风险。应用血管活性药物（血管收缩药和血管扩张药）以改变血管功能和改善微循环，也是治疗心源性休克的一项重要措施。由于对休克的发生机制有了进一步的认识，对血管活性药物的应用也有了一些进展。由于血管扩张也是造成血压降低的原因之一，所以在治疗时常常应用血管收缩药。毛细血管灌注不良是休克的主要原因，因而治疗休克就从改善微循环血流障碍这个根本问题着手。根据休克的不同阶段，适当地使用血管收缩药，或在补充血容量的基础上使用血管扩张药。从理论上说，如能使不同器官在同一时间内有区别地发生血管收缩或血管扩张作用，则最有利于改进休克状态下重要器官的供血不足，例如，使结缔组织、皮肤、骨骼肌等小动脉收缩，而使心脏、肝脏、肾的小动脉扩张，从而改善这些器官的供血情况。主要作用于 α 受体的拟肾上腺素药如去甲肾上腺素等可引起皮肤、黏膜血管和内脏血管的收缩，使外周阻力增加，血压上升；主要作用于 β 受体的拟肾上腺素药如异丙肾上腺素等可使心收缩力增强，心率加快，心排血量增加，从而使血压上升，同时对某些血管有扩张作用，可改善微循环；α 受体阻滞剂如酚妥拉明等则能解除血管痉挛，使微循环功能得到改善，而硝酸甘油还有改善冠状动脉血液供应，改善心肌缺血的作用，更适用于心源性休克的患者。

（五）辅助循环

1. 主动脉内球囊反搏（IABP）

自从1962年Mouloupoulos SD等报道IABP以来，这种机械循环辅助装置在心源性休克中得到广泛应用。通常在透视下经股动脉由导管插入一个40 mL的球囊置于降主动脉左锁骨下动脉开口和肾动脉开口之间，球囊的通气和放气与心动周期同步。此法对心脏有如下4个优点：①由于收缩期压力减小，使心工作量减少；②心肌耗氧量减少；③由于舒张压力上升，使冠状动脉血量增加；④保持平均动脉压。IABP对心源性休克的治疗效果意见不一致，存活率为11%～70%，这和适应证的选择、使用时机，以及是否同时采取外科治疗措施有关。

AMI并发机械性缺损或严重左心功能不全，血管重建术后引起心源性休克，经内科治疗无效，应积极使用IABP。应用IABP后血流动力学变化通常使心排血量增加10%～20%，收缩压降低，舒张压增加，平均动脉压几乎无影响，尿量增加，心率减慢。左室后负荷降低使心肌耗氧量减少，无氧代谢减少，心肌缺血减轻，是心源性休克目前最有效的支持性治疗措施之一。但是，心源性休克患者治疗中，血流动力学改善常是暂时的，常出现“气囊依赖性”。而且，对于非冠脉病变引起的心源性休克患者可能疗效甚微。

IABP适应证：

（1）血流动力学不稳定，患者需要循环支持；做心导管检查、冠状动脉造影发现可能存在外科手术可纠正的病变；或为经皮冠状动脉腔内血管成形术（PTCA）或冠脉搭桥（CABG）做准备。

（2）对内科治疗无效的心源性休克。

（3）AMI患者有持续性心肌缺血性疼痛，对β受体阻滞剂和硝酸酯治疗无效的患者。

总之，使用IABP者，存活率要比单纯药物治疗者高。所以，只要患者没有明显禁忌证（如主动脉瓣关闭不全，盆腔动脉栓塞性病变），且有可能接受手术治疗，均应采用IABP治疗。目前认为，一般不建议IABP用于被有效控制的心肌梗死所致的心源性休克患者。

2. 其他循环支持措施

如果需要短暂的循环支持，最好用ECMO技术。在手术团队对病灶定位很有经验时，在心源性休克并发心肌梗死的治疗中可应用LVAD设备辅助。一般建议在将患者转运至专业治疗中心之前就地建立动静脉ECMO循环支持。

（1）左心室辅助装置（LVAD）：是最常用的模式，较常用于预计IABP支持无效的患者。除AMI合并心源性休克外，多用于心脏手术后的循环支持，也用于心脏移植前心力衰竭的支持治疗。随着技术的改进，对于不适合心脏移植的患者可永久性置入LVAD，也能获得比较好的效果。

（2）经皮心肺旁路模式氧合器：为心源性休克患者心脏切除后短期内提供心肺功能支持，为进一步接受心脏移植术争取时间，早期应用可尽快达到血流动力学稳定，靠ECMO生存的患者通常需要植入LVAD或进行心脏移植。

（六）机械通气在心源性休克中的应用

心源性肺水肿导致严重低氧血症是心源性休克、急性左心衰竭患者致死的主要原因之一。患者可以在较短时间内发展为意识丧失、呼吸变慢、点头样呼吸甚至呼吸心搏骤停。随着对心力衰竭病理生理的深入了解及对机械通气血流动力学的研究，机械通气在抢救心源性休克、严重急性左心衰竭的作用正在被人们接受。紧急气管插管和机械通气是抢救心源性休克、重症急性左心衰竭有效的措施。气管插管的作用在于：利于充分吸痰，保证气道通畅；充分供氧尽快纠正缺氧状况；有利于气道内给药，促使气道痉挛的缓解。下列情况可作为紧急气管插管和机械通气的指征。①严重急性左心衰竭，经过一般氧疗和药物治疗，大量泡沫痰或粉红色泡沫痰不缓解或加重。②呼吸变慢和（或）不规则，胸腹反常呼吸。③意识障碍。④PaO_2 < 8.0 kPa，$PaCO_2$ > 7.33 kPa。对于急性心肌梗死的患者，以往曾列为机械通气的禁忌证，现在已有所改变。当吸氧浓度>60%，PaO_2仍<8.0 kPa时，也可进行机械通气治疗。

一般而言，急性左心衰竭机械通气治疗需时较短，大部分在72 h之内，一般不会发生撤机困难。

经治疗患者缺氧症状改善，意识转清，自主呼吸平稳，气道分泌物减少，支气管哮鸣音及肺部湿啰音明显减少，气道阻力接近正常，自主吸气压 >20 cmH_2O，即可试撤机，观察病情无反复后即可完全撤机。

（七）冠脉疾病特殊处理

AMI 引起的心源性休克最有效的治疗措施是早期再灌注与血管重建术治疗，即早期溶栓、急诊 PTCA 和 CABG，可逆转心源性休克。

1. 溶栓治疗

溶栓治疗是 ST 段抬高患者治疗的基石，其中有 50% 的心源性休克患者发生在 AMI 后的 6 h 内，因此是溶栓治疗的适应证。但如果以住院病死率来衡量其疗效是有争议的。大规模溶栓试验分组表明，使用链激酶、阿替普酶或瑞替普酶在降低死亡率上没有统计学意义。溶栓治疗在心源性休克中的这种有限作用与休克时低血压、低冠脉灌注压有关。溶栓药物难以到达血栓形成部位，从而延长冠脉再灌注时间并有较高的冠脉再闭塞率。实验和临床证据表明通过使用升压药恢复血压或使用 IABP 能提高血栓溶解率，在美国心梗国家登记研究（NRMI）试验中，23 180 例 AMI 合并心源性休克患者，平均年龄 72 岁，54% 为男性，总死亡率为 70%，其中 31% 的患者使用 IABP，IABP 联合溶栓治疗可显著减少死亡率（67% vs 49%），单变量分析表明使用 IABP 联合溶栓治疗减少 18% 的总死亡率，因而证明 AMI 合并心源性休克肯定能从 IABP 联合溶栓治疗中获益。

2. 血管重建术

由于溶栓治疗的有限作用，因而更加强调机械血管成形术的作用。包括冠脉介入（PCI）和 CABG。PCI 和 CABG 确实有益于中止或逆转休克状态下心肌缺血及坏死进展，因此被广泛提倡使用，特别是早期 PCI 能较快速地恢复再灌注。非随机或回顾性研究表明 AMI 合并心源性休克患者冠脉内成形术和 CABG 优于药物治疗。休克试验研究者随机将 302 个心源性休克的患者分成紧急血管成形术（6 h 内）组和开始血流动力稳定延迟血管成形术组，两组患者的基线特征具有可比性，IABP 的使用率是 86%，血管成形术组支架的使用率是 35.5%、GPⅡb/Ⅲa 拮抗剂的使用率是 41.7%。直接 PTCA 对于减少初级重点事件（30 d 内死亡率）没有显著的意义（46.7% vs 56%，$P=0.1$），但是 6 个月的总死亡率显著减少（50.3% vs 63.1%，$P=0.027$），其益处持续 1 年。亚组分析表明年龄对治疗效果有显著的影响，>75 岁的患者紧急血管成形术有较高的死亡率，手术成功者的死亡率低于不成功者（38% vs 79%，$P=0.03$）。Dauerman HL 等随机前瞻性临床试验也证明早期血管成形术是 AMI 并心源性休克住院病死率最有力的独立预测因子，同样也可使年龄 >75 岁的心源性休克患者病死率下降。Bulpa P 等对一组 AMI 并心源性休克血管成形术的患者进行 5 年的追踪研究表明，成功 PTCA 者 5 年生存率为 44% ± 5%，不完全成功者为 17% ±8%，多变量分析表明年龄、左室功能、冠脉病变程度和手术效果是长期预后的预测因子。溶栓治疗的时间对于生存率很重要，但是初期 PCI 治疗的时间确有争议，尤其没有单独分析 AMI 并心源性休克患者。Brodie BR 等前瞻性连续观察 1 843 例在 LeBauer 心血管研究基金注册的患者，随后对 98% 的患者进行了平均 6.1 年的临床随访，结果表明心源性休克患者住院死亡率随着再灌注时间的延长而升高（<3 h，31%；3 ~6 h，50%；≥6 h，62%；$P=0.01$），没有休克的患者住院死亡率和远期死亡率在三组再灌注时间内分别为：<3 h，5.8%；3 ~6 h，4.6%；≥6 h，4.8%；$P=0.46$，单因素分析表明再灌注时间是休克患者住院死亡率独立的预测因子。这一结果进一步强调 AMI 并心源性休克早期再灌注的重要性。最近有研究表明转运 AMI 患者到有条件的医院行血管成形术优于就地溶栓和易化溶栓（院前溶栓 + 延迟 PCI），但这一策略是否有益于心源性休克患者还待临床验证。心源性休克患者大部分有 3 支病变并且 10% ~15% 有左主干狭窄，因此需要紧急 CABG。休克试验中第一次血管成形术中需要搭桥的占 36%，死亡率和早期 PCI 相似。一些新颖的外科手术方法如断泵旁路术、最低限度侵入性旁路外科等常常在心源性休克患者 CABG 中推荐使用。从目前情况来看在所有可以选用的治疗干预中，血管成形术可能是唯一的措施，特别是年龄 >75 岁的心源性休克患者，因此早在 1999 年 ACC/AHA 关于 AMI 的治疗指南中就已经将年龄 >75 岁的患者早期血管成形术的等级从Ⅱa 提升到Ⅰa 级。因此对于早期发病（心肌梗死发病 6 h 内）和具有进展性心肌缺血，如持续性胸痛的患者及时的血管成形术十分重要。但治疗中必须对病情及患者的整体情况进行评价，对于心源性休克晚期，存在大面积梗死的心肌，往往是不可逆损伤，血管重建术不能达到有效的治疗目的，反而加大术中的死亡风险。休克试验还表明，血管成形术对于年龄小于75岁的患者更为有效，原理是高龄患者心肌梗死发生前约30%的心肌已有损伤及纤维化，心肌梗死发生时心肌耐受缺血的能力进一步降低，而可救治的心肌减少。临床应根据患者具体情况和一般状况，如年龄、精神状态、伴发疾病等，决定是否接受有创性积极治疗。准备作冠状动脉再通术的患者应迅速接受主动脉内气囊反搏术和冠状动脉造影术。根据冠状动脉解剖情况，再决定患者适合作PTCA抑或CABG。

（八）外科治疗

急性心肌梗死并发室间隔穿孔或乳头肌断裂而致急性二尖瓣反流者，半数以上的患者将发生心源性休克。对于这种患者如先经药物和主动脉内气囊反搏治疗，待病情稳定后3～6周再行选择性手术，可大大降低病死率。急性心肌梗死心源性休克，经保守治疗病情稳定12 h后，做冠状动脉搭桥手术，其病死率也明显低于保守治疗者。

1. 心脏移植

由于溶栓治疗、血管成形术、机械循环辅助、正性肌力药物的使用，AMI并心源性休克患者的死亡率已显著下降，但当以上措施失败时，死亡总是难以避免的，心脏移植可能是心力衰竭终末期患者的唯一选择，可应用机械循环辅助（MCA）作为心脏移植的过渡治疗。目前，国外报道紧急心脏移植已成功应用于治疗急性心肌梗死合并心源性休克的患者经皮体外生命支持（ECLS）、急性心肌梗死引起的室间隔穿孔、心室游离壁破裂等机械性致命性并发症。

2. 经皮心房—股动脉分流辅助器

急性心肌梗死合并心源性休克患者接受血管重建术，术后心肌功能恢复需数天，若此时期内患者发生心源性休克，则预后极差。一种新的经皮心室辅助仪通过对循环有效支持，从而对上述患者起到良好的治疗效果。这种仪器通过导管安置，协助心脏产生4 L/min以上的搏出量，有利于心源性休克的逆转。此装置将心房血流直接分流到循环中，使左室负荷得以减轻，但长期疗效尚待研究。

第四章

重症患者的感染

第一节　重症患者耐药革兰阳性菌感染的诊治

一、流行病学

革兰阳性菌是引起医院感染常见的病原菌之一，其中最常见的是葡萄球菌、肠球菌和链球菌。由于新型及广谱抗生素的广泛应用，这类细菌对抗生素的耐药不断发生变化。1961 年英国报道世界上第一株耐甲氧西林金黄色葡萄球菌（MRSA）。1996 年，日本首次报道了对万古霉素敏感度降低的金黄色葡萄球菌。1997 年，美国报道了万古霉素中介金黄色葡萄球菌（VISA）。2002 年，美国发现万古霉素耐药金黄色葡萄球菌（VRSA）。并且革兰阳性菌的耐药率也在不断上升。美国医院感染监测系统数据表明，全美在 20 世纪 80 年代 MRSA 仅占金黄色葡萄球菌感染的 16%～22%，到 2004 年则几乎高达 60%。目前，出现一定回落。2011 年全美医疗保健相关侵袭性 MRSA 感染的估算病例数为 80 461 例，较 2005 年的 111 261 例，减少了 30 800 例。然而，全球很多地方 MRSA 感染占比仍达 50%～60%。

最早发现的 MRSA 只限于院内感染，即医院获得性 MRSA（HA-MRSA）感染，现在已经严重影响到社区。Saravolatz 等首次报道了社区获得性 MRSA 感染，1999 年美国明尼苏达州和北达科他州农村的 4 例儿童死于社区获得性 MRSA（CA-MRSA）的感染，而这些儿童并不具备 MRSA 医院感染的危险因素，但是明显暴露出这些微生物的潜在威胁，从而引起人们对社区获得性 MRSA 广泛的关注，并逐渐形成了医院获得性 MRSA 与社区获得性 MRSA 独立演变形成的观念。研究表明，社区获得性 MRSA 的发病率呈不断上升趋势。

总之，革兰阳性菌耐药形势极为严峻，特别是 MRSA 和肠球菌。

二、耐药机制

革兰阳性菌的耐药机制十分复杂，且不同细菌的耐药机制也不一样，以下介绍最常见的 MRSA 和肠球菌的耐药机制。

（一）MRSA 的耐药机制

1. *mecA* 基因与 SCCmec

mecA 基因是 MRSA 特有的耐药基因，在其耐药性中起决定性作用。敏感的金黄色葡萄球菌合成 4 种与 β-内酰胺类抗生素亲和力较高的青霉素结合蛋白（PBPs），包括 PBP1、PBP2、PBP3 和 PBP4，青霉素结合蛋白参与细胞壁的合成。β-内酰胺类抗生素可与 PBPs 结合阻断细菌细胞壁的合成而发挥最大抗菌效果，但是，MRSA 带有 *mecA* 基因，可产生 1 种分子量为 78 kDa 的青霉素结合蛋白 PBP2a，它对各种 β-内酰胺类抗生素的亲和力很低，但是其生理功能与其他 PBPs 相同。所以当高亲和力 PBPs 与抗生素结合而被灭活后，PBP2a 能够代替其他 PBPs 使细胞壁合成不受影响，从而使细菌存活，成为耐药菌株。

对 *mecA* 基因的进一步研究证实，其存在于葡萄球菌盒式染色体（SCCmec）活动元件中。SCCmec

是耐药基因插入、堆积的部位，几乎所有耐药基因均位于此处。它可自发切除、重组的特性和耐药的功能使其成为耐药基因传递的运载工具，也是耐药谱不断扩大的根本原因，且该元件还携带除 *mecA* 基因外的其他抗菌药物耐药基因，造成多重耐药。目前明确了 8 个与流行病学相关的 SCCmec 型及 26 个亚型。SCCmec Ⅰ型、Ⅳ型、Ⅶ型通常仅对 β-内酰胺类抗生素耐药，而Ⅱ ~ Ⅲ型通常对多种抗菌药物耐药。

2. *vanA* 基因

vanA 在金黄色葡萄球菌对万古霉素的耐药性中起重要作用，它可以通过质粒自由转移。Noble 等经体外实验证实肠球菌属的耐药基因 *vanA* 能通过结合转移进入金黄色葡萄球菌，结果导致金黄色葡萄球菌对万古霉素高度耐药。Mlynarczyk 等研究也发现肠球菌属通过结合转移可使受体菌（肠球菌属和金黄色葡萄球菌）获得万古霉素耐药性。美国分离的世界上第一株临床 VRSA 含有肠球菌万古霉素耐药基因 *vanA* 基因，且该患者有耐万古霉素肠球菌感染。Severin 等也证实了 *vanA* 基因在 MRSA 对万古霉素的耐药性中的重要作用。

3. 辅助基因

辅助基因是近年来在金黄色葡萄球菌（SA）染色体上发现的一组可帮助 MRSA 表达高水平耐药性的正常基因点，即 *fem* 基因。*fem* 基因是独立于 *mecA* 基因的新基因，研究发现 *fem* 基因与 MRSA 耐药性的表达有关。现已确定的 *fem* 基因有 4 种，*femA*、*femB*、*femC*、*femD*，这些基因一起参与 MRSA 耐药性的表达；而裂解 *femA*、*femB* 基因，可干扰细胞壁的合成与更新，使交联减少，出现自溶，从而降低耐药水平，甚至达到致敏水平。

4. 主动外排系统

细菌的主动外排系统是细菌耐药的重要机制之一。当长时间受到环境中底物诱导时，系统的基因被激活，表达增加，外排药物的功能大大增强，因此，表现出耐药性。MRSA 对多种药物存在耐药性，主动外排系统在其中发挥了作用。存在于金黄色葡萄球菌细胞膜上的多药泵出蛋白有 3 种，QacA、NorA、Smr。Noguchi 等认为 QacA 是 MRSA 中很重要的一种多药泵出蛋白。多药泵出蛋白属于质子驱动蛋白，即不是依赖于三磷腺苷水解释放能量，而是通过细胞膜两侧 H^+ 电化学梯度进行物质交换，通常是一个反转过程，即 H^+ 从胞外到胞内，而胞内有害物质如染料、抗菌药物从胞内流向胞外。Kristiansen 等的试验，也证明了主动外排系统在 MRSA 耐药性中的作用。

5. 其他

另外，葡萄球菌属细菌可通过基因突变，致 DNA 旋转酶靶位改变或减少外膜蛋白，从而减少药物积累而引起耐药。对克林霉素和红霉素的耐药均由核糖体 RNA 甲基化酶修饰所致。

（二）肠球菌的耐药机制

肠球菌的耐药机制更加复杂，对不同类别的抗生素产生的耐药机制也不同。

1. 肠球菌对 β-内酰胺类抗生素的耐药机制

是低亲和力的青霉素结合蛋白过度产生及此蛋白对青霉素结合力的减弱。青霉素结合蛋白是位于细菌细胞膜上的蛋白质，具有酶的活性，参与细菌细胞壁肽聚糖的合成，同时也是 β-内酰胺类抗生素的作用靶位。低亲和力的青霉素结合蛋白能够代替其他青霉素结合蛋白使细胞壁合成不受影响，从而使细菌存活，成为耐药菌株。

2. 肠球菌对氨基糖苷类抗生素的耐药机制

是由产生的氨基糖苷修饰酶所致，氨基糖苷修饰酶分成乙酰转移酶、磷酸转移酶、核苷转移酶 3 类，不同的氨基糖苷修饰酶作用于相应的氨基糖苷药物使之失去活性，从而消除了氨基糖苷和作用于细胞壁的抗生素的协同作用。

3. 肠球菌对万古霉素的耐药机制

其作用靶位是 N-乙酰胞壁酰五肽侧链末端的 D-丙氨酰-D-丙氨酸。当二者结合后可抑制转肽酶和羧肽酶的作用，阻断四肽或五肽侧链的形成或交联，从而阻止细胞壁合成导致细菌死亡。耐万古霉素的肠球菌细胞壁肽糖的前体末端改变为 D-丙氨酰-D-乳酸盐，致万古霉素不能与之结合，因此不能抑制其细胞壁的合成。

4. 肠球菌对氟喹诺酮类抗菌药的耐药机制

主要涉及两个方面，药物靶位—拓扑异构酶Ⅱ的改变和药物的主动外排。

三、预防及治疗

（一）预防

由于新型及广谱抗生素的广泛应用，细菌对抗生素的耐药率不断增加。许多研究表明，多重耐药的革兰阳性菌可从医务人员的手、皮肤及器械等中分离到，人与人之间的接触传播是主要的传播方式。为预防和控制耐药的革兰阳性菌感染，应采取以下措施。

（1）合理规范使用抗菌药，以减少多重耐药菌株的出现。医护人员应严格执行无菌技术操作。

（2）洗手是防止病原菌蔓延的简单而最重要的措施，但往往被忽视，应加强洗手重要性的宣传教育。

（3）减少或缩短侵入性装置的应用，如中心静脉导管留置和导尿管插管，从而减少肠球菌定植。

（4）如果发现耐药的革兰阳性菌感染患者，应及时予以隔离，进入病房时带手套，防止细菌广泛污染物品表面。接触患者时穿隔离衣。

（二）治疗

为了治疗耐药革兰阳性菌，近年来不断地开发新的药物，以下是几类常用于临床的药物。

1. 噁唑烷酮类

噁唑烷酮类是全合成抗菌药物，对革兰阳性菌的抗菌谱非常广，利奈唑胺分子式为 $C_{16}H_2FN_3O_4$，其相对分子量为337.35。它作用于翻译的起始阶段，与核糖体50S亚基结合，抑制mRNA与核糖体连接，阻止70S起始复合物的形成，从而抑制细菌蛋白质的合成，对肠球菌和葡萄球菌为抑菌作用，对链球菌为杀菌作用。本类药物有独特的结构和作用模式，可降低甚至避免与其他药物产生交叉耐药。本品对绝大多数革兰阳性球菌敏感，对多数革兰阳性厌氧菌也有良好活性，还有抗酸杆菌快速生长的作用；但革兰阴性菌有流出泵，能将其排除，故无活性。

目前批准的适应证包括：由MRSA引起的复杂性皮肤感染、MRSA引起的院内获得性肺炎、屎肠球菌感染并发的菌血症、MRSA引起的社区获得性肺炎并发的菌血症等，是第一个获准用于治疗万古霉素耐药肠球菌、耐万古霉素的金黄色葡萄球菌的口服抗生素。口服的生物利用率为100%，特别是对肾功能不全，轻、中度肝功能不全，老年人或儿童都不需要调整剂量。常见药物不良反应是腹泻、恶心和头痛。使用本品治疗者，在用药后的4~6周，可出现可逆性骨髓抑制如血小板减少（7.4%）、贫血（4.1%）等，因此疗程>14 d时，应监测全血细胞计数。

2. 环脂肽类

达托霉素是1种新的环脂肽类抗生素，它由1个十碳烷侧链与1个环状β氨基酸肽链氨基末端的色氨酸连接而成，作用机制是通过扰乱细胞膜对氨基酸的转运，阻碍细菌细胞壁肽聚糖的生物合成，从而改变细胞质膜的性质；另外还能通过破坏细菌的细胞膜，使其内容物外泄而达到杀菌目的。抗菌谱类包括MRSA、耐甲氧西林表皮葡萄球菌和耐青霉素的肺炎链球菌，对耐甲氧西林金黄色葡萄球菌和利奈唑胺或奎奴普汀/达福普汀耐药的金黄色葡萄球菌和屎肠球菌均有活性。可用于治疗复杂皮肤感染、金黄色葡萄球菌菌血症。由于不经肺泡渗透，故不用于治疗肺炎。常见不良反应为胃肠道反应、注射部位反应等，均为轻至中度。仅少数患者血液检验显示为肌肉损伤，大多数无症状；治疗后，血液试验恢复至正常。

3. 链阳菌素类

链阳菌素是从大量链霉菌中提取的普那霉素半合成衍生物。链阳菌素类制剂由化学结构不同的2种生物活性成分A型和B型链阳菌素组成，两者配伍有协同杀菌作用。奎奴普丁/达福普汀是第一个可供注射用的链阳菌素类制剂。作用机制是达福普丁与细菌核糖体50S亚单位结合，阻断蛋白质合成的早期阶段；奎奴普丁抑制肽链延长，阻断蛋白质合成的后期阶段。对大多数多重耐药需氧革兰阳性菌具良好抗菌作用，包括耐甲氧西林的葡萄球菌、青霉素中度敏感肺炎链球菌、青霉素高度耐药肺炎链球菌、红霉素耐药肺炎链球菌；肠球菌属细菌对其敏感性差异较大，屎肠球菌大多敏感，包括耐万古霉素的肠球菌，而粪肠球菌则多耐药；对肠杆菌科等革兰阴性菌作用差。对脆弱类杆菌、消化链球菌等具良好抗菌作用。临床上主要用于皮肤软组织感染、医院获得性肺炎、耐甲氧西林的金黄色葡萄球菌、多重耐药屎肠球菌血行感染、严重骨关节感染的治疗。主要不良反应为静脉注射局部的炎症反应、静脉炎，常需要通过中心静脉给药。

4. 糖肽类

糖肽类抗生素是一类对革兰阳性菌感染很有效的抗生素，包括万古霉素、去甲万古霉素和替考拉宁。其作用机制是通过特异地结合细菌细胞壁的D-甘氨酰-D-甘氨酸为末端的肽聚糖前体小肽，阻断转糖基化和转肽化，抑制细菌细胞壁的合成，最终导致细菌死亡。目前，万古霉素、去甲万古霉素和替考拉宁仍是MRSA、万古霉素敏感肠球菌所致的重症感染，尤其是全身感染的选用药物。万古霉素常见的不良反应有肾、耳毒性和局部静脉炎，而替考拉宁的这些不良反应明显减少。

新一代糖肽类抗生素特拉万星是万古霉素的半合成衍生物，其对临床常见的革兰阳性菌，包括MRSA和糖肽类中介的金黄色葡萄球菌（GISA）均有良好的抗菌活性，但对耐万古霉素金黄色葡萄球菌（VRSA）的抑制作用较弱，对VanB型肠球菌有良好的作用，其最小抑菌浓度（MIC）为0.06～2 mg/L，但对VanA型肠球菌作用较差，MIC为2～32 mg/L。适用于治疗革兰阳性菌包括MRSA引起的复杂性皮肤软组织感染。作用机制除上述糖肽类共有的抑制细菌细胞壁合成外，还可以直接作用于细菌的细胞膜，引起膜电位快速去极化并增加膜通透性，由此破坏细菌细胞膜的屏障功能，同时胞内大量K^+和ATP外漏导致细胞死亡，此作用机制仅针对细菌细胞膜，不影响哺乳动物细胞膜。

FDA批准了另一种新型半合成糖肽类抗菌药奥利万星用于由敏感革兰阳性菌（包括MRSA）导致的急性细菌性皮肤和软组织感染（ABSSSI）成人患者的治疗。抗菌谱包括金黄色葡萄球菌（含MRSA）、无乳链球菌、化脓性链球菌、停乳链球菌、粪肠球菌（万古霉素敏感株）和咽峡炎链球菌群。对艰难梭菌抗菌活性优于其他抗菌药物，对耐万古霉素肠球菌（包括vanA、vanB和vanC表型的菌株）均有较好的抗菌活性，对耐万古霉素屎肠球菌的抑菌率达到87.5%。作用机制与万古霉素相似，通过阻断肽聚糖生物合成时转糖苷作用抑制细菌细胞壁的生物合成。

5. 酮内酯类

泰利霉素是第1个投入临床使用的酮内酯类药物，其分子式为$C_{43}H_{65}N_5Q_{10}$，分子量为812.03。作用机制是通过抑制肽酰基转移酶的活性，影响核糖体易位而抑制细菌蛋白质的合成。泰利霉素对红霉素和青霉素高耐药的肺炎链球菌有很好的抗菌活性，同时仍保留对支原体、衣原体和军团菌的抗菌活性，对流感嗜血杆菌、卡他莫拉菌、甲氧西林敏感金黄色葡萄球菌等均具良好作用，对耐万古霉素的肠球菌、耐红霉素肠球菌及葡萄球菌等作用较差。可用于治疗社区获得性肺炎、细菌感染性慢性支气管炎急性发作和急性细菌性鼻窦炎。

6. 四环素类

替加环素是9-叔丁基甘氨酰胺米诺环素衍生物，为第1个甘氨酰四环素类抗菌药物，FDA已批准替加环素为治疗复杂腹腔感染和复杂皮肤感染的一线药物，替加环素的作用机制与其他四环类抗菌药物类似，通过与细菌30S核糖体亚基结合（与核糖体结合的紧密程度为其他四环类的5倍），阻止氨基酰tRNA进入核糖体A位从而抑制细菌蛋白质的合成。替加环素克服了细菌耐四环素的两种遗传机制，即核糖体保护及外排。替加环素不能激活四环素外排蛋白或微生物外排泵，从而无法将甘氨酰四环素类排至胞外。替加环素口服给药生物利用度低，主要通过静脉给药。替加环素具有广泛的组织渗透性并分布于身体各个组织，以骨、脾和肾中的浓度最高。呕吐和腹泻是最常见的不良反应。

7. β-内酰胺类

头孢吡普属于第五代头孢菌素，对革兰阳性菌、革兰阴性菌和厌氧菌均有抗菌活性，但不包括超广谱β-内酰胺酶菌株。针对MRSA的抗菌活性的相关研究表明，头孢吡普和万古霉素、利奈唑胺的活性相似，对万古霉素耐药的粪肠球菌活性很高，但对万古霉素耐药的屎肠球菌的活性不高，对耐氨苄西林肠球菌表达的 PBP5 蛋白缺乏亲和力，从而对该类菌无活性。其作用机制是通过抑制转肽酶活性，阻止黏肽交叉连接，使细胞壁缺损，水分内渗，菌体膨胀、破裂、死亡。主要用于控制皮肤和皮肤软组织感染及糖尿病足感染。不良反应是由其二乙酰基代谢物引起的味觉障碍或异常，发生率在 10% 以上。

头孢洛林为第五代头孢类抗生素，自第四代头孢菌素头孢唑兰衍生得到，对大多数革兰阳性菌和革兰阴性厌氧菌、革兰阳性厌氧菌具有较强的抗菌活性。对万古霉素中介金黄色葡萄球菌（VISA）、万古霉素耐药金黄色葡萄球菌（VRSA）、异质性万古霉素中介金黄色葡萄球菌（hVISA）、达托霉素不敏感金黄色葡萄球菌（DNSSA）等耐药菌 90% 的最低杀菌浓度（BIC90）为 1 mg/L。其作用靶点与其他头孢菌素类同样是青霉素结合蛋白（PBP），通过抑制细菌细胞壁合成使细菌死亡。头孢洛林对 MRSA 有良好的抗菌作用是因为能与 MRSA 菌株产生 PBP2a 蛋白结合，形成抑制性酰基酶中间体。因此，在细菌生长繁殖过程中，头孢洛林酯能替代细胞壁与 PBP2a 结合，进而抑制细胞壁与 PBP2a 转肽酶活性位点间相互作用，细胞壁合成受到了抑制，使细菌最后死亡。FDA 批准其用于治疗成人社区获得性细菌性肠炎（CABP）和急性细菌性皮肤和软组织感染，包括 MRSA 所致的感染。不良反应轻于其他头孢菌素，安全性好。

除了上面所提到的抗革兰阳性菌抗生素以外，还有 Dalbavancin、Nemonoxacin、Razupenem、Tomopenem、Omadacycline 等，也值得关注。

总之，革兰阳性菌耐药率高，耐药机制复杂，治疗难度大，尽管不断研发出新的抗生素，但是耐药革兰阳性菌感染仍然有较高的死亡率。

第二节　重症患者非发酵菌感染的诊治

一、概述

非发酵菌是指一群不发酵葡萄糖或仅以氧化形式利用葡萄糖的需氧或兼性厌氧、无芽孢的革兰阴性杆菌，广泛存在于自然界中，如水、土壤、植物、动物和医院环境，可污染医疗器械甚至消毒液体，多为条件致病菌，主要引起院内感染。随着广谱抗菌药物和免疫抑制药的广泛使用，非发酵菌引起的感染近年逐渐增多，临床上的检出率和分离率也有明显的增加，已成为医院院内感染的重要病原菌。非发酵菌多侵犯重症患者，可引起严重的肺炎、菌血症、心内膜炎、尿道感染、伤口和压疮感染等。非发酵菌对常见抗生素的耐药情况也越来越严重，目前已出现多重耐药和泛耐药的菌株。非发酵菌感染的诊治已成为研究的重要课题之一。

二、分类

非发酵菌感染中，假单胞菌占 70%～80%，主要为铜绿假单胞菌，其次较为常见的菌种有鲍曼不动杆菌、嗜麦芽窄食单胞菌等。

（一）铜绿假单胞菌

铜绿假单胞菌原称绿脓杆菌，是假单胞菌属的代表菌种，广泛分布于自然界和人体，其在外界环境中存在的重要条件是潮湿环境，为条件致病菌，主要引起院内感染。铜绿假单胞菌在普通琼脂平板上生长时，可产生多种色素，主要为绿脓素和青脓素（荧光素）。其中绿脓素呈蓝绿色，为铜绿假单胞菌的特征性色素。从临床标本分离的铜绿假单胞菌有 80%～90% 产生绿脓素和青脓素。铜绿假单胞菌对外界因素的抵抗力比其他无芽孢菌强，在潮湿的环境中能长期生存。对干燥、紫外线有抵抗力，但对热抵抗力不强，临床分离菌株对多种抗生素不敏感。

铜绿假单胞菌可从医院内许多消毒不严的器皿和溶液中分离出来，常见为水溶液包括洗涤水、消毒液和液体药物等。严重铜绿假单胞菌感染常发生在局部组织损伤、机体皮肤或黏膜屏障受到破坏，以及抵抗力降低的患者，常引起术后伤口感染，特别是烧伤患者。铜绿假单胞菌感染是烧伤患者死亡的常见原因。医院内铜绿假单胞菌还可通过雾化吸入、氧气吸入，纤维支气管镜检查、留置导管等各种有创性检查及治疗作为侵袭途径，引起肺部感染。本菌引起的感染病灶可通过血行散播发生菌血症和脓毒症。

铜绿假单胞菌的致病因素主要有：外毒素A（为主要毒力因子，是铜绿假单胞菌产生的最强力毒素，可抑制蛋白质合成，对皮肤黏膜有坏死作用）、菌毛和荚膜（能够促使黏附和定植）、胞外酶S、内毒素、蛋白酶、溶血素、肠毒素、色素、杀白细胞素等。

从临床标本中分离出铜绿假单胞菌，需要排除污染。从患者的痰液、血液及尿液等标本中分离到本菌，特别是反复检出者，结合临床表现即可确定是感染病原菌。铜绿假单胞菌下呼吸道感染需连续3次痰培养阳性才能确立，如患者无感染的临床表现，虽然分离到铜绿假单胞菌也不能确定感染。

铜绿假单胞菌对多数抗生素不敏感，呈现明显的固有耐药性。研究表明，假单胞菌耐药的产生机制与细菌外膜微孔蛋白突变或缺失，阻止抗生素由外膜进入胞质，以及其自身具有能量依赖性的主动外排系统，降低了抗菌药物的菌体内浓度有关，也可能同时存在其他耐药机制。目前，对铜绿假单胞菌感染多采用联合治疗。

（二）鲍曼不动杆菌

不动杆菌广泛分布于自然界、医院环境和健康人的皮肤。在临床标本中，最常见的是鲍曼不动杆菌，它是仅次于铜绿假单胞菌而居临床分离阳性率第2位的非发酵菌，为条件致病菌。氧化酶阴性、动力阴性、硝酸盐还原试验阴性是鲍曼不动杆菌的主要特点，上述3项试验均为阴性在革兰阴性杆菌感染中是极为罕见的。鲍曼不动杆菌院内感染最常见的部位是呼吸道、尿道和伤口；致病条件有抗生素治疗、手术、应用器械、ICU病房等；所致的疾病包括肺炎、尿路感染、皮肤和伤口感染、心内膜炎、脑膜炎和腹膜炎等。

不动杆菌均对青霉素、氨苄西林和头孢拉定耐药；大多数菌株对氯霉素耐药，不同菌株对二代和三代头孢菌素的耐药性不同。多重耐药最多见于醋酸钙不动杆菌、鲍曼不动杆菌和溶血不动杆菌。

（三）嗜麦芽窄食单胞菌

窄食单胞菌属只有一个菌种——嗜麦芽窄食单胞菌，此菌曾称嗜麦芽假单胞菌、嗜麦芽黄单胞菌，为条件致病菌，主要引起院内感染，最常见的是呼吸道感染、尿道感染、伤口感染，也可引起脑膜炎、菌血症、医源性败血症、心内膜炎等。在ICU内可出现小范围感染播散和暴发流行。引起本菌定植和感染的危险因素有机械通气、广谱抗生素的预防性应用、化疗、插管和中性粒细胞减少等。在非发酵菌引起的感染中，仅次于铜绿假单胞菌和鲍曼不动杆菌而居临床分离阳性率的第3位。

本菌对大多数临床常用的抗生素如氨基糖苷类和很多β-内酰胺类（包括对铜绿假单胞菌很有效的抗生素，如碳青霉烯类）天然耐药，主要与该菌存在一种锌离子依赖金属β-内酰胺酶有关，但对三甲氧苄氨嘧啶—磺胺甲噁唑天然敏感。

（四）洋葱伯克霍尔德菌

伯克菌属在自然界中广泛分布，是植物病原菌，对免疫功能正常的人并不致病。洋葱伯克霍尔德菌曾称洋葱假单胞菌，为类鼻疽的致病菌，一种东南亚的常见病，类似于动物园的兽疫性淋巴管炎，但以前罕见于人类中。近年来，这种菌的检出率也有上升趋势。国外有报道称洋葱伯克霍尔德菌是肺囊性纤维化合并感染的最常见病原菌之一。这种菌对链霉素、大环内酯类、喹诺酮类及氨苄西林耐药，但对四环素、哌拉西林、三代头孢菌素和复方磺胺甲噁唑敏感。

（五）黄杆菌属

黄杆菌属中，临床可分离到的菌株一般均可产生吲哚和不溶性的黄色色素。本类细菌在医院主要存在于有水的环境和潮湿的物体表面，对人致病的有脑膜败血金色杆菌、产吲哚金色杆菌、短稳杆菌、黏液威克菌、动物伤口伯杰菌等，其中脑膜败血金色杆菌是使人类致病的最常见的菌种，对早产儿具有高度致病性，可致新生儿脑炎，在婴儿室引起流行，且死亡率较高，也可引起免疫力低下成人肺炎。临床常见的脑膜败血金色杆菌对广谱抗菌药物如氨基糖苷类、β-内酰胺类、四环素类、氯霉素等有耐药性，治疗最好根据药敏试验结果选择药物。临床经验用药可选用磺胺类和大环内酯类抗生素。

（六）产碱杆菌属

产碱杆菌属能在含有蛋白胨的肉汤培养基中产氨，使 pH 上升至 8.6，这是本菌的主要鉴别特征。与临床有密切关系的有粪产碱杆菌、木糖氧化产碱杆菌反硝化亚种、木糖氧化产碱杆菌木糖氧化亚种，该菌属主要存在于潮湿环境，如雾化器、呼吸机和灌洗液等，常于感染者的血、痰、尿、脑脊液等标本中检出。其中木糖氧化产碱杆菌木糖氧化亚种是相对常见的感染性病原菌，是医院感染败血症的原因。已发现木糖氧化产碱杆菌木糖氧化亚种可定植到有呼吸道插管的儿童及肺囊性纤维化的患者，导致肺部症状加重。

三、诊断

非发酵菌可引起呼吸道感染、尿道感染、伤口感染，也可引起脑膜炎、菌血症、医源性败血症、心内膜炎等。据国内相关文献统计报道，非发酵菌在各类标本细菌分离结果分析中，以呼吸道标本——痰的分离率最高，其次是分泌物、中段尿。非发酵菌极易在口咽部定植，不易清除，致病能力很强，在抗生素治疗过程中极易产生变异而形成多重耐药，是医院下呼吸道感染的重要原因。

非发酵菌感染的易感因素很多，包括高龄老人、新生儿和婴幼儿、住院时间长（≥5 d）、严重基础疾病（如心脑血管病、慢性阻塞性肺疾病、恶性肿瘤、栓塞性疾病、血液病、糖尿病、严重创伤或烧伤、重症肝肾疾病、尿毒症、免疫抑制或免疫缺陷等）、各种创伤性检查或治疗（如外科大手术、人工气道/机械通气、动静脉置管、引流及导尿、骨髓移植等）、长期广谱抗菌药物或糖皮质激素治疗等。在 ICU 的重症感染患者中，凡是有上述易感因素其中之一以上的，均应考虑存在非发酵菌感染可能。

在 ICU 的重症患者中，非发酵菌感染常见于医院获得性肺炎（HAP）和呼吸机相关性肺炎（VAP）。研究发现，晚发性 HAP/VAP，即入院时间 >5 d 的 HAP 发病者和机械通气 4 ~7 d 以后的 VAP 发病者，病原菌主要为铜绿假单胞菌、鲍曼不动杆菌和嗜麦芽窄食单胞菌。2005 年 ATS/IDSA 指南做出了 HAP/VAP 的诊断标准：影像学检查发现新的或进展性的肺部浸润加上 3 项临床表现（发热 >38℃，白细胞增多或白细胞减少和脓性分泌物）中至少 2 项，是 HAP 的临床诊断标准；气管内吸出物培养诊断阈值为≥10^6 CFU/mL，支气管镜支气管肺泡灌洗（BAL）诊断阈值为 10^4 CFU/mL 或 10^5 CFU/mL，防污染标本刷（PSB）定量培养诊断阈值为≥10^3 CFU/mL，是 HAP 的病原学诊断标准；VAP 为气管插管后 48 ~72 h 发生的肺炎。

其他部位的非发酵菌感染诊断也一样，包括易感因素、相关部位感染的临床表现、实验室病原菌的培养分离。一般多次检出者，结合临床表现即可确定是感染病原菌。但若是最近使用过抗生素或抗生素发生改变，定量培养也可出现假阴性，要结合具体情况进一步分析。

四、治疗

随着抗生素使用的增多，非发酵菌表现出来的耐药性日趋严峻，这已经成为抗感染治疗领域的严重问题。由于 ICU 患者通常年龄大、基础疾病严重、存在并发症、机体免疫功能低下、住院时间长、侵入操作多，患者入 ICU 前多有抗菌药物使用史，发生医院感染的风险更甚于普通病区，且致病菌呈多重耐药或泛耐药趋势。ICU 的重症患者多重耐药菌的感染，导致临床治疗起来非常困难。重症患者非发酵菌感染的治疗主要包含以下几个方面。

1. 起始经验性治疗

当有易感因素存在，考虑有非发酵菌感染风险时，应尽早行微生物检查和进行广谱抗生素治疗，经验性治疗抗菌谱要求覆盖该类感染的所有可能病原体。在 ICU 的重症患者中，非发酵菌引起的肺部感染发生率最高，位于前 3 的常是鲍曼不动杆菌、铜绿假单胞菌、嗜麦芽窄食单胞菌。对于经验性治疗的患者，鉴于联合用药可降低不充分治疗及无效治疗的发生率，故对病情危重的考虑非发酵菌感染者，可选用第三代或者第四代头孢菌素类药物（如头孢他啶、头孢吡肟）或碳青霉烯类（如亚胺培南、美罗培南）或 β-内酰胺类/β-内酰胺酶抑制药（头孢哌酮舒巴坦钠、哌拉西林他唑巴坦钠）联合氨基糖苷类或者喹诺酮类药物联合抗感染治疗。如治疗效果不佳，无法获得病原学检查结果时，充分权衡利弊后，可联合应用多黏菌素或磷霉素或者米诺环素等治疗。需要指出的是，对于鲍曼不动杆菌，替加环素因为各地敏感性差异大，建议根据药敏结果使用。鉴于联合用药有助于更广泛地覆盖感染致病菌，不同药物之间可能存在协同作用，这有利于避免耐药性的发生。抗生素起始经验性治疗应尽快开始，特别是有严重败血症症状或具有感染的高危险可能性时，不能等待病原学诊断报告出来后才开始抗菌治疗。机械通气考虑呼吸机相关性肺炎时，抗感染治疗时机延迟或者起始治疗药物不适当，将会导致非发酵菌感染的病死率升高、医疗费用增加和住院天数延长。

2. 降阶梯治疗

起始经验性治疗充分的第 2 d 和第 3 d，检查细菌培养结果及评价临床治疗反应。明确是哪一类的非发酵菌感染后，针对病原学检查结果，换用针对性强的敏感窄谱抗生素，减少耐药发生。

（1）三大类非发酵菌的耐药情况和抗生素选择：2013 年中国细菌耐药网统计数据显示，铜绿假单胞菌对亚胺培南和美罗培南的耐药率分别为 27.1%、25.1%；对多黏菌素 B 及阿米卡星的耐药率分别为 0.7%、11.0%。鲍曼不动杆菌对亚胺培南和美罗培南的耐药率分别为 62.8%、59.4%；对头孢哌酮舒巴坦和米诺环素的耐药率分别为 36.4% 和 41.8%，对多黏菌素 B 敏感率在 99% 以上。嗜麦芽窄食单胞菌对甲氧苄啶—磺胺甲噁唑、米诺环素、左氧氟沙星敏感率均在 89% 以上。伯克霍尔德菌对甲氧苄啶—磺胺甲噁唑、头孢他啶、美罗培南和米诺环素的敏感率分别为 87.7%、89.7%、82.9%、77.8%。2014 年中国细菌耐药网统计数据显示，铜绿假单胞菌对亚胺培南和美罗培南的耐药率分别为 26.6%、24.3%；对多黏菌素 B 及阿米卡星的耐药率分别为 2.4%、9.4%。鲍曼不动杆菌对亚胺培南和美罗培南的耐药率分别为 62.4%、66.7%；对头孢哌酮舒巴坦、阿米卡星、米诺环素的耐药率分别为 37.7%、47.4%、49.7%，对多黏菌素 B 的耐药率 <2%。嗜麦芽窄食单胞菌对甲氧苄啶—磺胺甲噁唑、米诺环素、左氧氟沙星的敏感率均在 88% 以上。伯克霍尔德菌对甲氧苄啶—磺胺甲噁唑、头孢他啶、美罗培南和米诺环素的敏感率均大于 70%。

抗生素应用时可结合上述耐药趋势，根据对临床病情的全面评价，抗生素的抗菌谱、抗菌活性、药效学、不良反应等特性，本地区或本院的药敏监测及具体病原菌的药敏试验结果综合分析和判断，以选择敏感性高的抗菌药物。推荐联合用药，可避免不当或无效治疗，减少单药治疗耐药情况的发生。对于治疗泛耐药非发酵菌、全耐药非发酵菌感染，也推荐选择 2 类或 3 类抗菌药物进行适当的联合治疗。

（2）疗程及疗效判断：非发酵菌感染的疗程较普通细菌长，一般可达 14 d。菌血症、心内膜炎则可能更久，但应视病原菌、病情严重程度及治疗反应等不同情况仔细酌定，不同细菌、不同部位的感染和不同抗菌药的疗程也应当不同，抗感染治疗的疗程不应当是完全一致和一成不变的。在保证疗效和减少复发的前提下，疗程需要个体化制订。但不适当延长疗程以图加大保险的做法，则是不可取的。疗程及停药时间可参照一般的细菌感染，结合患者的体温、白细胞、降钙素原、C 反应蛋白、影像学检查、血流动力学改变、脏器功能，以及血液、尿液、分泌物等标本的复查培养结果等做出判断。但 ICU 的诊断为非发酵菌感染的患者往往病情比较复杂，对疗效评价干扰的因素多，因此，疗效及疗程的判断对其主治医师的临床经验有着较高的要求。

（3）做好感染病灶的引流：感染病灶痰液或者脓液的通畅引流对于感染的治疗是非常重要的。必要时应进行外科手术处理感染病灶，有利于病情的恢复和改善预后。

（4）积极治疗原发疾病：严重的基础病变是非发酵菌感染的一大诱因。原发病的积极治疗有助于患者机体的恢复，减少非发酵菌感染的发病机会。

（5）加强支持治疗：ICU 的重症患者由于疾病的消耗和高代谢，热能及营养的需求相当大。若支持治疗跟不上，虚弱的身体及低下的免疫力将会给治疗带来困难。

（6）尽可能减少非必要的有创侵入性检查或者治疗：在条件允许的情况下，减少有创侵入性检查或者治疗（如动静脉置管、导尿等）和去除患者身上的留置管道，有助于降低非发酵菌感染的发病机会。无法去除的管道应该定期更换和注意无菌操作。

（7）做好医院感染的监控管理工作：加强医院感染的认识，注意手卫生，严格无菌、规范操作，减少和避免感染因素，主动筛查，做好感染患者和用物的消毒隔离，定期进行环境表面消毒，避免滥用抗生素，根据药敏结果合理用药，以减缓、控制细菌耐药菌株的产生、播散及流行。

第三节 重症患者侵袭性真菌感染的诊治

一、病原体

引起侵袭性真菌感染（IFI）的病原体可分为两类，真性致病菌和条件致病菌。前者仅由少数致病菌组成，主要包括组织胞质菌和球孢子菌，它们可侵入正常宿主，也常在免疫功能低下患者中引起疾病。在免疫功能受损的患者中，由真性致病菌所致的感染常为致命性的。条件致病菌主要包括念珠菌和曲霉菌，多侵犯免疫功能受损的宿主。念珠菌、曲霉菌、隐球菌和毛霉是引起 IFI 最常见的病原菌。在 ICU 中，不同疾病发生真菌感染的概率和致病菌的分布均有所差异。

（一）念珠菌

念珠菌是最常见的一类条件致病菌，常见的致病性念珠菌（假丝酵母菌）有白念珠菌、热带念珠菌、近平滑念珠菌、光滑念珠菌、克柔念珠菌、季也蒙念珠菌和葡萄牙念珠菌。作为人体的正常菌群，念珠菌感染与机体防御功能密切相关，只有在防御机制受损时才会引起疾病。目前 ICU 患者 IFI 仍以念珠菌为主，其中白念珠菌是最常见的病原菌（占 50%），但近年来非白念珠菌感染的比例在逐渐增加。根据患者所患疾病不同念珠菌的感染情况也有所不同，对于外科 ICU 患者，主要感染的真菌是念珠菌；在内科 ICU 中，念珠菌感染多见于腹腔、导管、泌尿系统等，近年来菌群分布也有所改变，如非白念珠菌感染比例增加，我国以非光滑念珠菌为主，与国外以光滑念珠菌为主不同，这可能与国外积极预防性使用氟康唑较多相关。

（二）曲霉菌

曲霉菌为条件致病菌，致病性曲霉菌的种群主要包括烟曲霉菌、黄曲霉菌和土曲霉菌等。曲霉菌孢子易在空气中悬浮。吸入孢子后可引起曲霉菌病，肺和鼻窦最易受累，依据宿主的免疫状态可产生多种不同的临床类型。在免疫功能正常的个体，曲霉菌可成为过敏原或引起肺或鼻窦的局限性感染；在免疫功能严重受损的患者，曲霉菌可在肺部或鼻窦处大量生长，然后播散至身体其他器官。在 ICU 中，曲霉菌感染多见于血液系统疾病，而一般外科 ICU 较少见。但是对于基础免疫力低下、既往有肺部疾病或接受器官移植的患者，也易发生曲霉菌感染。一旦发生曲霉菌感染，患者死亡率非常高（总体达 86%），高于念珠菌感染死亡率。

（三）隐球菌

隐球菌属中新型隐球菌是最常见的致病菌，它包括两个变种，即新生隐球菌新生变种和格特变种。健康人对新型隐球菌有免疫力，只有当机体免疫功能低下或失去平衡时，病原菌才易于侵入人体致病。有报道指出长期大量应用免疫抑制药的患者患病率可达 10%～30%。该菌最常侵犯中枢神经系统，常引起严重的脑膜炎/脑膜脑炎，也可引起肺部、皮肤病变。其主要感染途径为呼吸道。隐球菌病好发于艾滋病（AIDS）、糖尿病、晚期肿瘤、系统性红斑狼疮（SLE）、器官移植等患者。感染后常呈进行性加重，病死率高，可达 25%～60%。

（四）双相真菌

双相真菌主要包括申克孢子丝菌、马尔尼菲青霉菌、荚膜组织胞质菌、粗球孢子菌、副球孢子菌、皮炎芽生菌。除孢子丝菌病多为皮肤外伤后感染外，其他真菌主要由呼吸道感染，但绝大多数感染者无症状，为自限性疾病。少数患者可发展为严重的系统性损害，如组织胞质菌感染，常发生于化疗所致的中性粒细胞减少患者，一般以肺部感染较为多见，80% 的病例为男性。

（五）致病性接合菌

接合菌纲包括毛霉目和虫霉目。其中毛霉目的致病菌主要包括毛霉、根霉、根毛霉和犁头霉。虫霉目的致病菌有蛙粪霉和耳霉，主要通过微小外伤和昆虫叮咬而感染。毛霉目所致的感染最为常见，又称毛霉病。其发病有多种易感因素，如高血糖、代谢性酸中毒、大剂量应用类固醇皮质激素、白细胞减少等。大多数患者通过吸入空气中的毛霉孢子而感染，其次是食入或外伤致病，肺和鼻窦最常受累。肺毛霉菌病是病原菌经血液或淋巴液内源性播散致肺，患者多于感染后 1 周内死亡，被认为是白血病化疗后并发感染导致死亡的重要原因之一。

（六）卡氏肺孢子菌

卡氏肺孢子菌主要引起肺部感染，称为卡氏肺孢子菌肺炎（PCP）。目前临床上主要见于 AIDS 和免疫功能受损患者。约 50% 的 AIDS 患者会出现 PCP，也是艾滋病患者重要的致死原因，虽然由于强效抗反转录病毒治疗（HAART）的应用，PCP 在艾滋病患者中发病率在下降，但是，由于器官移植和免疫抑制药物的广泛应用，本病的发病率仍有所上升。

二、诊断

IFI 的诊断需要依据宿主因素、临床特征、微生物学和组织病理结果。但 ICU 患者发生 IFI 的临床表现并无特征性，往往又易被原发病或继发细菌、病毒感染所掩盖，加上传统的微生物学检查结果阳性率较低，有些部位培养阳性也很难确立是定植或侵袭或污染，因此，临床早期诊断非常困难。目前临床上将 IFI 的诊断分为 3 个层次，即拟诊、临床诊断、确诊，从而为合理选择治疗方案提供依据。

（一）确诊侵袭性真菌感染

1. 深部组织感染

正常本应无菌的深部组织经活检或尸检证实有真菌侵入性感染的组织学证据；或除泌尿系统、呼吸道、副鼻窦外正常无菌的封闭体腔/器官中发现真菌感染的微生物学证据（镜检/培养或特殊染色）。

2. 真菌血症

血液真菌培养阳性，并排除污染，同时存在符合相关致病菌感染的临床症状和体征。

3. 导管相关性真菌血症

对于深静脉留置的导管行体外培养，导管尖（长度 5 cm）半定量培养菌落计数 15 CFU 或定量培养菌落计数 >10^2 CFU，且与外周血培养为同一致病菌，并除外其他部位的感染可确诊。若为隧道式或抗感染导管，有其特殊的定义，可参见相应的导管相关性感染指南。

（二）临床诊断 IFI

至少符合 1 项危险（宿主）因素，具有可能感染部位的 1 项主要或 2 项次要临床特征，并同时具备至少 1 项微生物学检查的阳性结果。

（三）拟诊 IFI

至少符合 1 项危险（宿主）因素，具备 1 项微生物学检查的阳性结果，或者具有可能感染部位的 1 项主要或 2 项次要临床特征。

（四）诊断 IFI 的参照标准

1. 危险（宿主）因素

（1）无免疫功能抑制基础疾病的患者，经抗生素治疗 72 ~ 96 h 仍有发热等感染征象，并满足下列条件之一的属于高危人群。

1）患者因素：老年（年龄 >65 岁）、营养不良、肝硬化、胰腺炎、糖尿病、慢性阻塞性肺疾病、肾功能不全、严重烧伤/创伤伴皮肤缺损、肠功能减退或肠麻痹等。

存在念珠菌定植，尤其是多部位定植或某一部位持续定植。

持续定植指每周至少有 2 次在非连续部位的培养显示阳性；多部位定植指同时在≥2 个部位分离出真菌，即使菌株不同。

若有条件，高危患者每周 2 次筛查包括胃液、气道分泌物、尿液、口咽拭子、直肠拭子 5 个部位的标本进行定量培养，计算阳性标本所占的比例。当定植指数（CI）≥0.4 或校正定植指数（CCI）≥0.5 时有意义。对于 CI 的诊断阈值为口咽/直肠拭子标本培养≥1 CFU/mL、胃液/尿液≥10^2 CFU/mL、痰液≥10^4 CFU/mL；对于 CCI 则需口咽/直肠拭子标本培养≥10^2 CFU/mL；胃液/尿液/痰液≥10^5 CFU/mL。

2）治疗相关性因素。①各种侵入性操作。机械通气>48 h、留置血管内导管、留置尿管、气管插管/气管切开、包括腹膜透析在内的血液净化治疗等。②药物治疗。长时间使用 3 种或 3 种以上抗菌药物（尤其是广谱抗生素）、多成分输血、全胃肠外营养、任何剂量的糖皮质激素治疗等。③高危腹部外科手术。消化道穿孔>24 h、反复穿孔、存在消化道瘘、腹壁切口裂开、有可能导致肠壁完整性发生破坏的手术及急诊再次腹腔手术等。

（2）存在免疫功能抑制的患者（如血液系统恶性肿瘤、HIV 感染、骨髓移植/异基因造血干细胞移植、存在移植物抗宿主病等），当出现体温>38℃或<36℃，满足下述条件之一的为高危人群。

1）存在免疫功能抑制的证据，具备以下情况之一。①中性粒细胞缺乏（0.5×10^9/L）且持续 10 d 以上。②之前 60 d 内出现过中性粒细胞缺乏并超过 10 d。③之前 30 d 内接受过或正在接受免疫抑制药治疗或放疗（口服免疫抑制药>3 周或静脉化疗>2 个疗程）。④长期应用糖皮质激素［静脉或口服相当于泼尼松 0.5 mg/（kg·d）以上，2 周］。

2）高危的实体器官移植受者。①肝移植伴有下列危险因素：再次移植、术中大量输血、移植后早期（3 d 内）出现真菌定植、较长的手术时间、肾功能不全、移植后继发细菌感染等。②心脏移植伴有下列危险因素：再次手术、巨细胞病毒（CMV）感染、移植后需要透析、病区在 2 个月内曾有其他患者发生侵袭性曲霉菌感染等。③肾移植伴有下列危险因素：年龄>40 岁、糖尿病、CMV 感染、移植后伴细菌感染、术后出现中性粒细胞减少症等。④肺移植伴有下列危险因素：术前曲霉菌支气管定植、合并呼吸道细菌感染、CMV 感染、糖皮质激素治疗等。

3）满足上述在无免疫功能抑制的基础疾病患者中所列的任一条危险因素。

2. 临床特征

（1）主要特征：存在相应部位感染的特殊影像学改变的证据，如侵袭性肺曲霉菌感染的影像学特征包括早期胸膜下密度增高的结节实变影、光晕征、新月形空气征、实变区域内出现空腔等。是否出现上述典型影像学特征，取决于基础疾病的种类、病程所处的阶段、机体的免疫状态，ICU 中大部分无免疫功能抑制的患者可无上述典型的影像学表现。

（2）次要特征：满足下述可疑感染部位的相应症状、体征、至少 1 项支持感染的实验室证据（常规或生化检查）3 项中的 2 项。

1）呼吸系统：近期有呼吸道感染症状或体征加重的表现（咳嗽、咳痰、胸痛、咯血、呼吸困难、听诊闻及肺内湿啰音等）；呼吸道分泌物检查提示有感染或影像学出现新的、非上述典型的肺部浸润影。

2）腹腔：具有弥漫性局灶性腹膜炎的症状或体征（如腹痛、腹胀、腹泻、肌紧张、肠功能异常等），可有或无全身感染表现；腹腔引流管、腹膜透析管或腹腔穿刺液标本生化或常规检查异常。

3）泌尿系统：具有尿频、尿急或尿痛等尿路刺激症状；下腹触痛或肾区叩击痛等体征，可有或无全身感染表现；尿液生化检查及尿沉渣细胞数异常（男性白细胞>5 个/HP，女性>10 个/HP）；留置尿管超过 7 d 的患者，当有上述症状或体征并发现尿液中有絮状团块样物漂浮或沉于尿袋时也应考虑。

4）中枢神经系统：具有中枢神经系统局灶性症状或体征（如精神异常、癫痫、偏瘫、脑膜刺激征等）；脑脊液检查示生化或细胞数异常，而未见病原体及恶性细胞。

5）血源性：当出现眼底异常、心脏超声提示瓣膜赘生物、皮下结节等表现而血培养阴性时，临床能除外其他的感染部位，也要高度怀疑存在血源性真菌感染。

3. 微生物学检查

所有标本应为新鲜、合格标本。其检测手段包括传统的真菌涂片、培养技术及新近的基于非培养的诊断技术。

包括：①血液、胸腔积液、腹水等无菌体液隐球菌抗原阳性；②血液、胸腔积液、腹水等无菌体液直接镜检或细胞学检查发现除隐球菌外的其他真菌（镜检发现隐球菌可确诊）；③未留置尿管情况下，连续2份尿样培养呈酵母菌阳性或尿检见念珠菌管型；④直接导尿术获得的尿样培养呈酵母菌阳性（念珠菌尿 10^5 CFU/mL）；⑤更换尿管前后2次获得的2份尿样培养呈酵母菌阳性（念珠菌尿 10^5 CFU/mL）；⑥气道分泌物（包括经口、气管插管、BAL、PSB等手段获取的标本）直接镜检/细胞学检查发现菌丝/孢子或真菌培养阳性；⑦经胸、腹、盆腔引流管/腹膜透析管等留取的引流液直接镜检/细胞学检查发现菌丝/孢子或真菌培养阳性；⑧经脑室引流管留取的标本直接镜检/细胞学检查发现菌丝/孢子或培养阳性；⑨血液标本半乳甘露聚糖抗原（GM）或β-1，3-D葡聚糖（G试验）检测连续2次阳性。

三、预防

（一）一般预防

目前关于IFI的一般预防国内指南中的推荐意见包括：①首先需要进行原发病治疗，尽可能保护并早期恢复解剖生理屏障；②需要加强对ICU环境的监控。

具体包括：①积极进行原发病治疗，尽可能保护解剖生理屏障，减少不必要的侵入性操作；已经存在解剖生理屏障损伤或进行了必要的有创操作后，应注意积极保护并尽早恢复屏障的完整，例如，尽早拔除留置的导管，减少静脉营养的应用时间，早日转化为肠内营养等；对于具有免疫功能抑制的患者，需要促进免疫功能的恢复；②加强对于ICU环境的监控，进行分区管理，建设隔离病房。应对病房、仪器、管路等进行定期、严格的消毒，尽可能减少灰尘，避免污水存留，并加强病房的通风。此外，尚需对医护人员及患者家属加强卫生宣教力度，开展医院感染监控，了解侵袭性真菌在当地的病种及其流行状况。

（二）预防性治疗

对ICU患者是否应进行预防性治疗目前尚无统一意见。预防性抗真菌治疗是否能降低真菌感染率或病死率，目前尚无Ⅰ级证据支持。有研究认为，预防性治疗虽能降低真菌感染的发生率，却未能改善预后，且存在不可避免的不良反应，过度使用又会出现耐药危险。目前，美国感染疾病学会（IDSA）指南并不推荐在ICU常规使用抗真菌药物预防性治疗。但同时也有大量循证医学证据及临床实践经验显示，对于存在免疫功能抑制的患者，预防用药确实可以减少尿路真菌感染的发生，同时呼吸道真菌感染和真菌血症的发生率也表现出下降趋势。对于粒细胞减少或接受肝移植的患者，需要进行预防性抗真菌治疗已经是国内专家共识。IDSA指南也指出在IFI高发的ICU病房，对于有高危因素的患者，应预防性使用抗真菌药物。因此，在注重有效性的前提下，临床医生在实际工作中应考虑患者的具体临床情况，将循证证据、指南与个人经验相结合，预计患者是否能在预防性治疗中获益，才能更好地对患者进行治疗。

目前关于IFI预防性治疗国内指南中的推荐意见包括：①对免疫功能抑制的重症患者应进行抗真菌药物的预防治疗；②对无免疫抑制的患者一般不进行预防性治疗。

其中免疫功能抑制的患者具体包括：高危因素的中性粒细胞缺乏患者；接受免疫抑制治疗的高危肿瘤患者；具有高危因素的肝移植和胰腺移植患者；高危的HIV感染患者。对于存在免疫功能抑制的患者，预防治疗应当持续到完全的免疫抑制治疗过程结束或持续到免疫抑制已经出现缓解。

（三）预防性抗真菌药物种类的选择

伊曲康唑的抗菌谱广，可以扩展到曲霉菌和非白念珠菌。预防治疗通常使用伊曲康唑口服液400 mg/d或静脉注射液200 mg/d。为减少口服液的胃肠不良反应，可在初始几天使用伊曲康唑胶囊和口服液联合应用的方法，或者短期应用静脉注射液后转换为口服制剂。

预防性应用伏立康唑可减少肺移植患者和异基因骨髓干细胞移植等患者曲霉菌感染的发生，但目前相关研究尚未完善。

棘白菌素类，例如卡泊芬净和米卡芬净，用于IFI的预防是有效而安全的，通常卡泊芬净和米卡芬净的剂量为50 mg/d。

两性霉素B脱氧胆酸盐因其输注相关反应和肾毒性，故一般不适合应用于预防治疗。目前常以两性霉素B脂质体作为替代。近年有研究指出，两性霉素B脂质体应用于肝移植患者预防真菌感染的用药剂量为5 mg/（kg·d）时，有较好的疗效。

氟胞嘧啶的抗菌谱相对狭窄，同时它有明显的不良反应，且单药使用易出现耐药，不作为预防药物推荐使用。

四、治疗

IFI早期诊断极为困难，能否得到及时恰当的治疗是决定患者预后的关键，而临床大部分侵袭性曲霉菌感染的患者多为拟诊或临床诊断，少数患者能确诊，因此，目前对于IFI的治疗，主要提倡分层诊断、分级治疗原则。分级治疗主要包括预防性治疗、经验性治疗、抢先治疗和目标性治疗。

（一）治疗原则

1. 经验性治疗

主要针对被拟诊为IFI的重症患者，即在获得病原学结果之前，经验性应用抗真菌药物进行治疗。在临床上多由于患者出现多部位念珠菌定植；或不明原因发热，经广谱抗生素治疗7 d无效，或起初有效，但3～7 d后再出现发热，此时多对患者采用经验性治疗。可应用的药物包括唑类、棘白菌素类及多烯类药物，具体包括氟康唑、伊曲康唑、两性霉素B（包括普通制剂和含脂制剂）、卡泊芬净等。药物的选择应综合考虑可能的感染部位，病原真菌，患者预防用药的种类及药物的广谱、有效、安全性和效价比等因素。

2. 抢先治疗

针对的是临床诊断IFI的患者。具体是指患者已经具备影像学（包括X线胸片、CT等）及微生物学（真菌培养、真菌抗原检测等）阳性证据，但尚无无菌体液或组织病理学确诊证据时所采用的治疗策略。既往经验性治疗及抢先治疗在临床上不太好界定，抢先治疗较经验性治疗针对性更强，尽可能降低不恰当的经验性治疗所导致的抗真菌药物的不必要使用，避免过早及过度治疗，降低真菌耐药及医疗花费增加的可能性。但过度追求抢先治疗可能会错过治疗窗口，甚至延误治疗时机导致患者预后不良。目前IDSA诊治指南已经将抢先治疗视为经验性治疗的一部分或延伸。因此，在临床实践中，不必过于强调二者之间的概念，应根据患者具体情况，将两者有机统一。抢先治疗药物选择可参考所检测到的真菌种类而定。治疗应足量、足疗程，以免复发。

3. 目标性治疗

主要针对确诊IFI的患者。针对真菌种类进行特异性抗真菌治疗。以获得致病菌的药敏结果为依据，采用有针对性治疗，也可适当根据经验治疗的疗效结合药敏结果来调整给药。药物选择要参考药物抗菌谱、药理学特点、真菌种类、临床病情和患者耐受性等因素后选定。对于微生物学证实的侵袭性念珠菌感染，主要应结合药敏结果进行用药；光滑念珠菌和克柔念珠菌因为对氟康唑有不同程度的耐药，治疗时不应首选氟康唑，而应选择伊曲康唑、伏立康唑，卡泊芬净和两性霉素B及其脂质体等。

（二）治疗药物

1. 多烯类

（1）两性霉素B：作用机制主要是通过与敏感真菌细胞膜上的固醇相结合，损伤细胞膜的通透性，导致细胞内重要物质如钾离子、核苷酸和氨基酸等外漏，破坏细胞的正常代谢从而抑制其生长。可用于曲霉菌、念珠菌、隐球菌、组织胞质菌等引起的IFI患者，目前仍是不可或缺的一线抗真菌药物，且是我国目前唯一对接合菌有效的药物。用法为静脉给药，每天0.5～1.0 mg/kg。两性霉素B具有严重的肾毒性，几乎所有患者在疗程中均可出现不同程度的肾功能损害，因此，需要对患者进行严密的肾功能及血钾水平监测。在肾功能显著下降的情况下应予以减量，并应避免与其他肾毒性药物合用。

（2）两性霉素 B 脂质体：因其分布更集中于单核—吞噬细胞系统如肝、脾和肺组织，减少了在肾组织的浓度，故肾毒性较传统两性霉素 B 低。抗菌谱与两性霉素 B 相同，且可用于因肾损伤或药物毒性而不能使用有效剂量的两性霉素 B 的患者。起始剂量为每天 1 mg/kg，经验治疗的推荐剂量为每天 3 mg/kg，确诊治疗为每天 3 ~ 5 mg/kg，静脉输注的时间不应少于 1 h。在用药过程中仍须监测肾功能。

2. 唑类

（1）氟康唑：作用机制主要为高度选择性干扰真菌的细胞色素 P450 的活性，从而抑制真菌细胞膜上麦角固醇的生物合成。适用于深部念珠菌病、急性隐球菌性脑膜炎、侵袭性念珠菌病的预防和治疗。侵袭性念珠菌病剂量为 400 ~ 800 mg/d；念珠菌病的预防性治疗剂量为 50 ~ 200 mg/d，疗程不宜超过 2 ~ 3 周。长期治疗者须注意肝功能变化。

（2）伊曲康唑：适用于曲霉菌、念珠菌、隐球菌和组织胞质菌等引起的 IFI 患者。目前多采用静脉口服序贯疗法，即第 1 ~ 第 2 d 200 mg，静脉注射，每天 2 次；第 3 ~ 第 14 d 200 mg，静脉注射每天 1 次，输注时间不得少于 1 h；之后序贯使用口服液，200 mg，每天 2 次。长期治疗时应注意对肝功能的监测。

（3）伏立康唑：适用于免疫抑制患者的严重真菌感染、急性侵袭性曲霉菌病、氟康唑耐药的念珠菌引起的侵袭性感染、镰状真菌引起的感染等。负荷剂量：静脉用药 6 mg/kg，每 12 h 1 次，连用 2 次。输注速度不得超过 3 mg/（kg · h），在 1 ~ 2 h 输完。维持剂量：静脉给予 4 mg/kg，每 12 h 1 次。中度至重度肾功能不全患者应慎重经静脉给药。

3. 棘白菌素类

（1）卡泊芬净：主要抑制多数丝状真菌和酵母菌细胞壁的一种基体成分 β（1，3）-D-葡聚糖的合成，而哺乳类动物的细胞中不存在 β（1，3）-D-葡聚糖。适用于发热性中性粒细胞减少患者疑似真菌感染的经验性治疗，并用于治疗侵袭性念珠菌病、念珠菌血症和其他疗法难以控制或不能耐受的侵袭性曲霉菌病。首日给予一次 70 mg 负荷剂量，随后以 50 mg/d 的剂量维持。输注时间不得少于 1 h，疗程依患者病情而定。对肝功能受损的患者慎重用药。

（2）米卡芬净：是一类新型水溶性棘白菌素类脂肽，它对念珠菌和曲霉菌引起的深部真菌感染有广谱抗菌作用，对耐唑类药物的白念珠菌、光滑念珠菌、克柔念珠菌和其他念珠菌均有良好的抗菌活性，但不能抑制新型隐球菌、毛孢子菌、镰孢属或接合菌。目前主要用于念珠菌和曲霉菌所致的深部真菌感染。其用于治疗食管念珠菌病的推荐剂量为 150 mg/d，预防造血干细胞移植患者的念珠菌感染的推荐剂量为 50 mg/d。主要的不良反应是肝功能异常，但发生率并不高。

4. 氟胞嘧啶

主要为抑菌剂，但高浓度时具有杀菌作用。其作用机制在于药物通过真菌细胞的渗透酶系统进入细胞内，转化为氟尿嘧啶，替代尿嘧啶进入真菌的脱氧核糖核酸中，从而阻断核酸的合成。很少单一用药，一般联合两性霉素 B 应用于全身念珠菌病、隐球菌病。若肾功能正常，初始剂量为 50 ~ 150 mg/kg，分 4 次给药，6 h 1 次；若肾功能不全，初始剂量为 25 mg/kg，但随后的用量和间期需调整以使血清峰值浓度达到 70 ~ 80 mg/L。使用时须监测血肌酐水平，每周 2 次，调整合适剂量，规律监测血细胞计数和肝功能情况。

（三）正确选择及合理使用抗真菌药物

ICU 患者病情复杂，多存在多器官功能障碍或衰竭，而临床常用的抗真菌药几乎都有肝肾毒性及其他不良反应。因此，在抗真菌治疗过程中，如何正确选择和合理使用抗真菌药物，尽可能避免或减少器官损害，是临床中必须面对的难题。国内 2007 年诊治指南中提出了推荐意见，可为临床工作中的选药及用药作为参考。①抗真菌药物治疗应充分考虑基础肝肾功能状态及药物对肝、肾功能的影响。②延长两性霉素 B 脱氧胆酸盐的输注时间可增加患者对药物的耐受性，减少肾毒性。③接受血液净化的重症患者进行抗真菌治疗时，应根据药物的清除率来调整药物剂量。具体的注意点还包括：严重肾功能不全患者禁用两性霉素 B 普通制剂，可使用其含脂制剂，但应减量并监测肾功能；氟康唑用量应按肌酐清除率酌减。伊曲康唑在肌酐清除率 < 30 mL/min 时禁用；伏立康唑在肌酐清除率 < 50 mL/min 时禁用，

但可以口服；伏立康唑在轻到中度肝硬化时应减少剂量；棘白菌素类在严重肝疾病时应调整剂量；长期使用抗真菌药物应监测患者肝功能，出现严重肝功能损害时，应立即停药；两性霉素 B、氟康唑和伊曲康唑在中、重度肝功能损害时应慎用，并严密监测肝功能；三唑类药物在肝内代谢，可与多种药物发生相互作用，用药时须注意。

还有一点需要注意，目前不主张联用抗真菌药物治疗 IFI，尚无循证医学证据支持联用抗真菌治疗可改善患者的预后。联合用药不仅大幅增加了患者的经济负担，也可能增加药物不良反应的发生率及强度，增加了患者的痛苦，还有可能导致真菌耐药的发生。

（四）其他治疗

1. 免疫调节治疗

目的是增加中性粒细胞、吞噬细胞的数量，激活中性粒细胞、吞噬细胞和树突状细胞的杀真菌活性，增强细胞免疫，缩短中性粒细胞减少症的持续时间等。主要包括胸腺素 α_1、粒细胞集落刺激因子（G-CSF）、粒-巨噬细胞集落刺激因子（GM-CSF）和巨噬细胞集落刺激因子（M-CSF）、粒细胞输注等。

2. 外科治疗

有些 IFI 的情况需要进行外科手术治疗，例如对于曲霉球，外科摘除是明确的治疗方法；对于鼻窦感染，治疗应该联合药物和外科方法，外科清创术和引流在大多数患者中就足以治疗；对于心内膜炎患者应进行心脏瓣膜置换手术，且术后要实施药物治疗。当然对于 IFI 患者需要实施外科治疗的情况还有很多，如骨髓炎、心包炎、中枢神经系统感染引起的颅内脓肿的一些病例等。

第五章

急性中毒

第一节　急性药物中毒

一、镇静催眠类药物中毒

能缓和激动，消除躁动，恢复安静情绪的药物称为镇静药。能促进和维持近似生理睡眠的药物称为催眠药。但二者之间无本质区别，因为同一种药物在小剂量时起镇静作用，中等剂量时起催眠作用，而大剂量时则具有麻醉和抗惊厥作用，故统称为镇静催眠类药物。临床上常用的有巴比妥类、苯二氮䓬类受体激动剂及其他类。患者常因自杀或误服过量药物而导致中毒，主要表现为不同程度的中枢神经系统抑制，严重者累及延髓呼吸及血管运动中枢，患者可因呼吸抑制及循环衰竭而死亡。

（一）巴比妥类药物中毒

巴比妥类药物为巴比妥酸的衍生物，是最早使用的镇静催眠药，根据其脂溶性、起效和作用持续时间分为：①长效类（作用持续时间6～8 h），巴比妥和苯巴比妥；②中效类（3～6 h），异戊巴比妥、丙烯巴比妥；③短效类（2～3 h），戊巴比妥、司可巴比妥；④超短效类（30～45 min），环己巴比妥、硫喷妥钠。由于其安全性较低，且较易发生依赖性，目前已经较少用于镇静和催眠，但因过量时容易导致呼吸抑制，应予以重视。

1. 病因及毒理

（1）病因：①有自杀倾向、精神异常患者一次性摄入超剂量药物或长期服用导致药物蓄积；②患者有阻塞性肺疾病、肝肾疾病或内环境紊乱等情况时，对药物敏感性增加，而代谢、排泄减少；③酒精等中枢抑制剂加重其毒性作用。

（2）巴比妥类随剂量由小到大，依次导致镇静、催眠、抗惊厥和麻醉作用：其中毒机制在于抑制丙酮酸氧化酶系统，从而抑制中枢神经系统，尤其是脑干网状结构的上行激活系统，导致意识障碍。巴比妥类还能通过延长γ-氨基丁酸介导 Cl^- 通道开放的时间，增加 Cl^- 内流，引起超极化（抑制作用），并在高浓度时直接增加 Cl^- 内流。大剂量巴比妥类可直接抑制延髓血管运动中枢及呼吸中枢，导致休克和呼吸抑制。

2. 临床表现

巴比妥类药物中毒主要表现为不同程度的意识障碍以及对循环、呼吸的抑制，其中毒程度在临床上可分为三级（表5-1）。

表5-1　巴比妥类中毒的临床分级

分级	循环	呼吸	神经系统	其他
轻度中毒	无明显变化	无明显变化	嗜睡、反应迟钝、言语不清、记忆力减退、判断力及定向力障碍、眩晕、动作不协调	无明显变化

续表

分级	循环	呼吸	神经系统	其他
中度中毒	无明显变化	呼吸减慢	浅昏迷、眼球震颤、对光反射迟钝、腱反射消失，但角膜反射和咽反射存在	无明显变化
重度中毒	血管运动中枢抑制，周围血管扩张，血压下降	呼吸中枢抑制，呼吸浅慢而不规则，呈潮式呼吸	深昏迷，早期四肢肌张力增高、腱反射亢进、病理反射阳性，后期全身肌肉松弛、各种反射消失	体温下降、脑水肿、肾功能衰竭、肝损害、肺水肿、肺炎、皮疹

3. 诊断

根据接触或口服巴比妥类药物的病史及中枢神经系统抑制为主要临床表现的特点，结合实验室检查应考虑有巴比妥类药物中毒可能，血液、呕吐物及尿液巴比妥类药物测定可有助于诊断。但尚需除外其他导致昏迷的疾病如肝性脑病、糖尿病、急性脑卒中，并与其他可致昏迷的中毒（如吗啡、乙醇、一氧化碳）相鉴别，需要注意的是某些患者病史并不清楚，如遇昏迷患者，应常规排除本病，详细询问发病前的情况，注意搜寻巴比妥类药物服用的证据（自杀的遗书、空的巴比妥类药物包装）有利于诊断，应结合病史、临床表现及实验室检查综合判断。

4. 急救措施

（1）重点在于维持患者呼吸及循环功能稳定。①对于昏迷伴呼吸抑制的患者保持呼吸道通畅，吸氧，必要时行气管插管及机械通气治疗。②对低血压患者予以扩容，必要时可应用多巴胺或去甲肾上腺素等血管活性药物。

（2）清除体内尚未被吸收的毒物。①催吐。对服用量较小者给予催吐后，一般不需要特殊处理；对服用量较大、有意识障碍的患者不宜催吐，以免加重心脏、呼吸等系统症状或导致吸入性肺炎。②洗胃。可选择 1 ∶ 5 000 的高锰酸钾溶液洗胃，昏迷患者若须洗胃应在保护气道（如气管插管）的条件下进行。③管喂活性炭吸附。④导泻。洗胃后给予硫酸钠 10 ~ 15 g 或甘露醇导泻，不宜使用硫酸镁，因镁离子在体内可增加中枢抑制作用。

（3）加速已吸收毒物排泄。①补液利尿。可促进巴比妥类（特别是长效类）排泄，在补液基础上静脉注射呋塞米或甘露醇，保证每小时尿量在 250 mL 以上，并注意纠正电解质紊乱。②碱化尿液。有利于巴比妥类（特别是长效类）由周围组织释放入血并经肾脏排泄，可给予 5% 的碳酸氢钠溶液 100 ~ 125 mL 静脉滴注，以后根据病情需要重复 2 ~ 4 次，直至尿液 pH 达 7.5 ~ 8.0 为宜。③血液净化。对于严重中效类巴比妥中毒，或合并肾功能不全的患者，可采用血液透析或血液灌流。短效类如司可巴比妥，因其与血浆蛋白结合较多，并主要在肝脏代谢，故利尿和透析效果不理想，但若病情严重或合并肝功能不全时可考虑血液灌流。

（4）中枢兴奋剂：适用于呼吸抑制或持续昏迷的患者，包括贝美格、尼可刹米等。贝美格为中枢兴奋药，毒性较低，可用于巴比妥类及其他镇静催眠药的中毒，也用于减少硫喷妥钠麻醉深度，以加快患者苏醒。用法：5% 葡萄糖注射液稀释后静脉滴注，每 3 ~ 5 min 滴注 50 mg，直至病情改善或出现中毒症状（肌肉震颤、惊厥等）为止。

（5）对症支持治疗：昏迷患者定期翻身、拍背、吸痰，防止肺部感染及压疮，体温过低患者适当予以保温。

（二）BZRAs 中毒

BZRAs 可分为传统的苯二氮䓬类药物（BZDs）和新型非苯二氮䓬类药物。由于其不良反应较巴比妥类低，安全性高，故已逐渐取代巴比妥类，是目前使用最广泛的镇静催眠药。其中 non-BZDs 由于几乎无残留效应，不易产生药物依赖性和成瘾性，已逐渐成为治疗失眠的首选药物。BZDs 包括有：①长效类如地西泮、氟西泮等；②中效类如阿普唑仑、氯氮䓬、硝西泮、氯硝西泮、艾司唑仑；③短效类如三唑仑等。non-BZDs 包括唑吡坦、佐匹克隆和扎来普隆等。

1. 病因及毒理

（1）病因：与巴比妥类相似。

（2）毒理：BZRAs 主要作用于边缘系统和间脑，其中毒机制也在于对中枢的抑制作用，但相比于巴比妥类较少引起呼吸抑制。BZDs 非选择性激动 r-氨基丁酸 A 型受体（GABAA 受体）上不同的 α 亚基，具有镇静、抗焦虑、肌松和抗惊厥等作用。并且与巴比妥类不同的是，BZDs 是通过促进 r-氨基丁酸（GABA）与其受体结合而增加 Cl^- 通道的开放频率，且不能直接开放 Cl^- 通道。而 non-BZDs 对含 α_1 亚单位的 GABAA 受体更具有选择性，主要发挥催眠作用。

2. 临床表现

此类药物的毒性作用较低，即使超过治疗剂量数倍通常仅有嗜睡、眩晕、乏力、共济失调等表现，偶有中枢兴奋、锥体外系障碍及一过性精神错乱。剂量过大时可出现昏迷、血压下降及呼吸抑制，尤其是静脉输注时要特别注意。长期使用可出现药物依赖，突然停药常出现戒断综合征，表现为抑郁、精神激动、失眠及癫痫发作等。

3. 诊断

应结合病史、临床表现及实验室检查综合判断。①过量服药病史。②相关临床表现。③诊断性治疗有效，BZRAs 中毒特异性拮抗剂氟马西尼能迅速逆转其所致的中枢抑制作用。④与其他导致昏迷疾病以及其他可致昏迷的中毒鉴别，同时注意排除合并其他颅脑疾病的可能，如颅脑外伤等。⑤患者呕吐物、洗胃液及尿液分析和血药浓度测定。

4. 急救措施

（1）维持患者呼吸及循环功能稳定。

（2）清除体内尚未被吸收的毒物。

（3）加速已吸收毒物的排泄。由于本类药物为脂溶性，血浆蛋白结合率较高，利尿剂和血液透析效果可能不理想，必要时可考虑血液灌流。

（4）特效解毒剂：氟马西尼结构与 BZRAs 相似，是苯二氮䓬类受体特异性拮抗剂，能逆转或减轻 BZRAs 的中枢抑制作用。其作用持续时间较短（半衰期为 53 min），停药后可能出现“再镇静”现象，故主要用于诊断性治疗及重症患者抢救。若患者持续昏迷或伴有呼吸抑制，可静脉持续滴注。使用方法：首次静脉注射量为 0.1～0.2 mg，如果在 60 s 内未达到所需的清醒程度，可重复使用，直至患者清醒或总量达 2 mg。维持治疗：静脉滴注，0.2～1 mg/h，总量小于 3 mg。

（5）对症支持治疗。

二、抗精神失常药物中毒

精神失常是由于多种原因引起的精神活动障碍的一类疾病，根据其症状特征可分为精神分裂症、躁狂症、抑郁症和焦虑症。治疗这类疾病的药物统称为抗精神失常药物，根据临床用途分为三类：抗精神病药、抗躁狂抑郁药及抗焦虑药，后者主要为 BZDs。

（一）抗精神病药中毒

抗精神病药物主要用于治疗精神分裂症，对其他精神失常的躁狂症状也有效，根据化学结构可分为：①吩噻嗪类，如氯丙嗪、氟奋乃静及三氟拉嗪；②硫杂蒽类，如氯普噻吨；③丁酰苯类，如氟哌啶醇；④其他类，如五氟利多、舒必利、氯氮平、利培酮、喹硫平、奥氮平。根据作用机制可分为：①传统（或典型）抗精神病药，包括吩噻嗪类、硫杂蒽类、丁酰苯类等；②非传统（或非典型）抗精神病药，包括氯氮平、利培酮、喹硫平、奥氮平等。

1. 病因及毒理

（1）传统（或典型）抗精神病药：主要作用为单纯的多巴胺 D_2 受体拮抗剂，其中毒机制主要有：①镇静作用，并增强其他中枢抑制药如麻醉药、镇静催眠药、镇痛药及乙醇的作用；②锥体外系反应；

③抗 α 肾上腺素能受体作用；④抗胆碱能作用；⑤抗组胺作用。

（2）非传统（或非典型）抗精神病药：对除多巴胺 D_2 受体以外的其他受体，包括 5-羟色胺（5-HT）受体、谷氨酸受体等也有阻断作用，锥体外系反应少。

2. 临床表现

（1）以吩噻嗪类的氯丙嗪为例：临床表现为激动不安、幻视、意识障碍、从嗜睡到昏迷，肌强直、震颤等。

（2）不良反应：以锥体外系反应最具有特征性，表现为帕金森综合征、静坐不能和急性肌张力障碍。其他还可能出现过敏反应及嗜睡、无力、口干等中枢神经及自主神经的不良反应。

（3）急性中毒表现：体温调节异常，患者出现低温或高温；血压下降甚至休克，心律不齐，心电图见 P-R 或 Q-T 间期延长，ST-T 改变；昏迷、呼吸抑制及癫痫发作。

3. 诊断

应结合病史、临床表现及实验室检查综合判断。①过量服药病史。②临床特征。③与其他导致昏迷的疾病相鉴别，如肝性脑病、糖尿病、急性脑卒中，以及与其他可致昏迷的中毒鉴别。④患者呕吐物、洗胃液及尿液分析和血药浓度测定。

4. 急救措施

（1）维持患者病情稳定：尤其注意对昏迷患者进行气道保护，对出现呼吸抑制者予以人工呼吸。

（2）清除毒物：病情允许时予以催吐、洗胃、导泻。血液净化不能有效清除本类药物。

（3）无特效解毒剂，以对症支持治疗为主，重点在以下方面：①维持患者体温正常；②低血压患者补液扩容，必要时予以 α 肾上腺素能受体兴奋剂如去甲肾上腺素、间羟胺等；注意 β 肾上腺素能受体兴奋剂如多巴胺、异丙肾上腺素会加重低血压，应避免使用（氯丙嗪最为明显）；治疗奎尼丁样心脏毒性可予以 5% 碳酸氢钠 250 mL 静脉输注，对心律失常者可予以利多卡因；③对昏迷患者可予以中枢神经兴奋药物如盐酸哌甲酯 40 ~ 100 mg 肌内注射；对出现帕金森患者予以盐酸苯海索、氢溴酸东莨菪碱等；对急性及张力障碍患者可用苯海拉明 25 ~ 50 mg 口服或 20 ~ 40 mg 肌内注射。

（二）抗抑郁药中毒

目前临床上常用的抗抑郁药主要包括三环类及其他新型抗抑郁药，单胺氧化酶抑制剂由于不良反应大，作用较差，临床上已被三环类等取代。三环类抗抑郁药包括丙咪嗪、地昔帕明、阿米替林、多塞平等；其他类包括氟西汀、帕罗西汀、舍曲林、氟伏沙明等。

1. 病因及毒理

病因与镇静催眠药中毒类似，其中毒机制如下：①抑制单胺类递质重摄取，丙咪嗪及多塞平属于非选择性单胺再摄取抑制剂，地昔帕明属于去甲肾上腺素（NA）再摄取抑制剂，阿米替林及其他新型抗抑郁药是 5-HT 再摄取抑制剂；②镇静作用，增强中枢性抑制药作用；③抗胆碱作用。

2. 临床表现

（1）中枢神经系统：嗜睡、困倦、头晕、乏力、手指震颤、步态不稳、兴奋不安、躁动、谵妄、惊厥、昏迷。

（2）心血管系统：血压先升高后降低，窦性心动过速、心律失常，心电图出现 Q-T 间期延长、ST-T改变、QRS 波增宽、房室传导阻滞等，严重者可致心脏停搏。

（3）消化系统：口干、恶心、呕吐、腹胀、便秘、肝损害。

（4）泌尿系统：排尿困难、尿潴留。

（5）其他：瞳孔扩大、视物模糊及眼压增高，体温升高等。

3. 诊断

应结合病史、临床表现及实验室检查综合判断：①过量服药病史；②相关临床表现；③与其他导致昏迷的疾病以及其他可致昏迷的中毒鉴别；④患者呕吐物、洗胃液及尿液分析和血药浓度测定。

4. 急救措施

（1）由于本类药物抑制胃肠蠕动，故服用后超过 12 h 仍需洗胃和灌肠。

（2）血液净化对于清除本类药物效果不显著。

（3）无特效解毒剂，以对症支持治疗为主，治疗重点包括：①出现严重室性心律失常，予以利多卡因注射，不宜使用普鲁卡因胺，因其可能加重心脏毒性；出现 QRS 波增宽及低血压，可予以碳酸氢钠滴注；②抗胆碱能表现常能自行减轻及消退，毒扁豆碱可能加重传导阻滞，不应常规使用；③低血压患者积极补液扩容，必要时可考虑去甲肾上腺素；④癫痫发作时予以苯妥英钠，避免使用巴比妥及 BZRAs，因其可能加强中枢抑制作用。

（三）抗躁狂药中毒

抗躁狂药包括氯丙嗪、氟哌啶醇等，但典型的药物为碳酸锂。

1. 病因及毒理

病因与镇静催眠药中毒类似。其安全范围较小，血锂浓度达 1.5 ~ 2.0 mmol/L 时，可导致中枢中毒症状。

2. 临床表现

主要为神经系统异常，如意识障碍、昏迷、肌张力增高、深反射亢进、共济失调、震颤及癫痫发作。

3. 诊断

应结合病史、临床表现及实验室检查综合判断：①过量服药病史；②相关临床表现；③与其他导致昏迷的疾病以及其他可致昏迷的中毒鉴别；④患者呕吐物、洗胃液及尿液分析和血药浓度测定，血锂浓度超过 1.5 ~ 2.0 mmol/L。

4. 急救措施

（1）催吐，用生理盐水洗胃，并用硫酸钠导泻。

（2）静脉输注生理盐水能有效增加锂排泄。

（3）血液净化疗法，血液透析能有效增加锂排泄，降低血锂浓度。

（4）对症支持治疗。

第二节　急性乙醇中毒

乙醇俗称酒精，是无色、易燃、易挥发的一种液体，具有醇香气味，能够与水及大多数有机溶剂混溶。乙醇是常用的工业原料，常用作医疗溶媒或消毒剂，也是酒类饮料中的主要成分。机体一次摄入过量乙醇或酒类饮料可引起先兴奋后抑制的神经精神症状，严重者甚至出现呼吸抑制及休克，临床上称为急性乙醇中毒或急性酒精中毒。血液中乙醇的致死浓度一般为 87 ~ 152 mmol/L（4 000 ~ 7 000 mg/L）。纯乙醇 250 ~ 500 mL 为大多数成人的致死量。对乙醇的反应个体差异很大，一般血中浓度达 3 000 mg/L 时可发生昏迷。

一、病因

酒是含乙醇的最常见饮品。用谷类或水果发酵制成的酒通常含乙醇浓度较低，常以容量浓度（L/L）计，啤酒为 3% ~ 5%，黄酒为 12% ~ 15%，葡萄酒为 10% ~ 25%；蒸馏形成烈性酒，如白酒、白兰地、威士忌等一般乙醇浓度为 40% ~ 60%。大量饮用含乙醇高的烈性酒易引起急性中毒，醉酒为其常见表现。由于人体对乙醇的耐受量差异很大，故可以引起酒醉的乙醇摄入量相差也很大。偶有因吸入大量乙醇蒸气而致中毒者。

二、诊断

（一）急性中毒临床表现

一次性大量饮酒可引起中枢神经系统抑制等中毒症状，其表现与饮酒量和血乙醇浓度以及个人耐受性相关，临床上将急性中毒反应分为三期。

1. 兴奋期

血乙醇浓度达到 11 mmol/L（50 mg/dL）时即感头痛、欣快、兴奋；血乙醇浓度达到 16 mmol/L（75 mg/dL）时，表现为健谈、饶舌、情绪不稳定、自负、易激怒，可有粗鲁行为或攻击行动，也可能沉默、孤僻；浓度达到 22 mmol/L（100 mg/dL）时，驾车易发生车祸。

2. 共济失调期

血乙醇浓度达到 33 mmol/L（150 mg/dL）时，肌肉运动不协调，行动笨拙，言语含糊不清，眼球震颤，视物模糊，复视，步态不稳，出现明显共济失调。浓度达到 43 mmol/L（200 mg/dL）时，出现恶心、呕吐、厌倦。

3. 昏迷期

血乙醇浓度升至 54 mmol/L 时，患者进入昏迷期，表现为昏睡、瞳孔散大、体温降低。血乙醇超过 87 mmol/L 时，患者陷入深昏迷，心率增快、血压下降，呼吸慢而有鼾音，可由于呼吸、循环衰竭而危及生命。

酒醉醒后可有头痛、头晕、无力、恶心、震颤等症状。上述临床表现见于对酒精尚无耐受性者。如产生耐受性，症状可能较轻。此外，重症患者可并发酸碱平衡失常、心律失常、心肌炎、电解质紊乱、低血糖症、吸入性肺炎、急性呼吸衰竭等。部分患者酒醒后突然出现肌肉肿胀、疼痛，可伴有肌球蛋白尿，甚至出现急性肾衰竭。

（二）戒断综合征

长期酗酒者，突然停止饮酒或减少酒量后，可发生下列 4 种不同类型戒断综合征的反应。

1. 单纯性阶段反应

在减少饮酒后 6 ~ 24 h 发病。出现震颤、焦虑不安、兴奋、失眠、心动过速、血压升高、大量出汗、恶心、呕吐。多在 2 ~ 5 d 内缓解自愈。

2. 酒精性幻觉反应

患者意识清晰，定向力完整。幻觉以幻听为主，也可出现幻视、错觉及视物变形。多为被害妄想，一般持续 3 ~ 4 周后缓解。

3. 戒断性惊厥反应

往往与单纯性戒断反应同时发生，也可在其后发生癫痫大发作。多数只发作 1 ~ 2 次，每次数分钟。也可数日内多次发作。

4. 震颤谵妄反应

常在停止饮酒后 24 ~ 72 h 后，也可在 7 ~ 10 h 后，患者出现精神错乱，全身肌肉出现粗大，震颤或谵妄。谵妄是在意识模糊的情况下出现生动、恐惧的幻视，可有大量出汗、心动过速、血压升高等交感神经兴奋的表现。

（三）体格检查

（1）呼气有明显酒精味。

（2）表现为兴奋、言语不清、共济失调，或昏睡、昏迷。

（3）严重者可表现为抽搐、瞳孔散大、体温降低、心率增快、血压下降、呼吸减慢或呼吸循环麻痹。

（四）辅助检查

（1）血气分析可见轻度代谢性酸中毒［BE < -3，二氧化碳结合力（CO_2CP）<22 mmol/L］。

（2）血电解质可见低钾（<3.5 mmol/L）、低镁（<0.8 mmol/L）、低钙（<2.0 mmol/L）。

（3）肝功能异常（氨基转移酶 >40 U/L），血糖可降低或升高（<3.9 mmol/L 或 >6.1 mmol/L）。

（4）心电图可见心律失常，甚至心肌损害，心肌酶谱可见异常。

（5）少数患者可见肾功能异常（尿素氮 >7.1 mmol/L，肌酐 >108 μmol/L），甚至急性肾衰竭。

(6) 可予血液或呼气乙醇浓度检测证实。

(7) 如疑有外伤，应做相应的影像学检查。

(五) 诊断原则

饮酒史结合临床表现，如急性酒精中毒的中枢神经兴奋或抑制症状，呼气有酒精味；戒断综合征的精神症状和癫痫发作；血清或呼气乙醇浓度检测可作出诊断。

(六) 分级标准

轻度中毒和中度中毒早期表现为兴奋、欣快、言语增多、颜面潮红或苍白、步态不稳、轻度动作不协调、判断力障碍、语无伦次、眼球震颤甚至昏睡。

重度中毒可出现深昏迷、呼吸表浅或潮式呼吸，并可因呼吸麻痹或循环衰竭而死亡。重症患者瞳孔常缩小、体温和血压下降、脉搏减慢。

三、治疗

(一) 一般治疗

轻症患者无须特殊治疗，兴奋躁动的患者必要时加以约束以防误伤。多饮糖水及酸性饮料，不主张饮咖啡和茶水，茶碱的利尿作用虽可加速乙醇排泄，但乙醇转化的乙醛未能分解即排出，影响肾脏功能。乙醇与咖啡因同样有兴奋大脑皮质的作用，酒与咖啡同饮可加重对大脑的刺激，出现神经及血管系统的病变。中毒症状轻者注意保暖，防止误吸或吸入性肺炎，定时翻身，防止压迫性横纹肌溶解、坏死，导致肌红蛋白尿性急性肾衰竭。

(二) 药物治疗

10%葡萄糖注射液 500～1 000 mL 加入大剂量维生素 C，同时给予利尿药以加速乙醇排泄，可给予能量合剂加维生素 B_6 及烟酸静脉滴注，肌内注射维生素 B_1 以加速乙醇在体内的氧化。可静脉注射50%的葡萄糖注射液 100 mL，预防低血糖的发生。昏迷者可用纳洛酮 0.4～0.8 mg 加入葡萄糖注射液静脉注射，或用贝美格 50 mg 加入葡萄糖注射液 10～20 mL 静脉注射，或使用纳美芬治疗。狂躁兴奋者可肌内注射小剂量地西泮注射液（5 mg），避免用吗啡、氯丙嗪、苯巴比妥类镇静药。有上消化道出血者，予 5%葡萄糖注射液 100 mL + 奥美拉唑 40 mg，静脉滴注。

(三) 透析治疗

当患者血乙醇浓度达到 500 mg/d 左右，出现重度昏迷或呼吸中枢抑制时，应紧急行透析治疗，以加快体内乙醇的排出。透析指征有：血乙醇含量 >108 mmol/L（500 mg/dL）且伴酸中毒或同时服用甲醇或其他可疑药物。

(四) 其他治疗

维持重要脏器的功能。①维持气道通畅，保证氧供，必要时行气管插管，机械通气。②维持循环功能，注意血压、脉搏，可静脉输入 5%葡萄糖盐水溶液。③监测心律失常和心肌损害。④保暖，维持正常体温。⑤维持水、电解质、酸碱平衡，血镁低时补镁。治疗 Wernicke 脑病，可肌内注射维生素 B_1 100 mg。⑥保护大脑功能，应用纳洛酮 0.4～0.8 mg 缓慢静脉注射，有助于缩短昏迷时间，必要时可重复给药。同时应注意昏迷患者此前是否同时服用其他药物。慎用镇静剂，使用镇静剂必须排除颅内疾病。疑有误吸，应予抗生素预防感染。

第三节 窒息性气体中毒

一、急性一氧化碳中毒

（一）概述

一氧化碳是无色、无味、无刺激性的易燃易爆气体，是生活中煤气的主要成分，因其含有硫醇，故有特殊气味。生产中，一氧化碳常用在金属冶炼、焦炉等作业中。生活中的一氧化碳中毒常发生在通风不良、用煤炉做饭或取暖、烟囱堵塞的房间内。生产中的一氧化碳中毒常发生在通风设备差、职业防护差的工作环境。

（二）临床表现

正常人血液中碳氧血红蛋白的含量可在5%～10%（吸烟者此值偏高），急性一氧化碳中毒的程度取决于吸入一氧化碳的浓度、持续接触时间及机体对缺氧的敏感程度。当空气中一氧化碳浓度为0.02%时，2～3小时会产生症状；当其为0.08%时，2 h即会昏迷。根据吸入一氧化碳后血中碳氧血红蛋白的含量，可将中毒分为以下几类。

1. 轻度中毒

接触一氧化碳时间短，血液中碳氧血红蛋白浓度为10%～20%，表现为头痛、头晕、心悸、恶心、呕吐、乏力等，可能出现短暂的晕厥。上述症状一般较轻，在脱离中毒环境、吸入新鲜空气或氧气后可迅速消失，一般无后遗症状。

2. 中度中毒

接触一氧化碳时间稍长，血液中碳氧血红蛋白浓度为30%～40%，部分中毒患者的皮肤黏膜会出现樱桃红色；还有部分患者可出现意识障碍。在脱离中毒环境，吸入氧气后，患者可在数天后恢复，很少留有后遗症。

3. 重度中毒

接触一氧化碳时间很长，吸入一氧化碳过多，血液中碳氧血红蛋白浓度为在50%以上。患者会出现生命体征不稳定的情况，包括血压下降、呼吸急促、四肢厥冷，外周氧饱和度降低，甚至死亡。如患者在重度中毒中被抢救成功，因脑缺氧时间长，很多患者留有痴呆、记忆力减退等神经功能障碍，更有甚者，可能进入持续植物状态。

4. 急性一氧化碳中毒迟发性脑病

急性一氧化碳中毒迟发性脑病是指部分急性一氧化碳中毒患者在急性期意识障碍恢复正常后，经过一段时间的“假愈期”，突然出现以精神和脑局灶损害症状为主的脑功能障碍。一般发生在急性中毒后2～30 d内，是一氧化碳中毒后常见的并发症，如不及时治疗，轻者会遗留神经症状，重者会影响生命。

（三）辅助检查

1. 血液中碳氧血红蛋白浓度

正常人血液中碳氧血红蛋白的含量为5%～10%，一氧化碳中毒患者在脱离中毒环境、吸入新鲜空气8 h后，碳氧血红蛋白中一氧化碳解离完全，因此考虑一氧化碳中毒的患者应及时测量血液中碳氧血红蛋白浓度。轻度中毒患者，血液中碳氧血红蛋白浓度为10%～20%；中度中毒患者，血液中碳氧血红蛋白浓度为30%～40%；重度中毒患者，血液中碳氧血红蛋白浓度为在50%以上。

2. 血常规及生化检查

白细胞总数及中性粒细胞总数增高，谷丙转氨酶（ALT）、天门冬酸氨基转移酶（AST）、血乳酸可一过性增高，血糖可能因机体应激增高。重度中毒的患者可能出现多器官功能障碍。血气中氧分压可正常或降低，pH正常或降低，氧饱和度可能正常。

3. 脑影像学及脑电图

早期脑 CT 可能正常，严重患者可能出现脑水肿的表现，脑 MRI 可能表现出脑缺血缺氧的改变。脑电图表现为低波幅慢波增多，与缺氧性脑病进展平行。

（四）诊断

根据一氧化碳接触史，突然发生的神经系统损伤症状和体征，结合及时测定的血液中碳氧血红蛋白浓度，排除其他疾病，如脑血管意外、低血糖、脑炎、脑膜炎等疾病后方可作出诊断。

（五）治疗

1. 院前急救

对于怀疑一氧化碳中毒的患者，作为到达现场的医护人员，首先最重要的是评估周围环境的安全性，并使患者迅速脱离中毒环境。如在密闭的空间，尽量通风；如现场封闭又有一氧化碳持续排出时，要请专业人员携带氧气及面罩进行施救。患者脱离中毒环境后，应再次对患者进行评估。如呼吸心跳停止，按照心肺复苏抢救；如生命体征平稳，则给予吸氧、保持呼吸道通畅。

2. 院内急救

（1）吸氧、保持呼吸道通畅、卧床休息。研究表明，吸入氧气可使碳氧血红蛋白中的一氧化碳迅速解离；吸入新鲜空气时，一氧化碳由碳氧血红蛋白释放出半量约需 4 h；吸入纯氧时可缩短至 30 ~ 40 min，因而患者到达医院后应尽早给予高浓度氧气吸入。

（2）高压氧治疗。高压氧治疗一般在中毒后 4 h 内开始效果最佳。高压氧可以提高动脉血液中的溶解氧，提高动脉血氧分压，使毛细血管内的氧易向细胞内交换，纠正组织缺氧。同时高压氧还有缩血管作用，能改善组织微循环，降低颅压，减轻脑水肿，促使一氧化碳与细胞色素氧化酶等和组织细胞解离。

（3）防治脑水肿。一氧化碳中毒可引起组织缺氧，神经系统对缺氧最为敏感，一氧化碳中毒后常会出现脑水肿，可适当给予甘露醇、甘油果糖、呋塞米、地塞米松等脱水。如由于脑水肿导致抽搐，急性期可予安定控制症状，对症处理。

（4）促进脑功能恢复。可采用胞磷胆碱 500 ~ 1 000 mg 加入 5% 葡萄糖注射液 250 mL 静脉滴注，1 次/日，或醒脑静 2 ~ 4 mL 肌内注射，2 次/日。

（5）防止并发症。对于长期卧床的患者注意有无坠积性肺炎、压疮等。如患者出现发热，要确定感染源，必要时使用抗生素控制感染。体温过高会加快脑代谢，如患者出现发热，应积极处理，采用物理和（或）药物降温。

二、急性硫化氢中毒

（一）概述

硫化氢是具有刺激性和窒息性的无色气体。低浓度接触仅有呼吸道及眼部的局部刺激作用，高浓度时全身毒害作用较明显，表现为中枢神经系统症状和窒息症状。大部分硫化氢中毒发生在市政污水管道疏通或污物清理的作业中。

（二）临床表现

急性硫化氢中毒一般发病迅速，短时间暴露在高硫化氢浓度的中毒表现比长时间暴露在低硫化氢浓度严重，出现以脑和（或）呼吸系统损害为主的临床表现，其表现因暴露环境中硫化氢的浓度等因素不同而有明显差异。

（1）环境中硫化氢浓度为 $50 \times 10^{-6} \sim 100 \times 10^{-5}$ g/L：主要是眼部和上呼吸道的刺激症状，表现为畏光、流泪、眼部刺痛、流涕、咽喉部灼热感、胸闷及刺激性干咳。查体可见眼结膜充血，肺部可有干啰音，脱离接触后短期内可恢复。

（2）环境中硫化氢浓度为 $100 \times 10^{-6} \sim 300 \times 10^{-6}$ g/L：除上述轻度中毒的症状外，还会出现中枢神经系统症状，包括头痛、头晕、易激动、烦躁、意识模糊、谵妄、癫痫样抽搐，甚至呈全身强直性阵挛发作等；消化系统中毒症状，如恶心、呕吐、肝功能障碍。眼底检查可见视神经盘水肿、角膜水肿。部分患者胸部X线显示肺纹理增粗或有片状阴影等肺水肿表现。

（3）环境中硫化氢浓度 $>700\times10^{-6}$g/L：接触极高浓度硫化氢后可发生电击样死亡，患者常会出现头晕、头痛、烦躁、谵妄、意识障碍，在接触后数秒或数分钟内可发生呼吸、心脏骤停。死亡前一般无先兆症状，可先出现呼吸深而快，随之呼吸骤停。严重中毒患者经抢救恢复后，部分患者仍会留有后遗症。

（三）辅助检查

尚无特异性实验室检查指标。鉴定工作场所是否有硫化氢时，可将乙酸试纸浸入2%的乙酸铅酒精溶液中，现场暴露30 s，如为绿黄色、棕色、黑色中的任意一种颜色，即可提示存在硫化氢。但该反应无特异性，如存在其他的含硫化合物也会出现类似反应。有条件可测定患者血清及小便中硫酸盐含量。

（四）诊断

（1）有明确的硫化氢接触史。

（2）患者的衣物和呼气有臭蛋气味可作为接触硫化氢的指标。

（3）事故现场可产生或测得硫化氢。

（4）接触毒物后，迅速出现以脑和（或）呼吸系统损害为主的表现。

（5）排除急性脑血管意外、心肌梗死等疾病后，方可作出诊断。

（五）治疗

1. 院前急救

立即将患者移至空气新鲜的地方，脱去受污染衣物，保暖，严密观察呼吸功能。有窒息时，应立即清理气道，给氧，必要时建立人工气道。

2. 高压氧治疗

高压氧治疗可迅速提高血氧含量，竞争性抑制一氧化氮和细胞色素氧化酶的结合，高压氧治疗对重新氧化磷酸化及直接解毒硫化氢是有益的，但目前缺少大量数据证明其可行性，故高压氧治疗尚存争议。

3. 对症支持治疗

对于躁动不安者可给予冬眠疗法。同时早期、足量、短程应用糖皮质激素预防肺水肿及脑水肿。另外，可大剂量使用谷胱甘肽等药物，加强细胞氧化能力，加速对硫化氢的解毒作用。危重患者可考虑使用血浆置换，将失活的细胞色素氧化酶及游离的硫化氢清除，每次可交换血浆500 mL。同时使用抗生素预防感染。

4. 眼部受刺激的处理

轻度时应立即用温水或2%小苏打水清洗眼部，然后用4%硼酸水清洗眼部，同时以抗生素眼药水、醋酸可的松眼液滴眼，或者二者同时应用，每日4次以上。

第六章

呼吸系统危重症

第一节　急性呼吸衰竭

急性呼吸衰竭是由于肺实质疾患、气道阻塞、创伤、休克等突发致病因素引起的肺通气和（或）换气功能迅速出现严重障碍，短时间内导致二氧化碳潴留和（或）输送到组织的氧缺乏，进而危及患者生命的病理生理状态。

一、病因及发病机制

急性发作的各种影响肺实质、肺血管、呼吸道、呼吸肌及呼吸中枢的危险因素导致呼吸氧合功能和（或）体内 CO_2 排出障碍的一类临床综合征称为急性呼吸衰竭，疾病发生时间可为即刻到 1 周。常见的危险因素包括肺部感染、肺动脉栓塞、呼吸道痉挛或阻塞、异物梗阻、呼吸肌麻痹、溺水、热射、中毒、脑外伤所致的呼吸中枢异常等。这些因素影响了维持呼吸功能的五大要素之一，使得患者通气、换气功能出现异常，表现为缺氧和（或）CO_2 潴留。

二、诊断

典型临床表现是呼吸困难。呼吸形式根据中枢或外周病变可表现为潮式呼吸、叹气样呼吸以及三凹征等。重者呼吸微弱或呼吸停止。可伴有口唇发绀，伴或不伴吸气喘鸣。患者缺氧或二氧化碳潴留时可出现精神错乱、躁狂、昏迷、抽搐等症状。慢性阻塞性肺疾病急性加重症状重度二氧化碳潴留者可出现球结膜水肿等。

诊断主要依据血气分析结果，在海平面不吸氧条件下如果动脉血氧分压 <60 mmHg 和（或）动脉血 $CO_2>45$ mmHg，可以诊断为呼吸衰竭。

实验室检查：根据原发疾病的不同，实验室检查可有多种异常。肺部感染可有血常规的异常，包括白细胞增高或降低；糖尿病酮症酸中毒可有血糖增高，血酮体阳性伴代谢性酸中毒；低钠、低血糖可见于相应的水电解质异常患者等。

判断急性呼吸衰竭的病因：包括中枢、气道、肺实质、细胞缺氧等。这些要依据病史，患者的临床表现和实验室检查指标。中枢性呼吸衰竭往往有误用药史、颅脑部创伤史等；气道阻塞有显著三凹征和哮鸣音；肺实质病变影像学有特征性改变；细胞缺氧如氰化物中毒往往是动脉血气分析结果氧分压正常，但 pH 可迅速降低，患者出现昏迷、恶心呕吐、呼吸困难等。

ARDS 是排除诊断，因此针对急性缺氧性呼吸衰竭，需要排除充血性心力衰竭、肺间质病变急性发作、弥漫性肺泡出血、肺炎型肺癌等疾病。

三、治疗

（一）治疗原则

先处理缺氧和二氧化碳潴留，然后根据病因进一步治疗。首先进行急症处理，吸氧，静脉使用呼吸兴奋剂尼可刹米（先静脉注射再静脉滴注维持），进行无创通气等，必要时建立人工气道，改善缺氧。注意动脉血 pH，预计短时间内 pH 不能恢复到 7.25 以上，根据患者 pH 及体重可以静脉滴注碳酸氢钠 125～250 mL。部分慢性阻塞性肺疾病急性发作呼吸衰竭患者在改善通气后随动脉血二氧化碳的降低，动脉血 pH 很快恢复至正常，但也要注意避免通气过度出现呼吸性碱中毒。建立人工气道以经口腔插管为主，遵循快速、安全、可靠的原则。药物中毒或有毒制剂使用遵循解毒原则。积极改善缺氧是治疗的核心，包括吸氧、机械通气、呼气末正压技术。吸氧可用普通鼻导管、高流量湿化鼻导管吸氧、面罩吸氧以及经呼吸机吸氧等。这些不同的吸氧措施可提供不同的吸氧浓度，但鼻导管吸入气氧浓度很少超过 70%。纠正 CO_2 潴留的主要措施是加强通气，包括呼吸兴奋剂、无创和有创通气。需要注意的是，如果是百草枯导致的呼吸衰竭要避免高氧吸入，以免增加氧自由基释放加重肺纤维化。慢性阻塞性肺疾病急性加重若动脉血 CO_2 较高，在没有机械通气的条件下，也不适合高流量吸氧，而是低流量吸氧，以防病情加重或引起昏迷。

（二）病因的治疗及支持治疗

针对诱发或导致急性呼吸衰竭的病因，积极治疗是患者快速康复的关键，包括肺部感染患者的抗感染治疗、气管内异物的介入治疗、气道痉挛的解痉平喘治疗、心衰导致肺水肿的强心利尿扩血管治疗等。患者插管后可给予经鼻导管的胃内置管胃肠道营养或静脉营养支持治疗。

（三）治疗理念

急性呼吸窘迫综合征（ARDS）与重症肺炎治疗理念不完全相同，前者不一定需要机械通气，后者几乎都要使用机械通气，尤其有创机械通气，主要机制是改善肺泡无效腔，扩张萎陷肺泡来改善氧分压。

（四）机械通气

掌握无创和有创机械通气的指征，了解呼吸机基本参数设置，了解呼吸机使用的相关并发症，对于呼吸衰竭的机械通气处理有重要意义。基本原则是 ARDS 患者采用小潮气量通气（6 mL/kg），根据滴定选择合适的呼气末正压通气技术；非 ARDS 患者潮气量 8～10 mL/kg。重症肺炎，ARDS 呼吸急促超过 30 次/分，考虑镇静、肌松处理，减少人机对抗，减少自发性肺损伤及减少氧耗。

第二节　妊娠期急性呼吸衰竭

妊娠期发生呼吸衰竭牵涉到孕妇及胎儿的生命安全，因此备受重视。目前急性呼吸衰竭约占孕妇的 0.1%～0.2%，病死率无明确一致的数据。妊娠期孕妇发生的生理学变化，如呼吸道黏膜的水肿，功能残气量的减少，横膈的抬高，与妊娠有关的疾病及状态如先兆子痫、羊水栓塞、血容量增加、人血白蛋白浓度降低，以及易发肺动脉栓塞等使得妊娠合并急性呼吸衰竭的治疗有一定的特殊性，处理上需要兼顾孕妇和胎儿的生命体征，以及决定胎儿的娩出方式等。

一、病因

妊娠合并呼吸衰竭的病因包括与妊娠直接有关的，或妊娠诱发危险因素增加的，以及与妊娠无关，在普通人群中也会存在的危险因素。

二、诊断

妊娠期合并呼吸衰竭的诊断与普通人的呼吸衰竭诊断并无差别，主要是根据不吸氧条件下的动脉血气分析。呼吸衰竭形式主要分为缺氧性呼吸衰竭及通气动力性呼吸衰竭，前者与肺部感染、肺栓塞、肺水肿等有关，后者与哮喘发作、休克、神经肌肉病变等有关。但有一点需要注意的是妊娠期，尤其是妊娠后期由于呼吸驱动的增强，动脉血 CO_2 的浓度较正常偏低，在 30 mmHg 左右，为轻度过度换气状态。因此动脉氧分压低于 60 mmHg 和（或）CO_2 分压高于 40 mmHg，考虑存在换气/通气功能异常，可诊断为呼吸衰竭。如孕妇分娩过程中羊膜破后出现缺氧、呼吸急促，要考虑到羊水栓塞的可能；输血引起的ARDS往往在输血的即刻或6 h内出现；孕妇由于盆腔子宫增大，胃的位置变为横位并抬高，容易出现呕吐、误吸，导致ARDS的发生。H1N1流感流行季节孕妇可以受到感染，根据接触史、流行季节及临床表现、鼻咽拭子的PCR病毒检测等确诊。

妊娠期进行肺部CT或X线检查需要做好腹部的严密防护，防止对胎儿的危害。

三、治疗

妊娠妇女发生呼吸衰竭后主要是支持治疗，然后根据不同病因需要进行对症和对因治疗。在治疗前，需要明确孕妇和胎儿对氧合二氧化碳的耐受能力。氧疗的原则是血氧饱和度尽量维持在95%（动脉氧分压70 mmHg），这个数值以上的氧分压可以维持胎儿的活动。胎儿对高二氧化碳不能耐受，有限文献报道不能超过55 mmHg，考虑到胎儿与孕妇之间的血液二氧化碳分压差大约为10 mmHg，因此孕妇动脉血二氧化碳分压维持在不超过45 mmHg，pH >7.30对胎儿来说是相对安全的。

与普通患者类似，首先维持呼吸道通畅，保障基本的换气和通气功能。尽量不要插管，可应用氧疗、无创通气等措施提高吸氧浓度，减少呼吸做功和氧耗，如果插管，选择套管型号6.5～7.5等小口径的套管，且经口腔插管，主要是避免或减少插管对水肿的呼吸道黏膜的损伤。

哮喘患者急性发作出现呼吸衰竭，主要是应用支气管舒张剂、皮质激素、白三烯受体阻滞剂，危重患者可加用硫酸镁等。肺动脉栓塞视阻塞程度和血流动力学稳定性，来决定是否进行溶栓治疗（溶栓窗2周）。抗凝治疗选择肝素，用量使PT为正常的1.5～2倍即可。溶栓可用组织型纤溶酶原激活物（tPA），50～100 mg，2 h内用完，续接肝素治疗。出现左心衰可用袢利尿剂，扩血管剂（氨氯地平）和β受体阻滞剂等。

支持治疗首选无创通气，哮喘患者吸气压力为12～15 cmH_2O，呼气相压力为7～10 cmH_2O。若病情严重需要插管机械通气，除非有ARDS，一般潮气量<9 mL/kg，以减少呼吸机相关肺损伤。发生ARDS时遵循小潮气量通气原则加呼气末正压，一般潮气量<6 mL/kgBW，吸气平台压<30 cmH_2O。发生ARDS后的治疗措施跟普通患者类似，但俯卧位通气不适合妊娠期患者。药物使用上要兼顾有效和对孕妇、胎儿的安全。呼吸衰竭治疗若短期内不能改善，影响胎儿的生命，视孕妇状况、妊娠时间、胎儿发育程度，决定顺产、剖宫产等。在决定引产时，需要与妇产科和儿科医生共同制订周密的计划，以防不测。

第三节　急性呼吸窘迫综合征

急性呼吸窘迫综合征（ARDS）是一类由肺内、肺外各种危险因素诱发的肺内毛细血管渗漏导致间质水肿乃至肺泡水肿，且肺内病变不均质的难治性缺氧性疾病，急性起病，以呼吸窘迫为临床表现，影像学表现为双肺渗出的临床综合征。其定义由于认识的原因，先后出现了成人呼吸窘迫综合征、急性肺损伤、白肺、湿肺、婴儿肺等各种名称，1994年欧美专家共识对ARDS和急性肺损伤进行了定义，2012年柏林定义取消了急性肺损伤的名称，给出了包含时间、危重程度、呼气末正压参数在内的新的ARDS标准。

一、病因

1994年欧美共识将ARDS的危险因素分为两类：直接损伤因素（即原发于肺部、直接对肺造成损伤的因素）和间接损伤因素（原发于肺外，通过急性全身炎症反应引发ARDS）。直接损伤因素包括肺炎、误吸、肺挫伤、脂肪栓塞、溺水、再灌注损伤等；间接损伤因素则有脓毒症、重度创伤（多发伤）、休克、急性胰腺炎、心肺分流、弥散性血管内凝血、烧伤、输血等。

许多研究都发现，因直接肺损伤因素而造成ARDS的比重更大。而在直接损伤因素中，肺炎又是其中最常见的原因，其次是误吸和肺挫伤。细菌、病毒、真菌等引起的肺炎均可引起ARDS。Lew等首次分析了199例严重急性呼吸综合征（SARS）患者，发现急性肺损伤（ALI）/ARDS的发病率为23%，曾暴发的甲型HIN1流感中，13%～20%的患者进入重症监护室治疗且大多数达到ARDS的诊断标准，HIN1在2009～2010年成为ARDS的一个重要病因。间接损伤因素中，脓毒症则最为多见。其他肺外因素如创伤、多次输血、误吸（胃内容物）、吸入易燃物烟雾等均被证实与ARDS的发生有强烈的相关性。另外，一些不常见的危险因素如骨髓、器官移植（包括移植后服用抗排斥药物）、烧伤等也受到了关注；酒精滥用、糖尿病等也是ALI/ARDS发生的危险因素之一。

研究认为，直接和间接因素所致的ALI/ARDS可能在致病机制、病理形态、呼吸力学以及对治疗的反应上均有差异。因而分析危险因素不仅有助于ALI/ARDS的预防和早期诊断，还可能在疾病个体化治疗方面有益。但由于危险因素的严格定义，许多与ALI/ARDS发生有关的危险因素并未得到关系上的确认，这还有赖于进一步的流行病学研究。

二、诊断

ARDS的诊断标准最早在1994年的欧美共识会议上提出，2012年柏林会议进行了修改。目前的ARDS诊断标准摒弃了肺损伤的概念，把以前属于肺损伤的病例纳入ARDS的轻症形式。

需要指出的是，柏林定义强调了呼气末正压的重要性，在保持呼气末正压5 cmH_2O的前提下计算氧合指数，比较客观准确。但临床上并非所有的患者都有条件行呼气末正压通气技术，在医疗水平不发达的地方，甚至机械通气都缺乏的情况下，采用这些标准仍然有一定的难度。

三、治疗

ARDS的治疗包括氧疗、补液、营养、镇静和镇痛、机械通气、血糖控制、输血的限制、白蛋白的使用、激素的使用、抗生素的使用等。

（1）氧疗。经面罩或鼻导管吸氧浓度低于70%，一般考虑高浓度吸氧，需要建立人工气道。早期高浓度吸氧保证氧饱和度的快速上升，纠正缺氧，一旦稳定后要逐步降低吸氧浓度，维持氧分压在60 mmHg以上即可。尽量保持吸氧浓度在50%以下。

（2）补液。在保证血压稳定情况下，补液负平衡有利于病情恢复。适当补充白蛋白并用呋塞米可改善肺水肿。有条件者维持中心静脉压<4 cmH_2O。

（3）营养。ARDS患者代谢较快，耗氧量增加，提供适当营养可以改善上述状况。尽量使用半卧位胃肠道营养，减少静脉营养的不良反应。营养过剩无益，适当补充低容量可减少并发症产生，并减少CO_2产生。

（4）血糖。建议血糖控制在7.7～10 mmol/L。危重病患者高血糖预后较差，太低的血糖控制阈值容易导致低血糖。

（5）镇静及镇痛。适当镇痛和镇静可以减少机械通气、人机对抗，减少氧耗，对患者总体是有益的；但过度使用有很多并发症，包括呼吸道分泌物引流受影响，容易出现院内感染等。常用镇静和镇痛药物有咪达唑仑、丙泊酚、芬太尼。

（6）激素的使用。目前对于ARDS使用激素没有明确的定论。一般认为在ARDS发生两周内使用激素（甲泼尼龙，1 mg/kg），若炎症渗出控制不佳可加至2 mg/kg，不宜使用大剂量激素。流感导致的肺损伤早期不建议使用激素，晚期肺纤维化时也不主张使用。

（7）静脉血栓。长期卧床，机械通气，激素使用，凝血纤溶紊乱可导致深静脉血栓形成。ARDS的预防性抗凝治疗还未得到公认，但需要提高警惕，可应用低分子量肝素皮下注射预防。

（8）胃肠道溃疡。缺氧、应激、激素的使用增加了胃肠道溃疡的发生。建议预防性使用胃黏膜保护剂和抗酸、抑酸药物。

（9）抗生素使用。遵照危重病学会、ATS/IDSA等的指南用药，基本原则是参考药敏、当地流行病学，先广谱再根据病情换窄谱抗生素降阶梯治疗。呼吸机相关肺炎常见致病菌是革兰阴性细菌，包括铜绿假单胞菌、鲍曼不动杆菌、肺炎克雷伯杆菌、大肠埃希菌等。

（10）ARDS 的机械通气治疗。诊断 ARDS 后除部分轻症患者早期采用无创通气治疗密切观察外，重症患者建议直接气管插管机械通气，采用控制模式，适当镇静和镇痛治疗。通气选择保护性肺通气模式即小潮气量（6 mL/kg）及以下通气模式。通气初始可由 8 mL/kg 开始，逐步降至 6 mL/kg。通气频率由于潮气量减少，可升高至 35 次/分。呼气末正压自 5 cmH_2O 开始逐步攀升，调节呼气末正压与吸氧浓度，维持氧分压 55 ~ 80 mmHg 的最低呼气末正压和吸氧浓度，一般氧合指数 <200 的患者建议采用高呼气末正压，而氧合指数 >200 的患者，不建议高呼气末正压。气道平均压力控制在 30 cmH_2O 以下水平。ARDS 治疗的一个革命性变化就是呼气末正压的使用。其机制是：ARDS 时存在肺泡水肿、肺泡萎陷。反复的正压通气导致肺泡瞬时开闭形成剪切力和应力变化导致和加重肺泡损伤。目前认为 ARDS 机械通气通过容量伤、生物伤引起呼吸机相关肺损伤，是对 ARDS 患者的第二次打击。为了改善低氧血症，需要给一个呼气末正压。呼气末正压大小的选择有多种，可根据氧合进行滴定，用最小的呼气末正压达到 PaO_2 至少 60 mmHg。也有人采用压力容积曲线的拐点上方 1 cmH_2O。呼气末正压的设置一般为 5 ~ 10 cmH_2O，中度患者为 10 ~ 15 cmH_2O，部分危重患者可达 15 ~ 20 cmH_2O，主要根据 ARDS 的危重程度来选择，程度越重一般选用的呼气末正压越高。切记轻度 ARDS 不要用高的呼气末正压进行机械通气。

重度 ARDS 患者氧合改善的策略是采用递进的方法，首先吸氧，滴定呼气末正压，设置小潮气量通气和其他保护性肺通气策略，如果氧合指数仍然小于 150，可考虑肺复张手法，如果效果还不理想，可以考虑俯卧位通气，再重者或上述策略氧合改善不明确者，考虑体外膜肺氧合（ECMO）。

第四节　重症哮喘

重症哮喘也称难治性哮喘，约占哮喘患者的 5% ~ 10%，其急诊就医率和住院率分别为轻、中度哮喘患者的 15 倍和 20 倍，是导致哮喘治疗费用增加的重要原因之一，预后较差。2014 年美国胸科学会/欧洲呼吸学会（ERS/ATS）对重症哮喘进行了如下的定义：确诊为哮喘，在过去 1 年内按照指南建议，采用全球支气管哮喘防治创议（GINA）推荐 4 ~ 5 级哮喘药物治疗方案，同时控制并存状态（或疾病），去除诱发因素后，仍不能良好控制的哮喘；或使用大剂量吸入糖皮质激素或全身激素（或联合生物制剂）得到控制的哮喘，在减量时发生恶化者。在此共识中，4 ~ 5 级药物治疗方案是指：成人吸入氟替卡松剂量 >500 μg/d（或其等价吸入激素剂量），并吸入长效 β_2 受体激动剂等两种或两种以上的缓解药物，或使用全身激素治疗时间≥50% 者。

一、病因及发病机制

哮喘病因与遗传过敏体质及外界环境触发因素相关。宿主危险因素包括遗传、肥胖、胃食管反流、肥胖、慢性鼻炎/鼻窦炎、阻塞性睡眠呼吸暂停低通气综合征及精神心理等；外在环境因素包括呼吸道感染、吸烟等，上述因素均能诱发及加重哮喘，使症状变得难以控制。

哮喘的发病机制尚不完全清楚。免疫—炎症反应是形成哮喘的病理基础。轻中度哮喘患者经典的发病模式是以 CD4 + Th2 细胞为主，诱导 B 细胞合成的特异性 IgE 抗体介导的免疫炎症反应。重症哮喘患者发病多与嗜酸性粒细胞、巨噬细胞、2 型辅助性 T 细胞浸润，线粒体融合，气道上皮细胞自噬，固定气流受限，糖皮质激素抵抗有关。

二、治疗

关于重度哮喘的处理，ERS/ATS 专家组分别对传统治疗药物和一些最新疗法提出了应用建议和评价，同时还对将来以表型特征为基础的治疗进行了展望。

（一）已确立的哮喘药物治疗方法

1. 吸入和口服激素疗法

吸入激素（ICS）的剂量—疗效反应存在个体差异，有一定证据表明进一步加大 ICS 剂量（超过

2 000 μg/d 倍氯米松等效剂量）对重度哮喘可能更有效，包括可减少全身激素用量。临床上常试用这种超大剂量 ICS 或超细颗粒 ICS 治疗重度哮喘，但支持这种疗法的证据并不多。

由于重度哮喘患者已经使用大剂量 ICS 维持治疗，因此当标准的药物治疗不足时，常加用口服激素作为维持治疗。尽管有建议采用生物标志物指导激素应用，但根据痰嗜酸性粒细胞和（或）呼出气一氧化氮水平指导治疗重度哮喘仍有争议。

全身激素与骨折和白内障风险增加相关，而大剂量 ICS 与肾上腺抑制风险增加和儿童生长延迟相关。全身激素相关的体重增加可进一步对哮喘控制产生不利影响。因此，长期使用全身激素甚至大剂量 ICS 时，应对体重、血压、血糖、眼和骨密度进行监测，儿童还应监测生长状况。

成人激素低敏感性与合并因素相关，例如肥胖、吸烟、维生素 D 水平减低，以及非嗜酸性粒细胞性炎症（低 Th2 型炎症）。以 Th2 型细胞因子 IL-5 和 IL-13 高表达为特征的嗜酸性粒细胞或“高 Th2 型”哮喘表型，通常提示对 ICS 反应良好。成人哮喘中非嗜酸性粒细胞表型对激素的敏感性相对较低。

2. 短效和长效 β 肾上腺素能支气管舒张剂

许多重度哮喘患者尽管接受 ICS 联合短效和（或）长效支气管舒张剂治疗，仍存在持续的慢性气流阻塞。在联合长效 $β_2$ 受体激动剂（LABA）的基础上逐步增加 ICS 剂量，与单独使用 ICS 相比，能进一步改善病情控制，包括重度哮喘患者。

β 受体激动剂使用增多可能会导致所谓矛盾性哮喘控制恶化。有关吸入 β 受体激动剂和哮喘病死率相关性的报道，主要与 β 受体激动剂的使用超出了推荐的剂量范围有关。

3. 缓释茶碱

在中度哮喘患者，ICS 基础上加用茶碱可改善哮喘控制。在一项关于吸烟的激素低敏感性哮喘患者的探索性研究中，茶碱联合低剂量 ICS 能够改善峰流速和哮喘控制，提示茶碱可能会改善激素低敏感性。

4. 白三烯调节剂

在 ICS 基础上加用孟鲁司特，在预防需全身激素治疗的急性发作或改善中度哮喘的症状方面，其疗效不如 LABA。三项关于成人中度至重度哮喘（未使用 LABA）的研究证实，ICS 联合白三烯调节剂对肺功能具有一定疗效。其中两项研究纳入的病例是阿司匹林过敏性哮喘，其中 35% 的患者使用了全身激素。相反，在一项针对接受 LABA 和 ICS 治疗（有的同时口服激素）的成人重度哮喘的研究中，加用孟鲁司特在 14 d 内未改善临床结局。

5. 长效抗胆碱药

在中等至大剂量 ICS 联合（或不联合）LABA 没能控制的中—重度哮喘患者，噻托溴铵能够改善肺功能和症状。在使用大剂量 ICS 和 LABA 的患者，加用噻托溴铵还可减少短效 $β_2$ 受体激动剂（SABA）使用，降低严重发作风险。

（二）针对重度哮喘的特异性治疗方法

1. 监测与治疗

对于成人重度哮喘，建议采用临床标准和痰嗜酸性粒细胞计数指导治疗，而不是仅以临床标准指导治疗。对于儿童重度哮喘，建议仅以临床标准指导治疗。推荐在成人患者采用痰嗜酸性粒细胞计数指导治疗，主要考虑到在某些患者通过嗜酸性粒细胞计数调整治疗会带来临床获益，可避免不适当的治疗升级。对于儿童患者不推荐采用，主要是为了避免这种没有标准化、应用尚不广泛的干预措施，其次是结果的不确定性和有限的临床获益。

建议临床医生不要采用呼出气一氧化氮指导成人或儿童重度哮喘的治疗，主要是为了避免额外的医疗费用，其次是呼出气一氧化氮监测的获益存在不确定性。

2. 奥玛珠单抗试验性治疗

某些重度变应性哮喘患者可从奥玛珠单抗治疗中获益。经证实的 IgE 依赖性变应性哮喘尽管采用了最佳的药物和非药物治疗以及脱离过敏原后，病情仍未控制，而且血清 IgE 水平在 30 ~ 700 IU/mL 的成人和儿童（年龄≥6 岁）重度哮喘患者，可考虑试用奥玛珠单抗。主治医师应对治疗反应进行全面评估，包括哮喘控制的改善、发作的减少、非计划就诊减少、生活质量改善等。如果在治疗 4 个月后仍无反应，继续使用可能无益。

3. 细胞毒药物

建议临床医生不要在重度哮喘成人或儿童应用甲氨蝶呤（MTX）；主要是为了避免 MTX 的不良反应，至于减少全身激素剂量的可能获益则是次要考虑。关于 MTX 的随机临床试验只在成人患者进行过；由于其不良反应和监测需要，建议 MTX 的临床应用只限于专业性中心，而且只用于需每日口服激素治疗的患者。如果决定使用 MTX，推荐在实施治疗前后进行胸片、全血计数（包括分类和血小板计数）、肝功能、血清肌酐检测及肺功能一氧化碳弥散量（DLCO）测定。

4. 大环内酯类抗生素

建议医师不要在重度哮喘患者应用大环内酯类抗生素来治疗哮喘。考虑的重点是防止大环内酯类抗生素耐药，其次是治疗获益的不确定性。该建议只适用于哮喘本身的治疗，不适用于其他指征，例如，应用大环内酯类抗生素治疗支气管炎、鼻窦炎或其他细菌感染。

5. 支气管热成形术

支气管热成形术只在机构审查委员会批准的独立性系统登记或临床研究的重度哮喘成人进行。该建议主要考虑是避免不良反应和医疗费用增加，以及尚不清楚哪些患者将从中获益；其次考虑的是症状和生活质量改善的不确定性。热成形术潜在的获益和伤害都存在较大的可能性，而且这种新的侵袭性干预疗法其长期结局尚属未知。将来需要实施经过特别设计的研究以明确其对客观的主要结局（例如急性加重率）的影响，以及对肺功能的长期效应。该疗法对哪些患者具有更好的效果，对重度阻塞性哮喘［1 秒用力呼气容积（FEV_1）占预计值 <60%］或使用全身激素的患者效果如何，其长期获益和安全性等，都需要进一步研究。

（三）以分子为靶点的实验性重度哮喘治疗

慢性重度哮喘具有不同的内在机制，临床表现多样，这提示进行表型分型和个体化治疗可能会改善疾病结局并避免药物不良反应。抗 IgE 治疗开启了重度哮喘的特异性治疗时代，尽管预测哪些个体会对治疗有反应仍存在问题。以特异性哮喘炎症通路为靶点的实验性生物学疗法已有阳性结果的报道，并据此确定了一些免疫炎症表型。尽管抗 IL-5 单抗对于未加选择的中度哮喘患者没有益处，但对于持续性嗜酸性粒细胞增多的重度哮喘患者，两种抗 IL-5 单抗均被证实不但改善症状和肺功能，还减少急性发作和口服激素的使用。另一项研究则发现 mepolizumab 能减少成人和青少年哮喘患者的急性发作率，但不能改善 FEV_1 和生活质量。一种 IL-13 单抗被证实能改善重度哮喘患者的 FEV_1，但没有影响急性发作率和哮喘症状。分析发现该抗体在 Th2 炎症水平较高的一组患者（血清 periostin 升高），则改善使用支气管舒张剂后的 FEV_1。

另外两种生物学疗法也显示出一定疗效，但没有针对选择靶点进行特异性的表型分型。一种是酪氨酸激酶抑制剂 mastinib，靶点是干细胞因子和血小板衍生生长因子，研究发现在成人重度哮喘能够减少口服激素剂量，同时改善哮喘控制，但对肺功能无效果。daclizumab 是一种针对活化淋巴细胞 IL-2 受体 α 链的人源化 IgG1 单抗，在 ICS 未能控制的中至重度哮喘成人，能够改善 FEV_1 和控制哮喘。其他正在进行临床试验的分子靶向疗法还有很多，将来有望为改善基于表型的重度哮喘治疗提供更多选择。

第七章

循环系统危重症

第一节 急性心肌梗死

一、概述

急性心肌梗死（AMI）是指因持续而严重的心肌缺血所致的部分心肌急性坏死。在临床上常表现为胸痛、急性循环功能障碍，以及反映心肌急性损伤、缺血和坏死的一系列特征性心电图演变。AMI 是危害人类健康的世界范围性问题。

二、病因及发病机制

AMI 基本病因是冠状动脉粥样硬化（偶为冠状动脉栓塞、炎症、先天性畸形、痉挛和冠状动脉口阻塞所致），造成一支或多支血管管腔狭窄和心肌供血不足，而侧支循环未充分建立。在此基础上，一旦血供急剧减少或中断，使心肌严重而持久地急性缺血达 1 h 以上，即可发生心肌梗死。心肌梗死绝大多数是由不稳定的粥样斑块破溃，继而出血和管腔内血栓形成，而使管腔闭塞；少数情况下粥样斑块内或其下发生出血或血管持续痉挛，也可使冠状动脉完全闭塞。

促使斑块破裂出血及血栓形成的诱因有：①晨起 6 时至 12 时交感神经活动增加，机体应激反应性增强，心肌收缩力增强，心率加快，血压增高，冠状动脉张力增高；②在饱餐特别是进食多量脂肪后，血脂增高，血黏稠度增高；③重体力活动、情绪过分激动、血压剧升或用力大便时，致左心室负荷明显加重；④休克、脱水、出血、外科手术或严重心律失常，致心排血量骤降，冠状动脉灌流量锐减。

心肌梗死可发生在频发心绞痛的患者，也可发生在原来无症状者中。心肌梗死后发生的严重心律失常、休克或心力衰竭，均可使冠状动脉灌流量进一步降低，心肌坏死范围扩大。

三、病理

1. 冠状动脉病变

绝大多数心肌梗死患者冠脉内可见在粥样斑块的基础上有血栓形成使管腔闭塞，但是由冠状动脉痉挛引起的管腔闭塞者中，个别患者可无明显粥样硬化病变。此外，梗死的发生与原来冠状动脉受粥样硬化病变累及的支数及其所造成的管腔狭窄程度之间未必呈平行关系。

2. 心肌病变

冠状动脉闭塞后 20 ~ 30 min，受其供血的心肌即有少数坏死，开始了急性心肌梗死的病理过程。1 ~ 2 h 绝大部分心肌呈凝固性坏死，心肌间质充血、水肿，伴多量炎症细胞浸润。以后，坏死的心肌纤维逐渐溶解，形成肌溶灶，随后逐渐有肉芽组织形成。大块的心肌梗死累及心室壁的全层或大部分，心电图上相继出现 ST 段抬高和 T 波倒置、Q 波，称为 Q 波性心肌梗死。它可波及心包引起心包炎症；波及心内膜致心室腔内附壁血栓形成。心电图上不出现 Q 波称为非 Q 波性心肌梗死，较为少见。它包括冠状动脉闭塞不完全或自行再通形成小范围心肌梗死呈灶性分布，但急性期心电图上仍有 ST 段抬高；

缺血坏死仅累及心室壁的内层，不到心室壁厚度的一半伴有 ST 段压低，过去称为心内膜下心肌梗死；范围更小的心肌梗死可无 ST 段变化，而只有动态的 T 波变化。

如上所述，过去将 AMI 分为 Q 波心梗和非 Q 波心梗是一种回顾性分类，已不适合临床工作的需要，目前强调以 ST 段是否抬高进行分类。因心电图上 Q 波形成已是心肌坏死的表现。而从心肌急性缺血到坏死其中有一个发展过程。实际上当心肌缺血心电图上出现相应区域 ST 段抬高时，已表明此时对应的冠脉已经闭塞而导致心肌全层损伤，伴有心肌坏死标志物升高，临床上诊断为 ST 段抬高性心梗（STEMI）。此类患者绝大多数进展为较大面积心肌 Q 波心梗。胸痛如不伴有 ST 段抬高，常提示相应的冠状动脉尚未完全闭塞，心肌缺血损伤尚未波及心肌全层，心电图可表现为 ST 段下移或 T 波倒置等。此类患者如同时有血中心肌标志物或心肌酶升高，仍说明有心肌坏死，只是范围较小尚未波及心肌全层，临床上列为非 ST 段抬高性心梗（NSTEMI）。此类心梗如果处置不当，也可进展为 ST 段抬高性心梗，为了将透壁性心梗的干预性再灌注治疗尽早实施，以争取更多的心肌存活，也为了防止非透壁心梗进一步恶化，目前在临床上一般视 ST 段抬高性心梗等同于 Q 波心梗，而无 ST 段抬高者因处理方案上不同于 Q 波心梗，类似于不稳定型心绞痛而专列为 NSTEMI。

3. 继发性病理变化

在心腔内压力的作用下，坏死心壁向外膨出，可发生心脏破裂（心室游离壁破裂、心室间隔穿孔或乳头肌断裂）或逐渐形成心室壁瘤。坏死组织 1～2 周后开始吸收，并逐渐纤维化，在 6～8 周形成瘢痕愈合，称为陈旧性或愈合性心肌梗死（OMI 或 HMI）。

病理生理学变化主要出现左心室舒张和收缩功能障碍的一些血流动力学变化，其严重度和持续时间取决于梗死的部位、程度和范围。可出现心脏收缩力减弱、顺应性减低、心肌收缩不协调，左心室压力曲线最大上升速度（dp/dt）减低，左心室舒张末期压增高，舒张和收缩末期容量增多。射血分数减低，心搏量和心排血量下降，心率增快或有心律失常，血压下降，动脉血氧含量降低。心肌重塑出现心脏扩大或心力衰竭（先左心衰竭然后全心衰竭），可发生心源性休克。右心室梗死在心肌梗死患者中少见，其主要病理生理改变是右心衰竭的血流动力学变化，右心房压力增高，高于左心室舒张末期压，心排血量减少，血压下降。

急性心肌梗死引起的心力衰竭称为泵衰竭，按 Killip 分级法可分为：Ⅰ级尚无明显心力衰竭；Ⅱ级有左心衰竭，肺部啰音 <50% 肺野；Ⅲ级有急性肺水肿，全肺干、湿啰音；Ⅳ级有心源性休克等不同程度或阶段的血流动力学变化。心源性休克是泵衰竭的严重阶段。但如兼有肺水肿和心源性休克则情况最严重。

心室重塑作为心肌梗死的后续改变，左心室体积增大、形状改变及梗死节段心肌变薄和非梗死节段心肌增厚，对心室的收缩效应及电活动均有持续不断的影响，在心肌梗死急性期后的治疗中不应忽视对心室重塑的干预。

四、临床表现

与梗死的大小、部位、侧支循环情况密切有关。

（一）症状

50%～81.2% 的患者在发病前数日有乏力，胸部不适，活动时心悸、气急、烦躁、心绞痛等前驱症状，其中以新发生心绞痛（初发型心绞痛）或原有心绞痛加重（恶化型心绞痛）最为突出。心绞痛发作较以往频繁、性质较剧、持续较久，硝酸甘油疗效差，诱发因素不明显。同时心电图示 ST 段一过性明显抬高（变异型心绞痛）或压低，T 波倒置或增高（“假性正常化”），即前述不稳定型心绞痛情况，如及时住院处理，可使部分患者避免发生心肌梗死。

1. 疼痛

是最先出现的症状，多发生于清晨，疼痛部位和性质与心绞痛相同，但诱因多不明显，且常发生于安静时，程度较重，持续时间较长，可达数小时或更长，休息和含用硝酸甘油多不能缓解。患者常烦躁不安、出汗、恐惧，或有濒死感。少数患者无疼痛，一开始即表现为休克或急性心力衰竭。部分患者疼痛位于上腹部，被误诊为胃穿孔、急性胰腺炎等急腹症；部分患者疼痛放射至下颌、颈部、背部上方，被误诊为骨关节痛。

2. 全身症状

有发热、心动过速、白细胞增高和红细胞沉降率增快等，由坏死物质吸收所引起。一般在疼痛发生后 24 ~ 48 h 出现，程度与梗死范围常呈正相关，体温一般在 38°C 左右，很少超过 39℃，持续约 1 周。

3. 胃肠道症状

疼痛剧烈时常伴有频繁的恶心、呕吐和上腹胀痛，与迷走神经受坏死心肌刺激和心排血量降低、组织灌注不足等有关。肠胀气也不少见。重症者可发生呃逆。

4. 心律失常

见于 75% ~ 95% 的患者，多发生在起病 1 ~ 2 d，而以 24 h 内最多见，可伴乏力、头晕、晕厥等症状。各种心律失常中以室性心律失常最多见，尤其是室性期前收缩，如室性期前收缩频发（ >5 次/分钟），成对出现或呈短阵室性心动过速，多源性或落在前一心搏的易损期时（R 在 T 波上），常为心室颤动的先兆。心室颤动是急性心肌梗死早期，特别是入院前主要的死因。房室传导阻滞和束支传导阻滞也较多见，室上性心律失常则较少，多发生在心力衰竭患者中。前壁心肌梗死如发生房室传导阻滞表明梗死范围广泛，情况严重。

5. 低血压和休克

疼痛期中血压下降常见，未必是休克。如疼痛缓解而收缩压仍低于 80 mmHg，有烦躁不安、面色苍白、皮肤湿冷、脉细而快、大汗淋漓、尿量减少（ <20 mL/h）、神志迟钝，甚至晕厥者，则为休克表现。休克多在起病后数小时至 1 周内发生，见于约 20% 的患者，主要是心源性，为心肌广泛（40% 以上）坏死、心排血量急剧下降所致，神经反射引起的周围血管扩张属次要因素，有些患者尚有血容量不足的因素参与。

6. 心力衰竭

主要是急性左心衰竭，可在起病最初几天内发生，或在疼痛、休克好转阶段出现，为梗死后心脏舒缩力显著减弱或不协调所致，发生率为 32% ~ 48%。出现呼吸困难、咳嗽、发绀、烦躁等症状，严重者可发生肺水肿，随后可发生颈静脉怒张、肝肿大、水肿等右心衰竭表现。右心室心肌梗死者可一开始即出现右心衰竭表现，伴血压下降。

（二）体征

1. 心脏体征

心脏浊音界可正常也可轻度至中度增大；心率多增快，少数可减慢；心尖区第一心音减弱；可出现第四心音（心房性）奔马律，少数有第三心音（心室性）奔马律；10% ~ 20% 患者在起病第 2 ~ 第 3 d 出现心包摩擦音，为反应性纤维性心包炎所致；心尖区可出现粗糙的收缩期杂音或伴收缩中晚期喀喇音，为二尖瓣乳头肌功能失调或断裂所致；可有各种心律失常。

2. 血压

除极早期血压可增高外，几乎所有患者都有血压降低。起病前有高血压者，血压可降至正常；起病前无高血压者，血压可降至正常以下，且可能不再恢复到起病前的水平。

3. 其他

可有与心律失常、休克或心力衰竭有关的其他体征。

五、辅助检查

心电图常有进行性的改变，对心肌梗死的诊断、定位、定范围、估计病情演变和预后都有帮助。

（一）心电图

询问缺血性胸痛病史和即刻描记心电图是筛查 AMI 的主要方法。急诊应在 10 min 内完成临床检查和 18 导联心电图，作出 AMI 的诊断。

1. 特征性改变

ST 段抬高性心肌梗死者其心电图表现特点为：①ST 段抬高呈弓背向上型，在面向坏死区周围心肌损伤区的导联上出现；②宽而深的 Q 波（病理性 Q 波），在面向透壁心肌坏死区的导联上出现；③T 波倒置，在面向损伤区周围心肌缺血区的导联上出现。

在背向心肌梗死区的导联则出现相反的改变，即 R 波增高、ST 段压低和 T 波直立并抬高。

非 ST 段抬高心肌梗死者心电图有两种类型：①无病理性 Q 波，有普遍性 ST 段压低≥0.1 mV，但 aVR 导联（有时还有 V_1 导联）ST 段抬高，或有对称性 T 波倒置，为心内膜下心肌梗死所致；②无病理性 Q 波，也无 ST 段变化，仅有 T 波倒置改变。

2. 动态性改变

ST 段抬高性心肌梗死：①起病数小时内，可尚无异常或出现异常高大的两支不对称的 T 波；②数小时后，ST 段明显抬高，弓背向上，与直立的 T 波连接，形成单相曲线。数小时至两日内出现病理性 Q 波，同时 R 波减低，是为急性期改变；Q 波在 3～4 d 内稳定不变，以后 70%～80% 永久存在；③在早期如不进行治疗干预，ST 段抬高持续数日至两周左右，逐渐回到基线水平，T 波则变为平坦或倒置，是为亚急性期改变；④数周至数月后，T 波呈 V 形倒置，两支对称，波谷尖锐，是为慢性期改变；T 波倒置可永久存在，也可在数月至数年内逐渐恢复。

非 ST 段抬高心肌梗死的类型：①先是 ST 段普遍压低（除 aVR，有时 V_1 导联外），继而 T 波倒置加深呈对称型，但始终不出现 Q 波；ST 段和 T 波改变持续数日或数周后恢复；②T 波改变在 1～6 个月内恢复。

3. 定位和定范围

ST 段抬高性心肌梗死的定位和定范围可根据出现特征性改变的导联数来判断。

（二）放射性核素检查

利用坏死心肌细胞中的钙离子能结合放射性锝焦磷酸盐或坏死心肌细胞的肌凝蛋白可与其特异抗体结合的特点，静脉注射^{99m}Tc-焦磷酸盐或^{111}In-抗肌凝蛋白单克隆抗体，进行“热点”扫描或照相；利用坏死心肌血供断绝和瘢痕组织中无血管以致^{201}Tl 或^{99m}Tc-MIBI 不能进入细胞的特点，静脉注射这种放射性核素进行“冷点”扫描或照相；两者均可显示心肌梗死的部位和范围。前者主要用于急性期，后者用于慢性期。用门电路 γ 闪烁照相法进行放射性核素心腔造影（常用^{99m}Tc-标记的红细胞或白蛋白），可观察心室壁的运动和左心室的射血分数，有助于判断心室功能、诊断梗死后造成的室壁运动失调和心室壁瘤。目前多用单光子发射计算机化体层显像（SPECT）来检查，新的方法正电子发射体层显像（PET）可观察心肌的代谢变化，判断心肌梗死可能效果更好。

（三）超声心动图

切面和 M 型超声心动图也有助于了解心室壁的运动和左心室功能，诊断室壁瘤和乳头肌功能失调等。

（四）实验室检查

（1）起病 24～48 h 后白细胞可增至 10×10^9/L～20×10^9/L，中性粒细胞增多，嗜酸性粒细胞减少或消失，红细胞沉降率增快，C 反应蛋白（CRP）增高，均可持续 1～3 周。起病数小时至两日内血中游离脂肪酸增高。

（2）血心肌坏死标志物增高。①肌红蛋白起病后 2 h 内升高，12 h 内达高峰；24～48 h 内恢复正常。②肌钙蛋白 I（cTnI）或 T（cTnT）起病 3～4 h 后升高，cTnI 于 11～24 h 达高峰，7～10 d 降至正常，cTnT 于 24～48 h 达高峰，10～14 d 降至正常。这些心肌结构蛋白含量的增高是诊断心肌梗死的敏感指标。③肌酸激酶同工酶（CK-MB）升高。在起病后 4 h 内增高，16～24 h 达高峰，3～4 d 恢复正常，其增高的程度能较准确地反映梗死的范围，其高峰出现时间是否提前有助于判断溶栓治疗是否成功。

对心肌坏死标志物的测定应进行综合评价，如肌红蛋白在 AMI 后出现最早，也十分敏感，但特异性不强；cTnI 和 cTnT 出现稍延迟，而特异性很强，在症状出现后 6 h 内测定为阴性则 6 h 后应再复查，其缺点是持续时间可长达 10 ~ 14 d，对在此期间出现胸痛，判断是否有新的梗死不利。CK-MB 虽不如 cTnI、cTnT 敏感，但对早期（ <4 h） AMI 的诊断有较重要价值。

以往沿用多年的 AMI 心肌酶测定，包括：①肌酸激酶（CK）；②天门冬酸氨基转移酶（AST）；③乳酸脱氢酶（LDH），其特异性及敏感性均远不如上述心肌坏死标志物，但仍有一定的参考价值。三者在 AMI 发病后 6 ~ 10 h 开始升高，按序分别于 12 h、24 h 及 2 ~ 3 d 内达高峰，又分别于 3 ~ 4 d、3 ~ 6 d 及 1 ~ 2 周内回降至正常。

六、诊断及鉴别诊断

根据典型的临床表现、特征性的心电图改变以及实验室检查发现，诊断本病并不困难。对老年患者，突然发生严重心律失常、休克、心力衰竭而原因未明，或突然发生较重而持久的胸闷或胸痛者，都应考虑本病的可能。宜先按急性心肌梗死来处理，并短期内进行心电图、血清心肌酶测定和肌钙蛋白测定等动态观察以确定诊断。对非 ST 段抬高的心肌梗死，血清肌钙蛋白测定的诊断价值更大。鉴别诊断要考虑以下一些疾病。

（一）心绞痛

心绞痛疼痛部位与心肌梗死基本相同，但较轻，时间较短（一般不超过 30 min），口服硝酸甘油能缓解，无气喘及肺水肿，主要心电图无动态演变，血清心肌坏死标志物正常。

（二）急性心包炎

尤其是急性非特异性心包炎可有较剧烈而持久的心前区疼痛。但心包炎的疼痛与发热同时出现，呼吸和咳嗽时加重，早期即有心包摩擦音，后者和疼痛在心包腔出现渗液时均消失；全身症状一般不如心肌梗死严重；心电图除 aVR 外，其余导联均有 ST 段弓背向下的抬高，T 波倒置，无异常 Q 波出现。

（三）急性肺动脉栓塞

可发生胸痛、咯血、呼吸困难和休克。但有右心负荷急剧增加的表现如发绀、肺动脉瓣区第二心音亢进、颈静脉充盈、肝肿大、下肢水肿等。心电图示 Ⅰ 导联 S 波加深，Ⅲ 导联 Q 波显著，T 波倒置，右胸导联 T 波倒置等改变。

（四）急腹症

急性胰腺炎、消化性溃疡穿孔、急性胆囊炎、胆石症等，均有上腹部疼痛，可能伴休克。仔细询问病史，做体格检查、心电图检查、血清心肌酶和肌钙蛋白测定可协助鉴别。

（五）主动脉夹层

胸痛一开始即达高峰，常放射到背、肋、腹、腰和下肢，两上肢的血压和脉搏可有明显差别，可有下肢暂时性瘫痪、偏瘫和主动脉瓣关闭不全的表现，但无血清心肌坏死标志物升高。二维超声心动图检查、X 线或磁共振体层显像有助于诊断。

七、并发症

（一）乳头肌功能失调或断裂

总发生率可高达 50%。二尖瓣乳头肌因缺血、坏死等使收缩功能发生障碍，造成不同程度的二尖瓣脱垂并关闭不全，心尖区出现收缩中晚期喀喇音和吹风样收缩期杂音，第一心音可不减弱，可引起心力衰竭。轻症者，可以恢复，其杂音可消失。乳头肌整体断裂极少见，多发生在二尖瓣后乳头肌，见于下壁心肌梗死，心力衰竭明显，可迅速发生肺水肿，在数日内死亡。

（二）心脏破裂

少见，常在起病 1 周内出现，多为心室游离壁破裂，造成心包积血，引起急性心脏压塞而猝死。偶为心室间隔破裂造成穿孔，在胸骨左缘第 3 ~ 第 4 肋间出现响亮的收缩期杂音，常伴有震颤，可引起心力衰竭和休克而在数日内死亡。心脏破裂也可为亚急性，患者能存活数月。

（三）栓塞

发生率为1%~6%，见于起病后1~2周，如为左心室附壁血栓脱落所致，则引起脑、肾、脾或四肢等动脉栓塞。由下肢静脉血栓部分脱落所致，则发生肺动脉栓塞。

（四）心室壁瘤

主要见于左心室，发生率为5%~20%。体格检查可见左侧心界扩大，心脏搏动范围较广，可有收缩期杂音。瘤内发生附壁血栓时，心音减弱。心电图ST段持续抬高。X线、超声心动图、放射性核素心脏血池显像以及左心室造影可见局部心缘突出，搏动减弱或有反常搏动。

（五）心肌梗死后综合征

发生率约10%。于心肌梗死后数周至数月内出现，可反复发生，表现为心包炎、胸膜炎或肺炎，有发热、胸痛等症状，可能为机体对坏死物质的过敏反应。

八、治疗

对ST段抬高的AMI，强调及早发现，及早住院，并加强住院前的就地处理。STEMI患者的诊断应及时准确，不必等待心肌酶的结果。治疗应以血运重建包括溶栓和急诊经皮冠脉介入治疗（PCI）为主，药物治疗为辅。目标是实现闭塞的冠脉再通，发病≤3 h者，只要无禁忌证和时间耽误，溶栓和PCI均可，发病>3 h者则宜首选PCI。对于重症STEMI并发心源性休克或心力衰竭患者，主张积极的PCI治疗。

（一）常规措施

疑诊AMI患者应在入院后立即开始常规治疗，并与诊断同时进行。

1. 监护和一般治疗

（1）休息：急性期绝对卧床休息，保持环境安静。减少探视，防止不良刺激，解除焦虑。

（2）监测：在冠心病监护室进行心电图、血压和呼吸的监测，除颤仪应随时处于备用状态。对于严重泵衰竭者还应监测肺毛细血管压和静脉压。密切观察心律、心率、血压和心功能的变化，为适时做出治疗措施，避免猝死提供客观资料。监测人员必须极端负责，既不放过任何有意义的变化，又保证患者安静和休息。

（3）吸氧：无并发症应采用鼻导管给氧，有左心衰、肺水肿或有机械并发症者给予面罩给氧，严重低氧血症者应给予气管插管并机械通气。

（4）护理：急性期12 h卧床休息，若无并发症，24 h内应鼓励患者在床上进行肢体活动，若无低血压，第3 d就可在病房内走动；梗死后第4~第5 d，逐步增加活动，直至每天3次步行100~150 m。

（5）建立静脉通道：保持给药途径畅通。

（6）阿司匹林：禁忌证者即服水溶性阿司匹林或嚼服肠溶阿司匹林150~300 mg，每日1次，3 d后改为75~150 mg，每日1次，长期服用。如果对阿司匹林过敏，或阿司匹林无效，可以其他抗血小板药物如双嘧达莫、噻氯匹定或氯吡格雷替代。

（7）饮食和通便：AMI患者应禁食至胸痛消失，由流食、半流食逐渐过渡到低盐低脂饮食。心梗患者防止便秘，避免用力排便导致心律失常或是心脏破裂等。

2. 解除疼痛

疼痛会使交感神经过于兴奋，心肌耗氧量增加，并导致血压升高、心律失常和心功能恶化。因此出现剧烈胸痛应给予有效镇痛，可给吗啡静脉注射，5 min后重复一次，总量不超过15 mg。出现呼吸抑制可给纳洛酮0.4 mg拮抗，可间隔3 min静脉注射。

3. 消除心律失常

心律失常必须及时消除，以免演变为严重心律失常甚至猝死。

（1）发生心室颤动或持续多形室性心动过速时，尽快采用非同步或同步直流电除颤或复律。室性心动过速药物疗效不满意时也应及早用同步直流电复律。

（2）一旦发现室性期前收缩或室性心动过速，立即用利多卡因 50 ~ 100 mg 静脉注射，每 5 ~ 10 min 重复一次，至期前收缩消失或总量已达 300 mg，继以 1 ~ 3 mg/min 的速度静脉滴注维持（100 mg 加入 5% 葡萄糖注射液 100 mL，滴注 1 ~ 3 mL/min）。如室性心律失常反复者可用胺碘酮。

（3）对缓慢性心律失常可用阿托品 0.5 ~ 1 mg 肌内注射或静脉注射，必要时 3 ~ 5 min 间隔应用，总量 <2.5 mg。

（4）房室传导阻滞发展到第二度或第三度，伴有血流动力学障碍者宜用人工心脏起搏器作临时的经静脉心内膜右心室起搏治疗，待传导阻滞消失后撤除。

（5）室上性快速心律失常用维拉帕米、地尔硫䓬、美托洛尔、洋地黄制剂、胺碘酮等药物治疗不能控制时，可考虑用同步直流电转复治疗。

4. 控制休克

根据休克是否属于心源性，或是否存在周围血管舒缩功能障碍或血容量不足等因素而分别处理。

（1）补充血容量：估计有血容量不足或中心静脉压和肺动脉楔压（PCWP）低者，用右旋糖酐 40 或 5% ~ 10% 的葡萄糖注射液静脉滴注，输液后如中心静脉压上升 >18 cmH_2O，肺小动脉楔压 >18 mmHg，则应停止。右心室梗死时，中心静脉压的升高则未必是补充血容量的禁忌。

（2）应用升压药：补充血容量后血压仍不升，而肺小动脉楔压和心排血量正常时，提示周围血管张力不足，可用多巴胺起始剂量 3 ~ 5 μg/（kg·min）静脉滴注，或去甲肾上腺素 2 ~ 8 μg/min，也可选用多巴酚丁胺，起始剂量 3 ~ 10 μg/（kg·min）。

（3）应用血管扩张药：经上述处理血压仍不升，而 PCWP 增高，心排血量低或周围血管显著收缩以致四肢厥冷并有发绀时，硝普钠 15 μg/min 开始，每 5 min 逐渐增量至 PCWP 降至 15 ~ 18 mmHg。硝酸甘油 10 ~ 20 μg/min 开始，每 5 ~ 10 min 增加 5 ~ 10 μg/min 直至左室充盈压下降。

（4）其他：治疗休克的其他措施包括纠正酸中毒、避免脑缺血、保护肾功能，必要时应用洋地黄制剂等。为了降低心源性休克的死亡率，有条件的医院主张用主动脉内气囊反搏术进行辅助循环，然后做选择性冠状动脉造影，随即施行介入治疗或主动脉—冠状动脉旁路移植手术，可挽救一些患者的生命。

5. 治疗心力衰竭

主要是治疗急性左心衰竭，以应用吗啡（或哌替啶）和利尿剂为主，也可选用血管扩张药减轻左心室的负荷，或用多巴酚丁胺 10 μg/（kg·min）静脉滴注或用短效血管紧张素转换酶抑制剂从小剂量开始治疗。洋地黄制剂可能引起室性心律失常，宜慎用。由于最早期出现的心力衰竭主要是坏死心肌间质充血、水肿引起顺应性下降所致，而左心室舒张末期容量尚不增大，因此在梗死发生后 24 h 内宜尽量避免使用洋地黄制剂。有右心室梗死的患者应慎用利尿剂。

6. 其他治疗

下列疗法可能有助于挽救濒死心肌，防止梗死扩大，缩小缺血范围，加快愈合，但尚未完全成熟或疗效尚有争论，可根据患者具体情况考虑选用。

（1）β 受体阻滞剂和钙通道阻滞剂：在起病的早期，没有禁忌证的患者，无论是否同时行纤溶治疗或直接 PCI，都要立即口服 β 受体阻滞剂治疗，主要包括美托洛尔、阿替洛尔或普萘洛尔等 β 受体阻滞剂，尤其是前壁心肌梗死伴有交感神经功能亢进者，可能防止梗死范围的扩大，改善急、慢性期的预后，但应注意其对心脏收缩功能的抑制。没有禁忌证的 STEMI 患者，尤其是有心动过速或高血压的患者，可以迅速给予静脉注射 β 受体阻滞剂治疗。钙通道阻滞剂中的地尔硫䓬可能有类似效果。

（2）血管紧张素转换酶抑制剂和血管紧张素受体阻滞剂：在起病早期应用，从低剂量开始，如卡托普利（起始 6.25 mg，然后 12.5 ~ 25 mg，2 次/日）、依那普利（2.5 mg，2 次/日）、雷米普利（5 ~ 10 mg，1 次/日）、福辛普利（10 mg，1 次/日）等，有助于改善恢复期心肌的重塑，降低心力衰竭的发生率，从而降低死亡率。如不能耐受血管紧张素转换酶抑制剂者可选用血管紧张素Ⅱ受体阻滞剂氯沙坦和缬沙坦等。

（3）极化液疗法：氯化钾 1.5 g、胰岛素 10 U 加入 10% 葡萄糖注射液 500 mL 中，静脉滴注，1～2 次/日，7～14 d 为一疗程。可促进心肌摄取和代谢葡萄糖，使钾离子进入细胞内，恢复细胞膜的极化状态，以利心脏的正常收缩，减少心律失常，并促使心电图上抬高的 ST 段回到等电位线。近年还有建议在上述溶液中再加入硫酸镁 5 g。

（4）抗凝疗法：目前多用在溶解血栓疗法之后，单独应用者少。梗死范围较广、复发性梗死或有梗死先兆者可考虑应用。有出血、出血倾向或出血既往史，严重肝肾功能不全，活动性消化性溃疡，血压过高，新近手术而创口未愈者禁用。先用肝素或低分子量肝素，维持凝血时间在正常的两倍左右[试管法 20～30 min，活化部分凝血活酶时间（APTT）法 60～80 s，活化凝血时间（ACT）法 300 s 左右]，继而口服氯吡格雷或阿司匹林。

（二）再灌注心肌

起病 3～6 h 最多在 12 h 内，使闭塞的冠状动脉再通，心肌得到再灌注，濒临坏死的心肌可能得以存活或使坏死范围缩小，有利于梗死后心肌重塑，改善预后，是一种积极的治疗措施。

1. 介入治疗（PCI）

具备施行介入治疗条件的医院：①能在患者住院 90 min 内施行 PCI；②心导管室每年施行 PCI＞100 例并有心外科待命的条件；③施术者每年独立施行 PCI＞30 例；④急性心肌梗死直接经皮冠状动脉腔内血管形成术（PTCA）成功率在 90% 以上；⑤在所有送到心导管室的患者中，能完成 PCI 者达 85% 以上，在患者抵达急诊室明确诊断之后，对需施行直接 PCI 者边给予常规治疗和做术前准备，边将患者送到心导管室。再通者的 PCI 溶栓治疗成功的患者，如无缺血复发表现，可在 7～10 d 后行冠状动脉造影，如残留的狭窄病变适宜 PCI，可行 PCI 治疗。

2. 直接 PTCA

适应证：①ST 段抬高和新出现左束支传导阻滞（影响 ST 段的分析）的心肌梗死；②ST 段抬高的心肌梗死并发心源性休克；③适合再灌注治疗而有溶栓治疗禁忌证者；④无 ST 段抬高的心肌梗死，但梗死相关动脉严重狭窄，血流≤TIMIⅡ级。应注意：①发病 12 h 以上不宜施行 PCI；②不宜对非梗死相关的动脉施行 PCI；③要由有经验者施术，以免延误时机。有心源性休克者宜先行主动脉内球囊反搏术，待血压稳定后再施 PCI。

3. 支架置入术

近年认为其效果优于直接 PTCA，可考虑在施行直接 PTCA 的患者中广泛应用。

4. 补救性 PCI

溶栓治疗后仍有明显胸痛，抬高的 ST 段无明显降低者，应尽快进行冠状动脉造影，如显示 TIMI 0～Ⅱ级血流，说明相关动脉未再通，宜立即施行补救性 PCI。

5. 溶栓疗法

无条件施行介入治疗或因患者就诊延误，转送患者到可施行介入治疗的单位将会错过再灌注时机，如无禁忌证应立即（接诊患者后 30 min 内）行溶栓治疗。

（1）适应证：①无禁忌证，症状＜12 h 并且至少 2 个相邻胸前导联或至少 2 个邻近肢体导联的 ST 段抬高超过 0.1 mV 的 STEMI 患者，给予溶栓治疗；②无禁忌证，症状＜12 h 并且新出现或推测新出现左束支传导阻滞的 STEMI 患者，给予溶栓治疗；③无禁忌证，症状＜12 h 并且心电图结果符合正后壁心肌梗死的 STEMI 患者，给予溶栓治疗；④无禁忌证，持续缺血性症状在 12～24 h 内，并且至少 2 个相邻胸前导联或至少 2 个邻近肢体导联的 ST 段抬高超过 0.1 mV 的 STEMI 患者，给予溶栓治疗。

（2）禁忌证：①既往发生过出血性脑卒中，1 年内发生过缺血性脑卒中或脑血管事件；②颅内肿瘤；③近期（2～4 周）有活动性内脏出血；④可疑为主动脉夹层；⑤入院时严重且未控制的高血压（＞180/110 mmHg）或有慢性严重高血压病史；⑥目前正在使用治疗剂量的抗凝药或已知有出血倾向；⑦近期（2～4 周）创伤史，包括头部外伤、创伤性心肺复苏或较长时间（＞10 min）的心肺复苏；⑧近期（＜3 周）外科大手术；⑨近期（＜2 周）曾有在不能压迫部位的大血管行穿刺术。

（3）溶栓药物的应用：以纤维蛋白溶酶激活剂激活血栓中纤维蛋白溶酶原，使其转变为纤维蛋白溶酶而溶解冠状动脉内的血栓。常用药物：①尿激酶 30 min 内静脉滴注 150 万 ~200 万 U；②链激酶或重组链激酶以 150 万 U 静脉滴注，在 60 min 内滴完；③重组组织型纤维蛋白溶酶原激活剂（rt-PA）100 mg 在 90 min 内静脉给予，先静脉注入 8 mg，继而 90 min 内静脉滴注 42 mg。用 rt-PA 前先用肝素 5 000 U 静脉注射，用药后继续以肝素每小时 700 ~1 000 U 持续静脉滴注共 48 h，以后改为皮下注射 7 500 U 每 12 h 一次，连用 3 ~5 d。

用链激酶时，应注意寒战、发热等过敏反应。根据冠状动脉造影直接判断，或根据以下指征判断。①心电图抬高的 ST 段 2 h 内回降 >50%。②胸痛 2 h 内基本消失。③2 h 内出现再灌注性心律失常。④血清 CK-MB 酶峰值提前出现（14 h 内），间接判断血栓溶解。

6. 紧急主动脉—冠状动脉旁路移植术

介入治疗失败或溶栓治疗无效，有手术指征者，宜争取 6 ~8 h 内施行主动脉—冠状动脉旁路移植术。

再灌注损伤：急性缺血心肌再灌注时，可出现再灌注损伤，常表现为再灌注性心律失常。各种快速、缓慢性心律失常均可出现，应做好相应的抢救准备。但出现严重心律失常的情况少见，最常见的为一过性非阵发性室性心动过速，对此不必行特殊处理。

（三）恢复期的处理

如病情稳定，体力增加，可考虑出院。近年主张出院前做症状限制性运动负荷心电图、放射性核素和（或）超声显像检查，如显示心肌缺血或心功能较差，宜行冠状动脉造影检查，考虑进一步处理。心室晚电位检查有助于预测发生严重室性心律失常的可能性。近年又提倡急性心肌梗死恢复后，进行康复治疗，逐步做适当的体育锻炼，有利于体力和工作能力的增进。经 2 ~4 个月的体力活动锻炼后，酌情恢复部分工作，以后部分患者可恢复全天工作，但应避免过重体力劳动或精神过度紧张。

（四）并发症的处理

并发栓塞时，用溶栓和（或）抗凝疗法。心室壁瘤如影响心功能或引起严重心律失常，宜手术切除或同时做主动脉—冠状动脉旁路移植手术。心脏破裂和乳头肌功能严重失调都可考虑手术治疗，但手术死亡率高。心肌梗死后综合征可用糖皮质激素或阿司匹林、吲哚美辛等治疗。

（五）右心室心肌梗死的处理

治疗措施与左心室梗死略有不同。右心室心肌梗死引起右心衰竭伴低血压，而无左心衰竭的表现时，宜扩张血容量。在血流动力学监测下静脉滴注输液，直到低血压得到纠治或肺毛细血管压达 15 ~18 mmHg。如输液 1 ~2 L 低血压未能纠正可用正性肌力药，以多巴酚丁胺为佳，不宜用利尿药。伴有房室传导阻滞者可予临时起搏。

（六）非 ST 段抬高心肌梗死的处理

非 ST 段抬高心肌梗死者住院期病死率较低，但再梗死率、心绞痛再发生率和远期病死率则较高。治疗措施与 ST 段抬高性心肌梗死有所区别。非 ST 段抬高的心肌梗死多是非 Q 波性，此类患者不宜溶栓治疗。其中低危险组（无并发症、血流动力稳定、不伴反复胸痛者）以阿司匹林和肝素尤其是低分子量肝素治疗为主；中危险组（伴持续或反复胸痛，心电图无变化或 ST 段压低 1 mm 上下者）和高危险组（并发心源性休克、肺水肿或持续低血压）则以介入治疗为首选。其余治疗原则同上。

九、预后

预后与梗死范围的大小、侧支循环产生的情况以及治疗是否及时有关。急性期住院病死率过去一般在 30% 左右，采用监护治疗后降至 15% 左右，采用溶栓疗法后降至 8% 左右，住院 90 min 内施行介入治疗后进一步降至 4% 左右。死亡多发生在第 1 周内，尤其在数小时内，发生严重心律失常、休克或心力衰竭者，病死率尤高。非 ST 段抬高性心肌梗死短期预后虽佳，但长期预后则较差，可由于相关冠状动脉进展至完全阻塞或一度再通后再度阻塞以致再梗死或猝死。

第二节　严重心律失常

心律失常临床极为常见，其临床意义依其发生原因、伴随临床情况、有无器质性心脏病和血流动力学障碍等因素而异。严重心律失常通常指可引起严重血流动力学障碍、短暂意识丧失或猝死等危急状态的心律失常。因此，如何早期识别和及时处理有十分重要的临床意义。

标准12导联心电图及持续心电监测是诊断心律失常最重要的方法。通过确定有无P波，分析P波和QRS波的形态、频率、节律、振幅，以及P-R间期或R-P间期和P波和QRS波的互相关系作出相应诊断。

梯形图是表示心脏除极与传导顺序的模式图，可以显示起搏点的位置和传导情况，临床常用来检验和解释复杂心律失常的诊断是否正确、合理。其表示方法是在心电图的下方以横线分隔成3～5区以代表窦房结、心房、房室交界区和心室，以直线和斜线代表各种心脏结构中发生的电活动，始于P波和QRS波的直线分别表示心房与心室的除极，斜线表示传导，连接A、V的斜线代表房室传导时间，斜线的角度代表传导的速度，与斜线垂直的短线表示传导阻滞（图7-1），其中窦房结除极和窦房传导时间以及房室交界区或心室起搏点逆行传导的时间仅仅是假设。

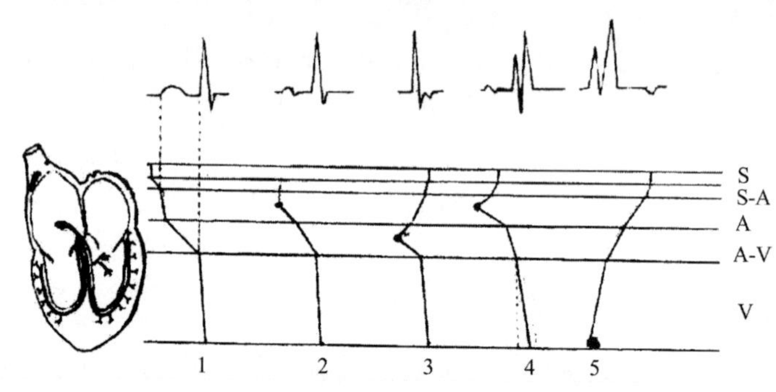

图7-1　梯形图示起搏点及传导情况

S：窦房结；S-A：窦房传导；A：心房除极；A-V：房室传导；V：心室除极。梯形图解释：1. 正常心电图；2. 房性期前收缩；3. 交界性期前收缩；4. 房性期前收缩伴室内差异性传导；5. 室性早搏

一、快速型心律失常

快速型心律失常按其起源可分为室上性和室性两类，前者包括室上性期前收缩、阵发性室上性心动过速、房性心动过速、心房扑动、心房纤颤；后者包括室性早搏、室性心动过速、心室扑动和心室纤颤。

（一）阵发性室上性心动过速

阵发性室上性心动过速（PSVT）简称室上速，指希氏束分叉以上的心脏组织参与和由不同机制引起的一组心动过速。通常包括窦房结折返性心动过速（SNRT）、房内折返性心动过速（IART）、房室结折返性心动过速（AVNRT）、房室折返性心动过速（AVRT），其中房室结折返性心动过速和房室折返性心动过速约占全部室上速的90%。

1. 临床表现

器质性心脏病和全身性疾病均可发生室上速，但大多数患者无肯定的器质性心脏病。表现为心动过速突然发作、突然终止，持续时间长短不一，短则数秒钟，长则数小时，甚至数天。发作时患者有心悸、焦虑、恐惧、乏力、眩晕，甚至昏厥，并可诱发心绞痛、心功能不全或休克等症状。症状的轻重与发作时患者的心室率、持续时间和是否有器质性心脏病等有关。

2. 心电图特点

（1）连续3个以上快速QRS波，频率150～250次/分钟，节律规则。

（2）QRS波形态和时限正常，当伴室内差异性传导时，QRS波增宽。

（3）若可见P′波，P′波呈逆传型（Ⅱ、Ⅲ、aVF导联倒置），可位于QRS波前、QRS波中或QRS波后，P′波与QRS波有恒定关系。房室结折返性心动过速时R-P′间期<70 ms，房室折返性心动过速时R-P′间期>110 ms。由于心室率极快，P′波常重叠于QRS-T波群中而不易被识别。

（4）ST-T有继发性改变。心电生理检查证实有房室结双径路或房室旁路，心房、心室程序刺激可诱发或终止心动过速。

3. 治疗

（1）迷走神经刺激法适用于无明显血流动力学障碍的年轻患者，可作为室上速急诊治疗的第一步，常用的方法有颈动脉窦按摩（患者仰卧位，先按摩右侧，无效时再按摩左侧，切莫双侧同时按摩）、Valsalva动作（深吸气后屏息，再用力做呼气动作）、刺激咽喉部诱导恶心等，刺激过程中应监测心音或脉搏，一旦心动过速终止即停止刺激。

（2）药物治疗：减慢房室结和旁路传导和延长不应期的药物因能阻断折返激动通常都能终止室上速。其中洋地黄类药物、钙通道阻滞剂、β受体阻滞剂和腺苷主要抑制房室结慢通道的前向传导，而ⅠA和ⅠC类药物可抑制快通道的逆向传导（表7-1）。

表7-1 减慢房室结及旁道的传导和延长其不应期的药物

影响部位	药物
旁道	ⅠA类（普鲁卡因胺）
	Ⅱ类（艾司洛尔，普萘洛尔）
房室结	Ⅳ类（维拉帕米，地尔硫䓬）
	腺苷类
	洋地黄类
旁道和房室结	IC类（普罗帕酮）
	Ⅲ类（胺碘酮）

1）维拉帕米：适用于无严重血流动力学障碍和无窦房结功能不全者，对正常QRS波型室上速效果较好。首剂5 mg，稀释后缓慢静脉注射，15 min后仍未转复者可重复5 mg。静脉注射剂量过大或速度过快时可引起血压骤降、心搏骤停等严重后果。

2）三磷酸腺苷：为强迷走神经激动剂，对窦房结、房室结均有明显的抑制作用，起效快，半衰期短。首剂10～20 mg，在3～5 s内快速静脉注射，3～5 min后未能转复者可重复20～30 mg。注射时，患者一般都有一过性胸闷、脸红、头晕等反应，偶可有较长时间的窦性停搏、房室传导阻滞、室性心律失常等。故应在心电图监视下用药，并保留静脉通道。禁用于冠心病、病窦综合征、传导系统病变、支气管哮喘或老年患者。

3）普罗帕酮：可抑制房室结及房室旁道的传导，故对室上性心动过速有较好的转复作用。首剂70 mg，缓慢（5～10 min）静脉推注，如无效，30 min后再给35～70 mg。心功能不全和室内传导障碍者为相对禁忌，应慎用。

4）毛花苷丙：仅用于房室结折返性心动过速合并心功能不全者，首剂0.4～0.8 mg，稀释后静脉注射，无效者2～4 h可再给0.2～0.4 mg，24 h总量可达1.2～1.4 mg。但起效慢，转复有效率仅50%左右。

逆向型房室折返性心动过速其折返环路经旁道顺传，经房室结逆传，故呈宽QRS波型心动过速，部分患者易演变为经旁道前传的心房纤颤。洋地黄、维拉帕米因缩短房室旁道不应期、加快旁道前传而加快心室率，从而导致严重血流动力学障碍和诱发致命性心律失常，故应禁用。宜选用延长旁道不应期的药物如普罗帕酮、普鲁卡因胺或胺碘酮等。

（3）电复律：药物治疗无效或有严重血流动力学障碍（合并心绞痛、低血压、心力衰竭）表现者应立即进行电复律治疗，能量50～100 J。由洋地黄中毒引起的室上速或已用洋地黄者，则不宜进行电复律治疗。可选用经食管心房调搏或体外无创起搏或经静脉心腔起搏。

（4）经导管射频消融：对反复发作或药物难以奏效或不能长期服药的房室结折返性心动过速或房室折返性心动过速宜做射频消融术，以期根治。

（二）房性心动过速

房性心动过速简称房速。按发生机制分为自律性房性心动过速、房内折返性心动过速和紊乱性房性心动过速三种。

1. 临床表现

常发生于有明显器质性心脏病的患者，如冠心病（伴或不伴心肌梗死）、心肌病、慢性阻塞性肺疾病、心脏瓣膜性病变、急性感染、饮酒过度、低血钾症、低氧血症及洋地黄中毒。主要症状是心悸和相应的心脏病症状，可呈阵发性或持续性发作。无休止发作者可致心动过速性心肌病。

2. 心电图特点

（1）自律性房性心动过速。①P′波电轴和形态与窦性P波不同。②P′波频率100～180次/分钟，发作起始时P′波频率逐渐加速（温醒现象）。③P′-R间期受心动过速频率的影响，发生房室传导阻滞时不能终止发作。④心动过速不能被房性期前刺激诱发或终止。

（2）房内折返性心动过速。①P′波电轴和形态与窦性P波不同。②P′波频率100～240次/分钟，节律匀齐。③P′-R间期受心动过速频率的影响，发生房室传导阻滞时不能终止发作。④心动过速能被房性期前刺激诱发或终止。

（3）紊乱性房性心动过速。①3种或3种以上不同形态的P波，P′-P′间期和P′-R间期不规则。②P′波频率100～130次/分钟。③P′-P′之间有等电位线，大部分P′波能下传心室，部分P′波有下传受阻。

3. 治疗

房性心动过速的治疗主要是针对基础疾病和诱发因素的治疗，短阵房性心动过速通常不引起严重血流动力学障碍，如患者有不能耐受的症状时则需治疗。正在接受洋地黄治疗的患者如发生房性心动过速，首先应排除洋地黄中毒。非洋地黄引起者，则可选用洋地黄、β受体阻滞剂、维拉帕米、胺碘酮、普罗帕酮等治疗。

（三）心房扑动

心房扑动简称房扑，是一种快速而规则的心房电活动，引起快而协调的心房收缩，并以不同比例传入心室。阵发性房扑可发生于无器质性心脏病患者，持续性房扑几乎均发生于器质性心脏病患者。

1. 临床表现

症状与患者的基础心脏病和心室率有关，心室率不快者可无症状，伴极快心室率时可有黑蒙、昏厥、低血压并可诱发心绞痛或充血性心力衰竭。体格检查时可见快速的颈静脉扑动，心尖冲动规则或不规则，第一心音强度随房室传导比例不同而改变。

2. 心电图特点

根据房扑的房率和扑动波方向分为两型。Ⅰ型较常见，约占95%。

（1）Ⅰ型房扑。①P波消失，代之以250～350次/分钟、波形和振幅相同、间隔匀齐的锯齿样心房扑动波（F波），F波间无等电位线。②F波在Ⅱ、Ⅲ、aVF导联呈负向，V_1导联呈正向。③房室传导比例为（2～4）：1，以2：1传导最为常见，心室率在150次/分钟左右。④QRS波形态与窦性心律相同，如发生室内差异性传导时，QRS波增宽。

（2）Ⅱ型房扑。①F波频率为340～430次/分钟，F波间无等电位线。②Ⅱ、Ⅲ、aVF导联F波呈正向，V_1导联F波呈负向。③QRS波呈室上性。

3. 治疗

房扑的急诊治疗包括减慢心室率和复律治疗，Ⅱ型房扑的治疗同心房纤颤。房扑伴血流动力学障碍者宜选择低电能（10～50 J）同步电复律或快速心房起搏。药物治疗用于血流动力学尚稳定的患者。钙通道阻滞剂和β受体阻滞剂能有效减慢心室率，快作用洋地黄制剂则用于心功能不全者，但房扑患者对洋地黄的耐量较大，可能需要较大剂量才能达到减慢心室率的目的。

ⅠA类、ⅠC类和Ⅲ类抗心律失常药物有恢复窦性心律和预防复发的作用。但需在洋地黄、β受体阻滞剂、钙通道阻滞剂减慢心室率的基础上应用。因Ⅰ类药物能减慢房扑波的频率，使房室传导加快，可造成扑动波1∶1下传心室的严重后果。

（四）心房纤颤

心房纤颤简称房颤，是临床常见的心律失常。阵发性房颤可见于正常人，持续性房颤多见于器质性心脏病患者。

1. 临床表现

房颤的主要危害是：①引起心悸不适；②引起或加重心功能不全；③血栓栓塞。房颤初始，患者恐惧不安、心悸，心室率极快时可出现心绞痛、昏厥或心功能不全的表现。慢性持续性房颤的症状因心室率、有无器质性心脏病和血栓栓塞并发症而异，心音强弱不等、心律极不规则和脉搏短绌是房颤的主要体征。

2. 心电图特点

P波消失，代之以形态、振幅、间距不规则的心房颤动波（f波），频率为350～600次/分钟；QRS波形态与窦性心律相同，R-R间期绝对不匀齐，心室率一般为100～160次/分钟。房颤合并有房室旁道前传、束支阻滞、室内差异性传导时QRS波增宽，应与室性心动过速鉴别。

3. 治疗

房颤的急诊治疗包括治疗基础心脏病和纠正诱发因素、控制心室率、恢复窦性心律和预防血栓栓塞。各类房颤的治疗选择略有不同（表7-2）。

表7-2 心房纤颤的分类和治疗

类型	临床特点	治疗
阵发性房颤	持续通常<48 h（2～7 d）能自行转回窦性心律；>2～7 d，不能自行转回	应用Ⅰc类或Ⅲ类抗心律失常药转复和（或）在发作期采用控制心室率的方法
持续性房颤	窦性心律，药物或其他复律术能转回窦性心律	抗心律失常药＋电复律术＋华法林
永久性房颤	不能转复为窦性心律	控制心室率＋华法林或阿司匹林

阵发性房颤发作时常因心室率过快而致血流动力学不稳定，需紧急处理，因房颤持续时间越长，越容易导致心房电重构而致不易转复为窦性心律。如房颤伴快速心室率引起低血压、心功能不全、心绞痛或预激综合征。经旁道前传的房颤，宜紧急施行电复律。

药物转复常用ⅠA、ⅠC、Ⅲ类抗心律失常药，有器质性心脏病、心功能不全的患者首选胺碘酮，无器质性心脏病者可首选Ⅰ类抗心律失常药。依布利特、多非利特及阿米利特终止持续性房颤也有一定效果，必要时可供选用。

控制房颤的心室率常用洋地黄、钙通道阻滞剂及β受体阻滞剂静脉注射。其中洋地黄主要用于慢性房颤。具有预激综合征的房颤患者则禁用洋地黄和钙通道阻滞剂。

慢性持续性房颤有较高的栓塞并发症，故超过48 h未自行复律的持续性房颤，应使用华法林等抗凝药物，并使凝血酶原时间国际标准化比值维持在2.0～3.0。不适宜用华法林或属血栓栓塞事件的极低危人群，如较为年轻，无高血压、糖尿病、脑血管疾病、瓣膜病或充血性心力衰竭病史者，则选用阿司匹林。

（五）室性心动过速

室性心动过速简称室速，是指发生于希氏束分叉以下的快速连续性室性异位激动。可由自律性异常、折返激动或触发活动等不同机制所引起。按心动过速持续时间分为持续性（>30 s）和非持续性（30 s 内自行终止）。按心电图表现分为单形性、多形性、双向性、并行心律性、分支阻滞性、自主性和尖端扭转性室速等，其中以单形性室速最为常见。

90%以上室速患者有器质性心脏病或明确诱因。主要见于冠心病、心肌病，其他原因包括电解质紊乱、二尖瓣脱垂、药物中毒、Q-T 间期延长。少数室速无器质性心脏病证据，称为特发性室速。

1. 临床表现

室速因发作时心脏基础病变、心功能状态、室速的频率和持续时间不同，其临床表现和预后迥异。非持续性室速患者症状轻微，持续性室速患者则常有血流动力学障碍的表现，常见的有心悸、胸闷、气促、眩晕和低血压等，严重者可出现昏厥、休克、急性左心衰竭或心室纤颤而猝死。

室速时由于房室分离，第一心音强弱不等，有时可闻及大炮音，颈静脉搏动强弱不一，间歇出现较强的颈静脉搏动波（a 波）。

2. 心电图特点

（1）连续出现 3 个或 3 个以上宽大畸形的 QRS 波，频率≥100 次/分钟，节律基本规则，T 波与 QRS 主波方向相反（图 7-2）。

（2）P 波与宽大畸形的 QRS 波无固定关系，形成房室分离，房率小于室率。但因 P 波常融于畸形的 QRS 波中，故难以辨认。

（3）完全或部分心室夺获：室速时，有时窦性激动可下传，完全夺获心脏，表现为窄 QRS 波，其前有 P 波，P-R 间期 >0. 12 s。窦性激动与异位激动同时兴奋心肌时表现为部分夺获，图形介于窦性和室性之间，称为室性融合波。室速与室上速伴室内差异性传导的心电图表现十分相似，两者的临床意义和处理完全不同，故需注意鉴别（表 7-3）。

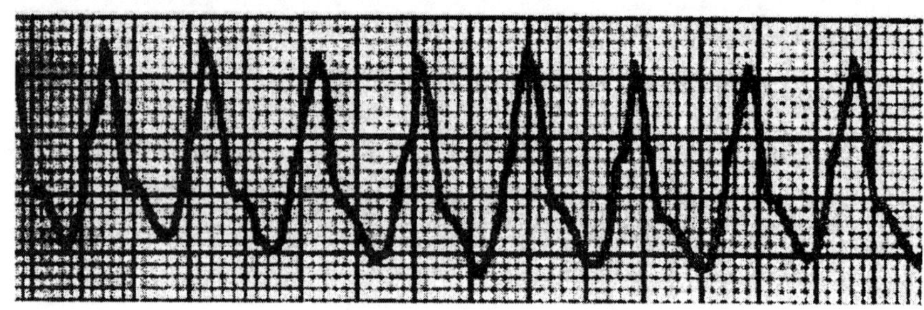

图 7-2　室性心动过速

表 7-3　室速和室上速伴室内差异性传导的心电图鉴别

鉴别要点	室速	室上速
发作时有提前的 P 波	（－）	（＋）
心室夺获	（＋）	（－）
室性融合波	（＋）	（－）
房室分离	（＋）	（－）
QRS 波时限	>140 ms	<140 ms
QRS 波电轴	左偏（RBBB 型右偏）	正常
胸前导联主波同一性	（＋）（正向同向性更有意义）	不定
QRS 波形态	RBBB 型	
V_1 导联：三相波（r<R'）	（－）	（＋）

续表

鉴别要点	室速	室上速
三相波（R＞r′）	（+）	（-）
单相 R 波	（+）	（-）
双相 qR 波	（+）	（-）
V_6 导联：R＜S 型	（+）	（-）
R 或 Rs 型	（-）	（+）
	LBBB 型	
V_1 或 V_2 导联：r 波＞30 ms	（+）	（-）
S 波顿挫或切迹	（+）	（-）
R 波至 S 波谷时间＞60 ms（+）	（-）	（-）
V_6 导联：qR 或 QR	（+）	（-）
单相 R 波	（-）	（+）
迷走刺激可减慢或终止心动过速	（-）	（+）
长—短周期顺序现象	（-）	（+）

3. 治疗

大多数室速发作时症状较重，持续性室速，特别是心室率极快的无脉性室速，临床表现凶险，常可转为心室纤颤而发生猝死，故必须及时有效地终止。室速的急诊治疗包括：立即中止室速发作；寻找并消除诱发因素；积极治疗原发病；预防室速复发和心脏性猝死。

直流电复律是终止室速安全和有效的治疗措施。持续性室速伴严重的血流动力学障碍而出现低血压、休克、心绞痛、心力衰竭、脑血流灌注不足等症状时，电复律可作为首选的治疗措施。复律电能 50～100 J。洋地黄中毒引起的室速则不宜行电复律。

室速如无显著血流动力学障碍或伴有昏厥的非持续性室速可选用药物治疗，常用利多卡因、普罗帕酮、普鲁卡因胺，无效可选用胺碘酮。

利多卡因首剂 50～100 mg，静脉注射，必要时 5～10 min 后可重复静注 50～100 mg，但 1 h 总量不超过 300 mg，有效后可用 1～3 mg/min 静脉滴注维持。

普罗帕酮一般用 1.0～1.5 mg/kg（多用 35～70 mg），稀释后缓慢静脉注射，无效时可在 10～20 min 后重复一次；必要时以 0.5～1.0 mg/min 静滴维持，总量不超过 280 mg。

普鲁卡因胺稀释后静脉滴注，每 5 min 静注 100 mg，直至有效或总量达 1 000 mg。有效后继以 1～4 mg/min静脉维持。

胺碘酮负荷量 2.5～5 mg/kg，常用 150 mg 稀释于 5% 葡萄糖注射液 100 mL 中缓慢静脉注射 10 min，或以 15 mg/min 由输液泵注入，有效后 0.5～1 mg/min 静脉滴注维持 24 h，总量不宜超过 1 000 mg。

对各种抗心律失常治疗无效的持续性单形性室速，可采用导管射频消融治疗或植入心律复律除颤器（ICD）。

（六）心室扑动和心室纤颤

心室扑动和心室纤颤，简称室扑和室颤。心室扑动时，心室率极快但收缩无效；室颤，心室律更快且不规则。因此，室扑、室颤时，心脏已丧失了射血功能，体内血液循环已中断。各种严重器质性心脏病及其他全身性疾病的晚期都可以出现室扑和室颤，也可见于心脏手术、麻醉、触电、雷击及药物中毒。

1. 临床表现

室扑和室颤时，患者意识丧失、抽搐，呼吸缓慢不规则或停止，心音和大血管搏动消失，血压无法测出，瞳孔散大，对光反射消失。如不及时抢救，可立即死亡。

2. 心电图特点

（1）心室扑动：P 波消失，出现连续宽大和比较规则的正弦波状的心室扑动波，QRS 波与 T 波难以分辨；心室扑动波频率在150～300次/分，通常为200次/分。

（2）心室纤颤：P-QRS-T波消失，代之以形态、振幅和间隔完全不规则的小波，波幅常<0.2 mv；纤颤波频率在250～500次/分。

3. 治疗

室扑和室颤的诊断一旦确立，应立即按心肺脑复苏的原则建立有效呼吸和人工循环，并尽快进行非同步直流电除颤，必要时可连续3次，依次电能为200 J、300 J、360 J。无效者可在持续胸外按压和人工通气的同时静脉推注肾上腺素1 mg，每3～5 min 1次，每次给药后30～60 s内再次电除颤（360 J），必要时辅以利多卡因、溴苄胺等。

二、缓慢型心律失常

缓慢性心律失常主要发生部位是窦房结、房室结和心室内。发生于窦房结的缓慢型心律失常包括窦性心动过缓、窦性停搏和窦房传导阻滞。发生于房室结者则为房室传导阻滞；室内传导阻滞包括右束支、左束支、左前分支和左后分支阻滞。

（一）窦性心动过缓

窦性心动过缓简称窦缓。常见于健康人睡眠状态或训练有素的运动员。病理性见于病态窦房结综合征、颅内压增高、阻塞性黄疸、甲状腺功能减退及药物影响，如β受体阻滞剂、钙通道阻滞剂、洋地黄、胺碘酮、奎尼丁、利血平等影响。显著窦缓者有头晕、乏力，严重者可有晕厥、低血压、心绞痛和心功能不全等。

1. 心电图特点

（1）窦性P波，频率<60次/分钟。

（2）P波与QRS波关系恒定，P-R间期0.12～0.20 s。

（3）常有窦性心律不齐。

2. 治疗

无症状者不需治疗，病理状态发生的窦缓主要针对病因治疗，必要时适当应用阿托品、麻黄碱等，严重而持久的窦缓则需要起搏治疗。

（二）窦性停搏

窦房结在一段时间内不发放冲动被称为窦性停搏，又称窦性静止。

1. 临床表现

窦性停搏可见于迷走神经张力突然升高，如按摩颈动脉窦、按压眼球、刺激咽喉引起呕吐时，但多数由病态窦房结综合征，冠心病及抗心律失常药如奎尼丁、胺碘酮等引起。停搏时间较长者可致眩晕、黑蒙或短暂意识丧失，严重者甚至抽搐。

2. 心电图特点

（1）正常窦性心律突然出现显著的长间歇。

（2）长间歇中无P-QRS-T波。

（3）长间歇与基本的P-P间期无倍数关系。

（4）长间歇中可见房室交界性或室性逸搏。

3. 治疗

有症状的窦性停搏，治疗主要针对病因，如纠正高钾血症、停用可能引起窦性停搏的相关药物。症状明显者在病因治疗的同时可短时应用阿托品、异丙肾上腺素等药物治疗。有昏厥发作者，则应予心脏起搏治疗。

（三）窦房阻滞

窦房阻滞指窦房结的冲动向心房传导时发生延缓或阻滞。

1. 临床表现

正常人迷走神经张力过高或颈动脉窦过敏者，可发生窦房阻滞，但多为累及窦房结或窦房结周围组织的病变所致，如冠心病、心肌病、心肌炎及退行性病变等，高钾血症和药物影响如奎尼丁、洋地黄等也可致窦房阻滞。临床症状依窦房阻滞程度而异，轻者有心悸、停搏感，若有长间歇者，可出现头晕、黑蒙或昏厥等症状。

2. 心电图特点

（1）一度窦房阻滞：由于常规心电图无法记录到窦房结的电活动，因此常规心电图难以诊断。

（2）二度Ⅰ型窦房阻滞：①P-P间期逐渐缩短，直至P波“脱落”，出现长P-P间期；②P波脱落前的P-P间期最短；③P波脱落后的P-P间期大于脱落前的P-P间期；④有P波脱落的长P-P间期小于基本P-P间期的两倍。

（3）二度Ⅱ型窦房阻滞：①P-P间期规则；②突然出现长P-P间期；③长P-P间期是基本P-P周期的两倍；④长P-P间期内无P-QRS-T波。

（4）三度窦房传导阻滞很难与窦性停搏鉴别。

3. 治疗

由短暂的迷走神经张力增高引起的窦房阻滞，通常无须处理。由心脏病变引起者则应针对原发病治疗，阿托品和异丙肾上腺素可短期改善症状，若为病态窦房结综合征患者，则应考虑心脏起搏治疗。

（四）房室传导阻滞

房室传导阻滞是指激动从心房传至心室过程中发生传导延迟或阻断。按阻滞程度，可分为一度、二度和三度房室传导阻滞。

1. 临床表现

房室传导阻滞多由器质性心脏病引起，如冠心病、心肌病、心肌炎、结缔组织病和原发性传导束纤维化或退行性变等，也可由风湿热、电解质紊乱和药物中毒引起。一度或二度Ⅰ型房室传导阻滞偶见于迷走神经张力增高的健康人。临床症状和严重度因房室传导阻滞的程度和原发病而异。一度房室传导阻滞常无症状；二度房室传导阻滞常有心悸、疲乏；二度Ⅱ型或三度房室传导阻滞心室率缓慢者则常有眩晕、黑蒙、昏厥、心绞痛，甚至发生阿—斯综合征或猝死。第一心音减弱常是一度房室传导阻滞的体征；二度房室传导阻滞则有间歇性心搏脱漏；三度房室传导阻滞时，第一心音强弱不等，可闻及大炮音，并见颈静脉间歇性巨大搏动波。

2. 心电图特点

（1）一度房室传导阻滞：P-R间期 >0.20 s，无QRS波脱落。

（2）二度Ⅰ型房室传导阻滞：又称莫氏Ⅰ型或文氏型。①P-R间期逐渐延长，直至P波后脱落QRS波。②R-R间期逐渐缩短，直至P波受阻。③包含受阻P波在内的长R-R间期小于正常窦性P-P间期的2倍。

（3）二度Ⅱ型房室传导阻滞：又称莫氏Ⅱ型房室阻滞。①P-R间期恒定（可正常也可延长）。②间断或周期性出现P波后QRS波脱落，可呈2∶1、3∶1脱落。③含未下传P波的长R-R间期为短R-R间期的两倍。④发生在希氏束内的Ⅱ型阻滞QRS波大多正常，发生于希氏束远端和束支的Ⅱ型阻滞，则QRS波宽大、畸形，呈束支传导阻滞型。

（4）三度房室传导阻滞：又称完全性房室传导阻滞，即心房的激动完全不能下传至心室，心室由阻滞部位以下的逸搏点控制。心电图表现为：①房室分离，P-P间期和R-R间期有各自规律，P波与QRS波无关；②P波频率 > QRS波频率；③QRS波缓慢，若阻滞水平高，心室起搏点位于希氏束分叉以上，QRS波不增宽，频率40～60次/分钟；若心室起搏点位于希氏束分叉以下，则QRS波宽大、频率 <40次/分钟。

3. 治疗

（1）病因治疗：急性发生的房室传导阻滞，最常见于急性心肌梗死、心肌炎、药物（β受体阻滞剂、钙通道阻滞剂、洋地黄和抗心律失常药）影响、电解质紊乱（高钾血症和高钙血症）等，应针对原发病做相应治疗。

(2) 增快心室律，促进房室传导：一度房室传导阻滞和二度Ⅰ型房室传导阻滞心室率不太慢和无症状者，通常无需应用抗心律失常药物，必要时可选用阿托品口服或肌内注射。二度Ⅱ型以上房室传导阻滞心室率缓慢，可选用异丙肾上腺素 1 ~ 2 mg 加入 5% 葡萄糖注射液 500 mL 中缓慢静滴，或 1 ~ 2 μg/min由输液泵注入，依治疗反应调整剂量，以使心室率提高至 50 ~ 60 次/分钟，剂量过大可诱发室速，甚至室颤。

阿托品适用于阻滞部位在房室结的房室传导阻滞，能增加高部位心室起搏点的自律性，从而增加心室传导阻滞的心室率，常用 0.5 ~ 2.0 mg 静脉注射，若能终止传导阻滞或将心室率提高至 50 次/分钟，可继续给药，但不宜超过 48 h，以免发生阿托品毒性反应。二度Ⅱ型房室传导阻滞伴 QRS 波增宽者，则不宜用阿托品。

肾上腺皮质激素通过减轻传导系统的炎症和水肿，常用于治疗手术、急性心肌炎和其他感染所引起的急性三度房室传导阻滞，临床常用氢化可的松 100 ~ 200 mg 或地塞米松 10 ~ 20 mg 加入葡萄糖注射液中短期静脉滴注。

(3) 心脏起搏：三度房室传导阻滞或二度Ⅱ型房室传导阻滞药物治疗无效或有血流动力障碍及晕厥者应立即进行临时性或永久性心脏起搏治疗。

第三节　急性心力衰竭

一、概述

(一) 定义

急性心力衰竭 (AHF) 指由于急性发作的心功能异常而导致的以肺水肿、心源性休克为典型表现的临床综合征。发病前可以有或无基础心脏病病史，可以是收缩性或舒张性心力衰竭，起病突然或在原有慢性心力衰竭基础上急性加重。AHF 通常危及患者的生命，必须紧急实施抢救和治疗。

(二) 病因及发病机制

任何原因导致的血流动力学负荷增加 (如过多补液、过度劳力等) 或心肌缺血、缺氧，导致心肌收缩力急性受损均可引起急性心力衰竭。急性心力衰竭可突然发作，也可以在原有心血管疾病基础上发生和 (或) 在慢性心衰基础上急性失代偿。通常，冠心病、高血压是高龄患者发生 AHF 的主要病因，而年轻人中急性心力衰竭多由扩张型心肌病、心律失常、先天性心脏病、心脏瓣膜病或心肌炎引起。同时，应特别注意甲状腺疾病、结缔组织疾病、中毒 (包括药物、乙醇、重金属或生物毒素) 等病因。由于心脏血流动力学短期内快速异常，肺毛细血管压短期内急速增高，机体没有足够的时间发挥代偿机制，血管内液体渗入到肺间质和肺泡内形成急性肺水肿。肺水肿早期可因交感神经激活而致血压升高，但随着病情进展，血管反应减弱，血压逐步下降。

(三) 临床表现

1. 症状

典型的临床表现为严重呼吸困难，如端坐呼吸，或站立、平卧后诱发或加重的咳嗽，干咳或有多量白痰、粉红色泡沫痰、咯血，吸气性肋间隙和锁骨上窝凹陷。情绪紧张、焦虑、大汗淋漓，极重的患者面色苍白、口唇青紫、四肢湿冷，末梢充盈不良、皮肤苍白和发绀。初起血压升高、脉搏快而有力，若未及时处理，20 ~ 30 min 后则血压下降、脉搏细速，进入休克而死亡，部分患者表现为心跳骤停。

2. 体征

肺部听诊早期可闻及干性啰音和喘鸣音，吸气相和呼气相均有窘迫，肺水肿发生后闻及广泛湿啰音和哮鸣音；心率增快，可闻及舒张期奔马律、第三心音和肺动脉瓣第二心音亢进。

（四）评估

1. Killip 分级

用于急性心力衰竭严重性评价。分Ⅰ～Ⅳ级：Ⅰ级，无心力衰竭。无心功能失代偿症状。Ⅱ级，心力衰竭。有肺部中下野湿啰音、心脏奔马律，X线片示肺淤血。Ⅲ级，严重心力衰竭。明显肺水肿，满肺湿啰音。Ⅳ级，心源性休克。低血压（收缩压<90 mmHg）、面色苍白、发绀、少尿、四肢湿冷。

2. Forrester 分级

以临床特点和血流动力学特征分为4级。见图7-3。

3. 临床严重程度分级

根据末梢循环和肺部听诊分为4级。见图7-3。

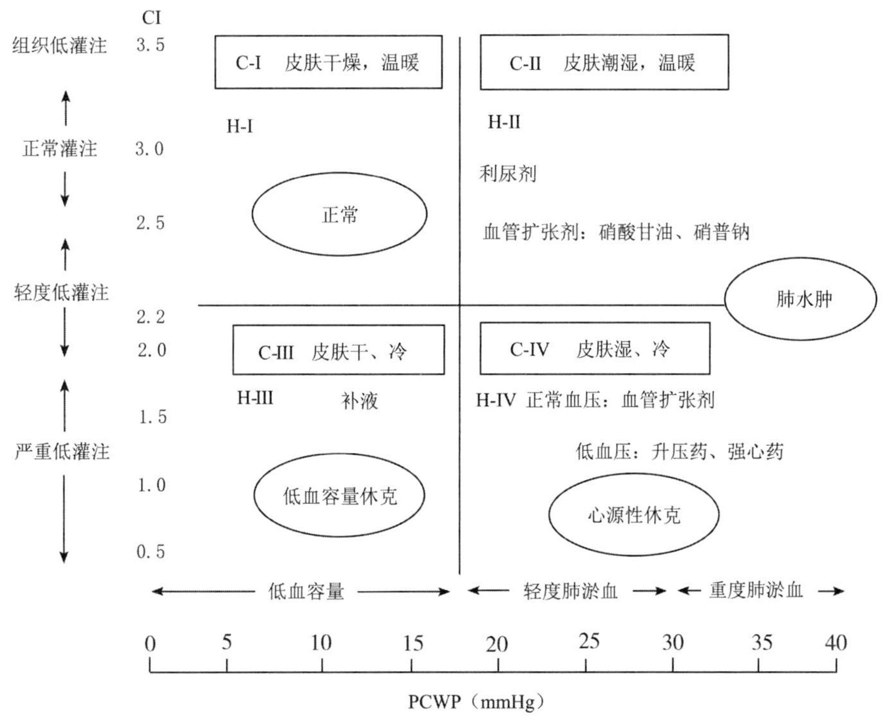

图7-3 急性心力衰竭临床严重程度分级

CI：心脏指数；HⅠ～Ⅳ：血流动力学变化的程度；CⅠ～Ⅳ：临床严重程度；PCWP：肺毛细血管楔压

二、诊断

（一）急性心力衰竭与慢性心力衰竭的鉴别

见表7-4。

表7-4 急性心力衰竭与慢性心力衰竭的鉴别

特征	急性心力衰竭	失代偿性慢性心力衰竭	慢性心力衰竭
症状严重性	显著	显著	轻至重
肺水肿	常见	常见	罕见
外周水肿	罕见	常见	常见
体重增加	无到轻	常见	常见
总的体液容量负荷	不变或轻度增加	显著增加	增加
心脏扩大	不常见	多见	常见
心室收缩功能	降低或正常	下降	下降

续表

特征	急性心力衰竭	失代偿性慢性心力衰竭	慢性心力衰竭
室壁应力	升高	显著升高	升高
交感神经系统激活	明显	明显	轻到明显
肾素-血管紧张素-醛固酮系统的激活	常增加	明显	轻到明显
可修复可纠正的病因病变	常见	偶见	偶见

（二）肺水肿的鉴别诊断

心源性肺水肿应与其他原因导致的肺水肿相鉴别（表 7-5）。常见的非心源性肺水肿有成人呼吸窘迫综合征（ARDS）、高原性肺水肿（HAPE）、神经源性肺水肿、麻醉剂过量引起的肺水肿、电复律后肺水肿等。

表 7-5　心源性肺水肿与非心源性肺水肿的鉴别

项目	心源性肺水肿	非心源性肺水肿
病史	急性心脏事件	近期内急性心脏事件少见
临床检查	低血流状态：四肢冷，S_3 奔马律，心脏扩大，颈静脉怒张，爆裂声（湿性） 心电图：缺血/梗死	常有高血流状态：四肢温暖，脉搏有力，无奔马律，无颈静脉怒张、爆裂声（干性） 常不明显 有其他相关疾病的临床表现
实验室检查	胸片：肺门分布阴影 心肌酶可能升高 PCWF >18 mmHg 肺内分流小 水肿液蛋白/血清蛋白比率 <0.5 脑钠肽明显升高	胸片：外周分布阴影 心肌酶常正常 PCWP <18 mmHg 肺内分流大 水肿液蛋白/血清蛋白比率 >0.7 脑钠肽常无明显升高

三、治疗

急性心力衰竭一旦发展为肺水肿甚或心源性休克，会在短期内危及患者的生命，抢救治疗要及时、准确、系统。

（一）一般治疗

1. 体位

坐位，双腿下垂有利于减少回心血量，减轻心脏前负荷。

2. 氧疗

目标是尽量保持患者的动脉血氧饱和度（SaO_2）在 95% ~ 98%。方法：①鼻导管吸氧；②开放面罩吸氧；③持续气道正压（CPAP）和双水平正压通气（BiPAP），无创通气治疗能更有效地改善肺水肿患者的氧合，降低呼吸做功，减轻症状，减少气管插管的概率，降低死亡率；④气管插管机械通气治疗。

3. 镇静

AHF 时早期应用吗啡对抢救有重要意义。吗啡有强大的镇静作用，能够轻度扩张静脉和动脉，并减慢心率。多数研究表明，一旦建立起静脉通道，则立即静脉注射吗啡每次 3 ~ 5 mg，视患者的症状和情绪，必要时可重复。但昏迷、严重呼吸道疾病患者不宜使用。

（二）静脉注射血管扩张剂的应用

1. 硝普钠

应用于严重心力衰竭，特别是急性肺水肿，有明显后负荷升高的患者，如高血压性 AHF、急性二尖瓣反流等，建议起始剂量为0.3 μg/（kg·min），静脉注射，逐渐滴定上调剂量，可达5 μg/（kg·min）甚或更高。应用时做好避光保存（用棕色或黑色管），以免化学分解产生氰酸盐，对严重肝、肾功能异常的患者更要小心。

2. 硝酸甘油

更适用于有急性冠状动脉综合征的重症心力衰竭患者，没有硝普钠对于冠状动脉血流的“窃血效应”。建议起始剂量为0.14 μg/（kg·min），静脉注射，逐渐滴定上调可达4 μg/(kg·min)。

3. 重组人B型利钠肽

是一种内源性激素，具有扩张血管、利尿利钠、有效降低心脏前后负荷、抑制肾素-血管紧张素-醛固酮系统和交感神经系统等作用，可以有效改善AHF患者的急性血流动力学障碍。通常的剂量为1~2 μg/kg负荷量静脉注射，然后0.01~0.03 μg/（kg·min），持续静脉注射。

血管扩张剂能有效扩张血管，增加心脏指数，降低肺动脉楔压，改善患者的症状。然而，静脉使用以上血管扩张药应特别注意其降低血压的问题，特别是在主动脉瓣狭窄的患者。通常AHF患者的收缩压低于90 mmHg时，应慎重使用，对已使用者血压下降至此时，则应及时减量，若进一步下降，则需停药。通常来说，患者的用药后平均血压较用药前降低10 mmHg比较合适。对于肝肾功能不全、长期高血压的患者，更需注意血压不可较平时降低过多。

（三）静脉注射利尿剂的应用

强效利尿剂（袢利尿剂）是AHF抢救时改善急性血流动力学紊乱的基石。常用的袢利尿剂有呋塞米、布美他尼、托拉塞米，具有强大的利尿利钠作用，能减轻心脏前后负荷，静脉注射还能够扩张血管，降低肺动脉楔压。肺淤血时，呋塞米20~40 mg/次，口服，若症状改善不好，利尿效果不佳，增加剂量或静脉注射。肺水肿时，呋塞米40~100 mg/次，静脉注射，或5~40 mg/h，持续静脉滴注，每日总量小于500 mg。依据患者症状改善程度调整剂量和用法。若有利尿剂抵抗，可合用小剂量多巴胺或合用氢氯噻嗪。

利尿剂抵抗指水肿完全消除前，利尿剂作用下降和消失的现象。利尿剂效果不佳可能与血容量不足、血压较基础水平下降过多、低钠血症、低氯血症、低氧血症、低蛋白血症等有关，可通过纠正这些诱发因素，改变用药途径等纠正。还要注意过度利尿后引起的电解质紊乱、低血容量综合征。

（四）β受体阻滞剂

目前，尚无在急性心力衰竭中应用β受体阻滞剂治疗能够迅速改善症状的研究，通常认为是禁忌证。但是，一些研究证明，AMI时应用β受体阻滞剂能够缓解缺血导致的胸痛，缩小心梗面积。实际应用中对于严重AHF，肺底部有啰音的患者应慎重使用β受体阻滞剂。目前公认的药物有美托洛尔、比索洛尔、卡维地洛。

（五）正性肌力药物

1. 强心苷

强心苷（包括洋地黄苷、地高辛和毛花苷C），主要有正性肌力、降低交感神经活性、负性传导和负性频率的作用。一般而言，急性心力衰竭并非其应用指征，除非发生快速心房颤动。急性心力衰竭应采用其他合适的治疗措施（常为静脉给药），强心苷仅可作为长期治疗措施的开始阶段而发挥部分作用。AHF时，若患者心率快、血压偏低，可静脉注射毛花苷C，每次0.2~0.4 mg，若患者为快速心房颤动，则可用每次0.4 mg，总量不宜超过1.2 mg。口服最常用的是地高辛0.125~0.25 mg/d。

2. 儿茶酚胺类

多巴酚丁胺起始剂量为2~3 μg/（kg·min），持续静脉注射，根据血流动力学监测可逐渐增加至15~20 μg/（kg·min）；患者病情好转后，应逐渐减低剂量［每两天减少2 μg/（kg·min）］而停药，不可骤停。AHF伴有低血压时，更宜选用多巴胺，起始剂量为2~3 μg/（kg·min），有正性肌力、改善肾血流和尿量的作用。

3. 磷酸二酯酶抑制剂（PDEI）

PDEI 具有正性肌力和外周血管扩张作用，可降低肺动脉压、肺动脉楔压和增加心排血量。可增加室性心律失常的发生，且与剂量相关。常用米力农和依诺昔酮。

4. 钙离子增敏剂

左西孟旦是钙浓度依赖的钙离子增敏剂，半衰期达 80 h，可增加心排血量，降低 PCWP，降低血压。在与多巴酚丁胺的双盲对照试验中，北京阜外心医院的经验显示，该药在 AHF 中应用时，应注意其降低血压的作用，通常不建议用于收缩压 <85 mmHg 的患者。

5. 心肌糖苷类

此类药物不宜用于 AMI 心力衰竭的患者。应用指征是心动过速引起的心力衰竭，如通过应用 β 受体阻滞剂未能控制心率的心房颤动患者。

（六）机械辅助治疗

1. 动脉内气囊反搏（IABP）

AMI 严重低血压，甚或心源性休克的患者尽早应用。IABP 可延长收缩压时间，增加动脉舒张压和冠状动脉灌注压，增加 22%～52% 冠状动脉血流量，可起到辅助心脏功能的作用。

2. 体外膜肺氧合（ECMO）

是一种临时性的部分心肺辅助系统，通过引流管将静脉血引流到体外膜氧合器内进行氧合，再经过另一根引流管将氧合血泵入体内（静脉或动脉），改善全身组织氧供，可以暂时替代肺的气体交换功能和心脏的泵功能。北京阜外医院已经对终末期心力衰竭、心源性休克、内科治疗无效的患者，成功应用该技术进行支持治疗，有效地维持了患者的心脏功能和血流动力学稳定，部分患者度过了危险期，成功撤机并逐渐恢复心脏功能，部分患者赢得了心脏移植的时间。

3. 左心辅助

适用于终末期心力衰竭、心源性休克的患者。

4. 心脏移植

终末期心力衰竭、内科药物治疗效果不佳或无效、心源性休克内科治疗无效，在 ECMO 或左心辅助循环支持下，等待合适供体，尽早进行心脏移植。

（七）其他

1. 饮食和休息

急性期卧床休息，尽量减少体力活动，缓解后逐渐增加运动量。急性期若血压偏高或正常，则应保持液体出量大于入量，根据胸片肺水肿或肺淤血改善的情况调整。饮食不宜过多，不能饱餐，控制在 6～7 成饱即可，必要时可静脉补充营养，即“质高量少”。缓解期严格控制液体的摄入和出入量的平衡。

2. 预防和控制感染

感染是 AHF，特别是慢性心力衰竭急性失代偿发生的重要原因和诱因，应积极预防和控制。

3. 保持水、电解质和酸碱平衡

内环境的稳定对于患者 AHF 的纠正，防止恶性心律失常的发生具有重要的意义，应特别注意。不仅要重视钾的变化，同时要重视低钠血症，限钠是有条件的，不要一味强调。

4. 基础疾病和合并疾病的处理

例如对缺血性心脏病应重视 β 受体阻滞剂的正确使用，积极改善缺血发作是治疗的关键。对高血压引起的 AHF，一方面要积极降低血压，同时还应注意平时血压水平高的患者，不宜突然过度降压，一个“正常”的血压，可能对特定的患者就是低血压，可导致肾灌注不足，发生肾衰竭。

（八）缓解期的治疗及康复

（1）加强基础心脏病治疗，如冠心病、高血压等疾病的治疗。

（2）对于慢性心力衰竭患者，要重视诱因的预防，防止反复发生急性失代偿。

（3）有计划地逐步进行康复锻炼。

总之，急性心力衰竭作为一种最严重的心血管综合征，其诊断和治疗必须强调整体观念，要系统地考虑患者的身体状况，这样才能获得良好的疗效。

第八章

消化系统危重症

第一节 上消化道大出血

一、概述

上消化道出血（UGIH）是指屈氏韧带以上的消化道（食管、胃、十二指肠、胰腺、胆道）疾病引起的出血，也包括胃—空肠吻合术后的上段空肠等部位的病变引起的出血。上消化道出血分为食管胃静脉曲张出血与急性非静脉曲张性上消化道出血。上消化道大出血一般指在数小时内失血量超过1 000 mL或循环血量的20%；或一次出血量500 mL以上，出现直立性头晕，心率>120次/分，收缩压<90 mmHg，或比原来基础血压低25%以上；或24 h内需输血2 000 mL以上；或1～2 d内血红蛋白（Hb）<70 g/L，红细胞计数（RBC）<3×10^{12}/L，红细胞比容<0.25 L。上消化道大出血的临床表现主要是呕血和黑便，常伴血容量减少引起的急性周围循环衰竭。上消化道大出血是上消化道及全身疾病常见的严重并发症之一，如不及时诊治，尤其是高龄、有严重伴随病的患者易致死亡，病死率约为10%。因此，迅速确定病因、出血部位，准确估计出血量并及时处理，对预后有重要意义。

二、病因

1. 上消化道疾病

食管疾病：如食管癌、食管炎、食管贲门黏膜撕裂综合征、食管裂孔疝、食管器械损伤、食管化学损伤等；胃、十二指肠疾病：如消化性溃疡、急性糜烂出血性胃炎或十二指肠炎、胃癌、胃血管异常、胃手术后病变、胃黏膜脱垂、胃黏膜平滑肌瘤、淋巴瘤、壶腹周围癌等。

2. 上消化道邻近器官与组织病变

胆道疾病：如胆道感染、胆囊或胆管癌、胆道受压坏死等；肝脏疾病：如肝硬化、肝癌、肝脓肿或肝血管瘤、肝外伤等；胰腺疾病：如急性胰腺炎、胰腺癌等；其他：如主动脉瘤破入食管、胃或十二指肠，纵隔肿瘤或脓肿破入食管等。

3. 全身性疾病

血液病：如血友病、血小板减少性紫癜、白血病、弥散性血管内凝血；血管性疾病：如过敏性紫癜、动脉粥样硬化、多种原因引起的血管炎等；其他：如急性胃黏膜损伤（多因酒精、非甾体消炎药以及严重创伤、烧伤、大手术后、休克等各种应激引起）、尿毒症、结节性多动脉炎、流行性出血热、钩端螺旋体病等。

按照发病率高低，常见急性UGIH的病因依次为：消化性溃疡、食管胃底静脉曲张破裂、应激性胃黏膜病变（如糜烂性出血性胃炎）和消化道肿瘤，其中消化性溃疡大约占所有急性UGIH的50%。

三、发病机制

UGIH的基本病理改变是消化道黏膜、基层，甚或浆膜层的血管因糜烂、坏死、溃疡或破裂而出血。由于病因不同，其出血机制也不尽相同。①消化性溃疡出血，多为十二指肠球后溃疡或胃小弯穿透性溃疡侵蚀较大血管所致。②肝硬化引起的 UGIH，主要是食管胃底静脉曲张破裂出血，其次为门静脉高压性胃病及肝源性溃疡，均与门静脉高压有关。此外，因肝脏合成凝血因子减少或脾功能亢进时血小板减少以及毛细血管脆性增加所致的凝血机制异常，直接或间接促进了 UGIH。③急性胃黏膜病变引起的 UGIH，主要是因药物及各种应激因素破坏了胃黏膜屏障功能，氢离子逆弥散，侵袭血管，产生多发性糜烂和表浅溃疡所致。④上消化道肿瘤发生缺血性坏死，表面糜烂或溃疡，侵袭血管而出血。⑤其他原因引起的 UGIH 也是因病变侵袭血管、血管破裂、血管功能受损、血小板减少、凝血因子减少而致的出、凝血功能障碍引起。

四、临床表现

（一）症状与体征

上消化道大出血的临床表现主要取决于病变的性质、部位、出血量和速度。

1. 呕血与黑便

呕血与黑便是 UGIH 的特征性表现。不管出血部位在幽门上或下，只要出血量大，就可出现呕血与黑便。大出血时呕出的血液呈鲜红或黯红色，或兼有血块。如在胃内停留时间长，多为棕褐色或咖啡色，是血液经胃酸作用而形成正铁血红素所致。黑便可呈柏油样，黏稠而发亮，是血红蛋白中的铁经肠内硫化物作用而形成硫化铁所致。出血量很大时，粪便可呈黯红色甚至鲜红色，酷似下消化道出血，大便性状为血量多、粪质少、血与粪便均匀混合。食管胃底静脉曲张破裂出血具有突然起病、出血量大、易反复、难以控制的特点。

2. 其他表现

可有上腹部不适、急性上腹疼痛、反酸、饱胀、恶心、肠鸣音亢进等表现。在休克控制后常伴有低热，体温一般 <38.5℃，可持续 3～5 d。发热可能是失血性周围循环衰竭后引起丘脑下部体温调节中枢功能不稳定所致，但其确切发热机制尚不清楚。

（二）并发症

1. 急性周围循环衰竭

出血量较大，若在短时间内出血量超过 1 000 mL 时，患者常出现周围循环衰竭的症状，除头晕、乏力、心悸外，常伴冷汗、四肢厥冷、脉搏细弱、心跳加速、心音低钝、呼吸气促、血压下降等失血性休克表现。少数患者在出血后有一过性晕厥或意识障碍（由暂时性或一过性脑缺血所致）。部分患者，尤其是老年患者可有烦躁不安的表现，由脑缺氧所致。应特别注意，老年患者因动脉硬化，即使出血量不大，也可出现意识障碍。

2. 失血性贫血

大量出血后，因血管及脾脏代偿性收缩，红细胞比容及血红蛋白可暂时无明显改变。随后，组织液渗入血管内，使血液稀释，一般经 3～4 h 可出现贫血。

3. 其他

肝硬化引起的大出血极易引起水、电解质紊乱，肝性脑病等并发症。

五、辅助检查

1. 血常规检查

血红蛋白、红细胞计数、红细胞比容降低，呈正细胞、正色素性贫血，可出现晚幼红细胞。出血 24 h 内网织红细胞增高，至出血后 4～7 d 可高达 5%～15%，止血后逐渐降至正常。UGIH 后 2～5 h，白细胞增高，止血后 2～3 d 恢复正常，若伴有脾功能亢进者，白细胞计数可不增高。

2. 血尿素氮检查

UGIH 后，血液中蛋白分解产物在肠道吸收，致血尿素氮升高，一般在大出血后数小时开始上升，

24～48 h 达高峰，大多＞14.3 mmol/L，若无明显脱水或肾功能不全的证据，仅血尿素氮升高或持续超过3～4 d，提示上消化道仍有出血。此外，血容量不足、肾血流减少、肾小球滤过率下降、氮质潴留，也可使血尿素氮增高。如无活动性出血的证据，血容量已补足，但尿量少，血尿素氮持续增高，提示肾性氮质血症、肾衰竭。

3. 内镜检查

内镜检查是病因诊断、确定出血部位和性质的关键，诊断准确率为80%～94%。还可预测再出血的危险性，并能进行镜下止血治疗。一般主张在出血后 24～48 h 内进行急诊胃镜检查。检查前先建立静脉通道，纠正休克，充分补充血容量，改善贫血（Hb 上升至 70 g/L），在备血、监护及相应止血措施下进行检查。食管胃静脉曲张并非内镜检查禁忌。

4. 选择性动脉造影检查

对内镜检查无阳性发现，或有活动性出血又不适宜进行内镜检查者，可选择血管造影，还可同时做栓塞止血治疗。可选择肠系膜上动脉插管造影检查。多主张在出血的情况下立即行造影检查，其出血的部位或病变的性质多数可获得诊断，例如发现造影剂从某破裂的血管处溢出，则该血管处即是出血的部位。当发现异常的病变血管时，可根据该异常血管影作出是否有血管畸形的诊断。血管造影属侵入性检查，有发生严重并发症的风险，严重动脉硬化、碘过敏和老年患者禁用。

5. B 超检查

如发现肝硬化、门静脉高压的特征性改变，即有利于肝硬化的诊断；如发现局部胃黏膜显著增厚则有利于胃癌的诊断。

6. CT 或 MRI 检查

对诊断肝硬化、胆道病变及胰腺病变有较大的帮助，也有利于中、晚期胃癌的诊断。

7. X 线钡餐检查

一般而言，在大出血时不宜行 X 线钡餐检查，因有可能加重出血或再出血，故多主张钡餐检查在出血停止、病情稍稳定后进行。但此时钡餐检查的诊断阳性率明显降低，例如对急性胃黏膜病变、应激性溃疡等的诊断会发生困难，因为这些病变可在短期内恢复正常，但是钡餐检查对于食管静脉曲张、消化性溃疡或胃癌等病变，仍有重要的诊断价值。

六、诊断

首先要判断是否有上消化道出血，再判断出血的严重程度，最后做病因诊断。

1. UGIH 的诊断

根据有引起 UGIH 的原发病史，出现呕血、黑便等症状、体征以及相关辅助检查，可作出 UGIH 的诊断。诊断时注意，有时患者已发生 UGIH，但并无呕血与黑便，此时早期诊断常有困难，必须密切观察病情，测量血压、脉搏以及时进行胃镜或直肠指检，有助于尽早作出诊断。

2. 出血量的估计

大便隐血试验阳性，提示每日出血量＞5 mL；黑便提示每日出血量＞60 mL，柏油便提示每日出血量在 500～1 000 mL；短时间内 UGIH 超过 1 000 mL 的患者也会出现血便，同时常会伴有血容量不足的临床表现；胃内储积血量在 250～300 mL，可引起呕血；一次出血量不超过 500 mL 时，因轻度血容量减少可由组织液与脾贮血所补充，故并不引起全身症状。出血量少时呕吐物为咖啡色；出血量大时，呕吐物可呈黯红色或鲜红色；贲门以上食管出血，即使量不大也可发生呕血，且色较鲜红。一般而言，出血量的大小与破裂血管的大小、是动脉或静脉破裂有密切关系。较大静脉血管破裂，其出血量大；小动脉破裂的出血量也大；广泛的毛细血管渗血，其出血量一般也较大。

3. 病情严重程度分级

病情严重程度与失血量呈正相关。如根据血容量减少导致周围循环的改变来判断失血量，休克指数（休克指数＝心率/收缩压）是判断失血量的重要指标之一。临床根据出血程度分为 3 级。

（1）轻度：失血量＜500 mL，即占全身总血量的10%～15%时，无明显的脉搏加快、血压降低等全身表现，部分患者可出现头晕、心慌。休克指数为0.5。

（2）中度：失血量在500～1 000 mL，占全身总血量20%左右时，可出现血压下降，但收缩压仍在80 mmHg以上；脉搏增快，每分钟达100次左右；血红蛋白降至70～100 g/L；可出现一时性晕厥、口渴、心烦、少尿以及短暂性休克。休克指数为1。

（3）重度：失血量>1 500 mL，占全身总血量的30%以上时，血压下降，收缩压<80 mmHg，或较基础血压下降25%以上；脉搏>120次/分，血红蛋白<70 g/L；可出现神志恍惚、面色苍白、四肢厥冷、冷汗、少尿或无尿等失血性休克的表现。休克指数>1.5。

4. 判断出血是否停止

有下列迹象，应认为有继续出血或再出血，需及时处理。①反复呕血或黑便次数增多，粪质稀薄，甚至呕血转为鲜红色，黑便变成黯红色，伴有肠鸣音亢进。②有周围循环衰竭的表现。经补液、输血而血容量未见明显改善，或虽暂时好转而又恶化；经快速补液、输血，中心静脉压仍有波动或稍有稳定又下降。③红细胞计数、血红蛋白与红细胞比容继续下降，网织红细胞计数持续增高。④在补液和尿量足够的情况下，血尿素氮持续或再次增高。⑤胃管内抽出新鲜血。

5. 出血病因和部位的诊断

（1）若有慢性周期性、节律性上腹疼痛，特别是出血前疼痛加重，出血后疼痛减轻或缓解，考虑消化性溃疡，必要时紧急做胃镜检查，可对食管、胃、十二指肠等病变的性质和出血情况明确诊断。

（2）若有服用阿司匹林等药物史、酗酒史或应激状态者，可能为急性胃黏膜损害。

（3）既往有病毒性肝炎、血吸虫病或慢性酒精中毒病史，并有肝病与门静脉高压的临床表现者，可能是肝硬化所致的出血。由于脾常在上消化道出血后暂时收缩，诊断时不应过分强调脾肿大的依据。

（4）对中老年患者，近期出现上腹痛，伴有食欲减退、消瘦者，应警惕胃癌的可能性。

（5）出血后短期内发现血清胆红素增高，应考虑胆道出血、肝硬化或壶腹肿瘤等。

七、治疗

（一）一般治疗

患者应绝对卧床休息，保持安静，平卧并将下肢抬高。头偏向一侧，保持呼吸道通畅，避免将血液误吸入气管。吸氧，禁食，密切观察呕血、黑便、尿量、神志、皮肤与甲床色泽、肢体温度、周围静脉特别是颈静脉充盈情况。定时复查红细胞计数、血红蛋白、血细胞比容与血尿素氮，心电监护，尽可能进行中心静脉压测定，以指导液体输入量。必要时留置胃管，观察出血情况。

（二）补充血容量

（1）紧急输液。①立即配血。②尽快建立静脉通道，最好经锁骨下静脉插管。③输液速度：先快后慢。④液体种类及选择：可用生理盐水、平衡液、等渗葡萄糖注射液、血浆或其他血浆代用品、浓缩红细胞、全血。失血后因血液浓缩，应首先静脉快速滴注平衡液或胶体液，最好维持血红蛋白浓度在100 g/L、红细胞比容在30%；若失血量较大，Hb浓度<70 g/L时，可输浓缩红细胞；严重活动性大出血（急性失血量超过总量的30%）时，应尽早输入足量新鲜全血。⑤输液量：输入液体或血的量应根据病因、尿量、血压，心肺病史而定。有条件的最好结合中心静脉压调整输液量、输血量及速度。

（2）输血指征。①收缩压<90 mmHg，或较基础收缩压降低幅度>30 mmHg。②血红蛋白<70 g/L，红细胞比容<25%。③心率>120次/分。血容量已补足的指征有：四肢末端由湿冷青紫转为温暖、红润；脉搏由快、弱转为正常、有力；收缩压接近正常，脉压>30 mmHg；肛温与皮温差从>3℃转为<1℃；中心静脉压（5～13 cmH_2O）。UGIH的死亡很大程度上与年龄和严重并发症的临床表现有关。

（三）止血

1. 内镜下止血

对于急性非静脉曲张性上消化道大出血，内镜下止血为首选，可对出血灶喷洒凝血酶或0.1%肾上腺素、巴曲酶等，适用于胃黏膜糜烂、渗血、活检后出血、溃疡出血等，对出血量大者效果较差。还可用热探头、电凝、激光、微波止血或上止血夹。对于食管胃静脉曲张出血，内镜下止血是控制活动性出血和预防再出血的主要措施，可采用局部注射硬化剂、套扎疗法，胃底静脉曲张可局部注射组织黏合剂，为手术创造条件。

2. 药物止血

适用于无法进行内镜治疗或止血失败者，或与内镜治疗联合运用。

（1）抑酸药：抑制胃酸分泌的药物可提高胃内 pH，促进血小板聚集和纤维蛋白凝块的形成，避免血块过早溶解，有利于止血和预防再出血，又可治疗消化性溃疡。常用质子泵抑制剂（PPI）有埃索美拉唑、奥美拉唑、泮托拉唑、兰索拉唑、雷贝拉唑。用法：奥美拉唑 80 mg 静脉推注，继以 8 mg/h 的速度滴注 72 h，也可用泮托拉唑等。根据 2010 年急性非静脉曲张性 UGIH 国际共识：内镜治疗前 PPI 治疗并不能降低再出血率、手术率和死亡率，但可有效减少干预措施、降低成本、提高安全性，尤其对高风险征象者，因此可考虑内镜检查前行 PPI 治疗以降低病灶级别、减少内镜干预，但不应延迟内镜检查。2012 年美国消化性溃疡出血诊治指南指出，内镜检查前使用 PPI 可降低病灶级别，尤其是在不能早期行内镜检查或内镜医师技术有限的情况下对内镜治疗前 PPI 的治疗提出了有条件的推荐：内镜治疗后，基本药物治疗是用抑酸药，PPI 为目前推荐药物，疗效较为确切，要尽早应用。此外，还可用 H_2 受体拮抗剂（H_2RA），如雷尼替丁、法莫替丁等。

（2）止血药：止血药的疗效尚未证实，不推荐作为一线药物使用。可口服凝血酶、云南白药等；也可静脉注射维生素 K_1；或用去甲肾上腺素 8 mg 加入 100～200 mL 冰生理盐水口服或鼻胃管灌注；或肌内注射或皮下注射巴曲酶 1 U，严重出血时同时静脉注射 1 U 的巴曲酶。

（3）生长抑素及其衍生物：该药主要作用机制是减少内脏血流、降低门静脉阻力；抑制胃酸和胃蛋白酶分泌；抑制胃肠道及胰腺肽类激素分泌。是肝硬化急性食管胃底静脉曲张出血的首选药物之一，也可用于急性非静脉曲张出血的治疗。其特点：可迅速有效控制急性上消化道出血；预防早期再出血的发生；有效预防内镜治疗后的肝静脉压力梯度升高，从而提高内镜治疗的成功率；可显著降低消化性溃疡出血患者的手术率；对于高危患者，选用高剂量生长抑素在改善患者内脏血流动力学、出血控制率和存活率方面均优于常规剂量。因不伴全身血流动力学的改变，该类药物可安全应用于消化道出血患者，止血率为 80%～90%，无明显不良反应。目前推荐：14 肽的天然（或人工合成）生长抑素和人工合成的 8 肽生长抑素奥曲肽。生长抑素的用法：静脉给予 250 μg 的负荷剂量后，继之以 250 μg/h 持续静脉滴注，维持 5 d，注意该药在滴注过程中不能中断，如中断超过 5 min 要重新给予负荷剂量。对高危患者可高剂量（500 μg/h）输注，这个剂量在改善患者内脏血流动力学、出血控制率和存活率方面均优于常规剂量，可根据患者病情多次重复 250 μg 冲击剂量快速静脉滴注，最多可达 3 次。奥曲肽的负荷用量为 100 μg，继之以 25～50 μg/h 持续静脉滴注，维持 5 d。尽管生长抑素对非食管胃底曲张静脉出血疗效不确切，但由于生长抑素无明显不良反应，美国学者对等待内窥镜检查不明病因的 UGIH 患者仍推荐使用。

（4）血管升压素及其衍生物：该类药物通过收缩内脏血管，减少门静脉血流量，降低门静脉压，达到止血目的。常用的药物包括垂体后叶素、血管升压素、特利加压素。一般推荐血管升压素 10 U 缓慢静脉推注，之后以 0.2～0.4 U/min 持续静脉滴注 72 h，根据血压调整剂量。常见不良反应有腹痛、血压升高、心律失常、心绞痛，甚至心肌梗死等（高血压、冠心病患者忌用）。但由于其较重的不良反应，限制临床应用，尽管其衍生物特立加压素已被证实可以提高 UGIH 生存率，在欧洲已广泛应用到临床，但在美国并未被批准应用于治疗上消化道出血。常联用硝酸甘油 10～15 μg/min 静脉滴注，或舌下含服硝酸甘油 0.6 mg，每 30 min 1 次，以减少血管升压素的不良反应及协同降低门静脉压。国内仍可用垂体后叶素替代血管升压素。

（5）抗生素：应当指出的是，美国肝病协会将抗生素应用 7 d 作为预防再发食管胃底曲张静脉出血的重要手段，可见肝硬化合并出血的患者预防性使用抗生素的重要性。肝硬化合并静脉曲张出血的患者（35%～66%）出现细菌感染的症状与非肝硬化住院患者（5%～7%）相比更为常见。在此类患者中，预防细菌感染可降低静脉曲张再出血的风险，并可改善生存率。肝硬化合并静脉曲张出血的患者细菌感染的最主要的原因包括自发性腹膜炎、尿道感染和肺炎，常见革兰阴性菌感染。因此，对于肝硬化合并静脉曲张出血的患者应当给予 7 d 的抗生素。选用喹诺酮类抗生素，对喹诺酮类耐药者可使用头孢类抗生素。

3. 三腔二囊管压迫止血

气囊压迫止血适用于食管静脉及近贲门部的胃底静脉破裂出血，有确切的近期止血效果。由于患者痛苦大，并发症多（如吸入性肺炎、窒息、食管炎、食管黏膜坏死、心律失常等），且近年来药物治疗和内镜治疗的进步，目前已不推荐气囊压迫止血作为首选措施，其应用限于药物不能控制出血时，作为暂时止血使用，以赢得时间去准备更好的止血措施。三腔管压迫时间一般为 24 h，若出血不止可适当延长至 72 h，但不宜过长。

4. 介入治疗

经药物和内镜治疗无效时，可选择介入治疗。

（1）持续动脉注射法和动脉栓塞疗法：上消化道动脉出血的介入治疗包括持续动脉注射法和动脉栓塞疗法。持续动脉注射法是经导管持续灌注血管收缩剂，而动脉栓塞疗法是用栓塞剂阻塞出血动脉。常用的栓塞剂有自体血凝块、吸收性明胶海绵、聚乙烯醇以及无水乙醇等。

（2）部分脾动脉栓塞术：目前普遍认为食管胃底静脉曲张与门静脉压力增高相关，而肝硬化患者门静脉血约 1/3 来自脾静脉，部分脾动脉栓塞术（PSE）通过栓塞脾动脉分支减少了脾脏到门静脉的血流量，继而降低门静脉压力。与脾切除相比，部分脾动脉栓塞更安全有效，主要表现在手术过程简单快捷，局麻下就可完成。由于保留了部分脾脏从而保存了脾脏功能。

（3）经颈静脉肝内门—体分流术（TIPS）：对于反复出血且应用内窥镜治疗或者药物治疗无效，可以考虑 TIPS，但由于可以引起肝性脑病和置管阻塞，不推荐作为食管胃底静脉曲张出血的首选。

5. 手术治疗

经上述治疗，上消化道大出血仍不能得到有效控制，脉率、血压不稳定，或诊断不明且无禁忌证者，可考虑手术治疗。对于食管胃底静脉曲张出血仅在药物和内镜治疗无效，无法进行经颈静脉肝内门一体分流术情况下使用。

有关资料显示，首次大出血病死率为 28.7%，曲张静脉一旦发生出血，短时间内再出血概率很大，再出血死亡率明显增高，大出血后 24 h、48 h 内手术病死率分别为 20%、38%，48 h 以后手术病死率为 45%。因此，不失时机地对部分大出血患者果断施行手术治疗是抢救患者生命的重要措施。

手术指征：大量出血合并穿孔、幽门梗阻或疑有癌变者；年龄在 50 岁以上，有心肾疾病，经治疗 24 h 以上仍出血不止者；短时间内出血量很大，出现休克征象者；急性大出血，经积极应用各种止血方法仍出血不止，且血压难以维持正常者；近期反复出血，其溃疡长期不愈合；门静脉高压，反复大出血或出血不止者。

八、研究进展

内镜检查是目前上消化道出血进行病因诊断和判断出血部位的首选方法。除明确出血部位和病因诊断外，还可通过内镜进行止血治疗。内镜治疗主要适用于炎症、糜烂、溃疡、食管胃底静脉曲张、血管畸形、损伤、肿瘤等导致的渗血，上消化道手术治疗或内镜治疗出现的局部出血，局部食管等部位撕裂而出现的出血以及全身性疾病、血液病等发生的出血。而对于休克患者、不适于内镜插入的患者、内镜治疗无效的患者、经内镜治疗后出现再出血情况严重的患者，则不适于勉强进行内镜治疗。

（一）内镜应用的时机

大多数 UGIH 都应在 24 h 内行内镜治疗，但是高危和低危患者不同。对血流动力学稳定、无严重多病共存的低危患者是否进行早期胃镜检查有不同意见。但是早期胃镜检查，能明显缩短住院时间和减少住院费用。Blatchford 评分为 0 者，不行内镜治疗对患者预后无影响。因此总体而言，对低危患者早期胃镜检查并不重要。而对高危患者，最近一项观察性研究发现，高危患者（Blatchford 评分 ≥12），12 h后行胃镜检查，患者术后死亡率为 44%，若行早期胃镜检查，患者术后死亡率则为 0%，显然 12 h

后的胃镜检查患者死亡率明显高于早期胃镜检查者。总之，急诊内镜检查一般在入院 12 ~ 24 h 以内进行，对急性大出血患者应尽快进行，急诊内镜检查有很高的诊断率，并可看到 90% 的出血病灶。此外，早期内镜检查还可预测复发出血的危险性，实施早期治疗。

（二）内镜检查前的药物治疗

美国胃肠内镜实践表示：在内镜治疗前，静脉给予红霉素可以改善黏膜的可见性。《中华消化内镜杂志》上发表的 Meta 分析显示，在内镜治疗前给予红霉素和甲氧氯普胺，明显降低重复内镜检查确认出血来源的需要，但在血制品的需要、住院时间和外科治疗的需要方面没有不同，因此该方法并不是常规推荐的。上消化道出血紧急内镜检查处理同一般内镜检查，但此时插入内镜往往胃内有较多的血液或血凝块，视野欠清晰，检查前是否洗胃目前尚有不同意见，主张插胃管用冰生理盐水洗胃者认为可以去除血块，易于观察和治疗，且冰生理盐水具有收缩血管作用，利于止血，但是，洗胃时液体易反流入气管，插管时的机械刺激有时反而加重出血，因此也有学者不主张洗胃。在促使胃排空方面，红霉素是众所周知的刺激因素，该药有较强的胃肠反应，可潜在地应用于内镜检查前视野的清除。内镜前使用促动力药物可促进胃内积血排空。

内镜检查前辅以 PPI 疗法，可在强酸环境抑制血小板凝集和血浆凝结，并可导致已形成的血栓溶解。PPI 可迅速中和壁细胞产生的胃酸，可稳定新形成的血栓。有学者支持在诊断性内镜检查前或者内镜治疗前 PPI 给药。一项综合了 6 项 RCT 的 Meta 分析，共纳入 2 223 例患者，结果显示，内镜检查前 PPI 治疗组与对照组的死亡率、再出血率及手术率无明显差别。但内镜检查前 PPI 治疗显著降低内镜治疗者的镜下高危征象及需要在内镜下治疗的比例。另一项发表在《新英格兰医学》杂志的研究也得出了相似结果，该研究是唯一一项针对“在内镜实施前采用大剂量弹丸式注射 PPI，继之持续静脉维持的治疗方法的研究”。基于该证据，对于那些延迟内镜检查或不能及时完成内镜检查者，可以考虑预先使用 PPI，然而也不能因此就取消或过度推迟内镜检查。

（三）内镜下治疗

内镜检查可以迅速了解出血部位、程度、性质，还能及时进行直视下止血治疗，包括局部用药法、热凝固法、药物喷洒法、机械压迫法等。

1. 局部用药法

在内镜直视下，经内镜注射针将止血药或硬化药注射于出血灶内，达到止血的目的。常用的药物有无水乙醇、高渗钠—肾上腺素溶液、1 ∶ 10 000 肾上腺素注射液、5% 鱼肝油酸钠及 1% 乙氧硬化醇、1% 加四烃基硫酸钠、巴曲酶等。药物可直接注射于出血血管内，也可在出血部位周围 3 ~ 4 处注射。这种方法适用于血管显露的活动性出血。有效的数据显示最初有效率可达 95% 左右。新指南禁止单独注射肾上腺素，因为证据表明使用热凝止血效果明显好于单独注射肾上腺素；如要使用药物，则需联合一种热凝或机械止血方法，这样可以提高热凝或机械止血的效果。

2. 热凝固法

热凝固法可使局部产生高热，使蛋白凝固、组织水肿、血管收缩并激活血小板，血管内腔变小或闭塞，进而血栓形成而达到止血效果。现常用的有微波法、激光法、热探头法、高频电凝法。

（1）微波法：是指通过热能使组织蛋白、血管及组织发生凝固，从而达到止血目的。一般采用电极与出血部位接触，反复凝固，拔出电极时为防止组织发生粘连，可采用解离电流通电后再拔出，其有效率可达 92% 左右。其优势在于手术时间短、操作简便、定位准确、不损伤肌层、对人体无害、不良反应小等。但术中患者可能会有轻微灼烧感，大而深的溃疡易发生穿孔，且在操作上要求使用电极头，时间要合适，以防止拔出电极后再次出血。

（2）激光法：是指利用激光的光凝固作用，使血管内膜发生血栓，从而达到止血的作用。用于内镜下止血的有氩激光及石榴石激光，止血成功率在 80% ~ 90%，但对治疗食管静脉曲张出血的疗效尚有争议。激光治疗出血的并发症不多，有报道曾有发生穿孔、气腹以及照射后形成溃疡，导致迟发性大出血的病例。但如患者胃积血多，血凝块可吸收激光，反而影响其止血效果，而且光速如不能达到出血源，也会对止血效果产生影响。激光法对技术及设备要求均较高，疗效与其他凝固法相近，因此没有在临床得到广泛推广。

（3）热探头法：利用热探头的电极达到蛋白质凝固、止血的作用，其止血率可达到97%左右，对操作技术要求较高，较为严重的并发症为胃穿孔。热探头法较激光、电凝等方法安全，对组织的损伤小。

（4）高频电凝法：电凝止血必须确定出血的血管才能进行，绝不能盲目操作。因此，要求病灶周围干净。如胃出血，电凝止血前先用冰水洗胃；对出血量大的食管静脉曲张出血，电凝法并不适宜。操作方法是：用凝固电流在出血灶周围电凝，使黏膜下层或肌层的血管凝缩，最后电凝出血血管。单极电凝比双极电凝效果好，首次止血率为88%，第2次应用止血率为94%。这种方法如视野不清可能影响止血效果，且对操作技术要求较高，因而使用受到一定限制。

3. 药物喷洒法

主要适用于黏膜糜烂渗血、肿瘤破溃渗血、面积较大但出血量不大或球后溃疡不易注射的上消化道出血患者。选用止血疗效显著的药物。一般应首先清除凝血块，暴露出血病灶，再喷药。本法对溃疡病活动性出血或黏膜病变出血效果显著。常用的止血药物有8%去甲肾上腺素、凝血酶、5%~10%孟氏液（碱式硫酸铁溶液）、生物蛋白胶等。这种方法操作简便，可直接作用于出血部位，凝血时间短，无不良反应。这种方法仅适用于少量出血，且止血效果不稳定，血块易脱落，有发生再次出血的可能。

4. 机械压迫法

（1）金属夹法：其原理是将特制的金属钛小夹子经内镜活检孔送入消化管腔，对准出血部位，直接将出血的血管或撕裂的黏膜夹住，起到机械压迫止血及“缝合”作用。伤口愈合后金属夹子会自行脱落，夹子一般在1~3周后自行脱落，随大便排出体外。该法适用于直径<3 mm的血管破裂出血及局灶性出血，尤其适用于消化道溃疡出血，对小动脉出血的治疗效果更好，也可用于曲张静脉破裂出血。操作时应注意深浅度。这种方法成功率可达100%，且无并发症发生，是一种安全、经济实用的治疗方法。

（2）食管曲张静脉套扎术：近年来，皮圈结扎法的应用范围在逐渐扩大，除治疗静脉曲张出血外，已成为内镜治疗消化道非静脉曲张出血的一种新方法。本法对杜氏病出血尤其适用。1986年Stiegmann等首次报道此法，其原理如同内痔吸引套扎法，于内镜前端安置一套叠硬塑圈，内套圈内联结一尼龙线经活检孔送出，外侧部套一橡皮圈，内镜负压吸住曲张静脉，拉紧套圈时即将橡皮圈推出套住曲张静脉，如此反复可全部结扎粗大的曲张静脉，止血率达90%。其优点是不引起注射部位出血，无系统性并发症，近年来受到推崇；缺点是细小突出不显著的曲张静脉无法结扎。

（3）缝合止血法：主要适用于胃肠小动脉出血，如息肉及黏膜下肿瘤摘除术后基底部中央小动脉出血。对溃疡渗血及弥漫性出血不宜应用。

5. 冷冻止血法

采用液氮或液体二氧化碳作为冷冻液，用冷冻杆接触和喷射冷冻气体的方法，能够迅速降温，从而使局部组织坏死、凝固而达到止血目的。但因操作比较复杂，需要特制的仪器，所以应用并不十分广泛。

6. 超声探头法

是通过内镜活检孔利用超声探头成像指示内镜治疗的一种方法。多普勒超声探头可清楚地发现黏膜下的出血血管，利用控头可进行硬化剂注射，以达到快速、准确止血的目的。

7. 内镜下不同方法联合治疗

为了提高上消化道出血的内镜治疗效果，国内外不少学者采取不同方法联合治疗，取得了比单一方法治疗更好的效果。主要有局部喷洒药物加注射药物治疗，高频电凝加局部药物注射等。

（四）应用内镜治疗后的药物治疗

1. 内镜治疗后PPI的维持治疗

高级别证据推荐高危患者（即喷射性出血、活动性渗血、血管显露或附着血凝块）成功行内镜治疗后，可以大剂量使用 PPI（静脉弹丸式注射 80 mg，继之 8 mg/h 静脉滴注维持 72 h）降低再出血率及死亡率。最近一项对患者内镜治疗后用以上方法与安慰剂对照的亚组分析研究显示，对活动性渗血者即使仅用安慰剂，患者再出血率也低（4.9%），提示对于活动性渗血患者可能不需要使用大剂量 PPI 进行内镜后维持治疗。

2. 幽门螺杆菌根除治疗

对消化性溃疡出血的患者进行幽门螺杆菌检测发现，快速尿素酶试验存在 79% 的假阴性率，快速尿素酶试验联合活检组织检测的灵敏度只有 86%。因此在上消化道出血的情况下，快速尿素酶试验阴性的所有患者过段时间再检测的推荐是有意义的。随机试验 Meta 分析幽门螺杆菌根除治疗和持续的抗内分泌治疗对于预防再出血的疗效评估显示，根除治疗组再出血的风险明显降低。因此，凡有幽门螺杆菌感染的消化性溃疡，无论初发或复发、活动或静止，有无并发症，均应予以根除幽门螺杆菌治疗，目前推荐 PPI 或胶体铋为基础加上两种抗生素的三联治疗方法。治疗失败后的再治疗比较困难，可换用另外两种抗生素，或采用 PPI、胶体铋合用两种抗生素的四联疗法。

（五）再次内镜检查

内镜检查后 24 h 内无须常规复查内镜，对于临床证实存在再出血的患者，可以再次行内镜下止血，部分患者可以考虑手术或介入治疗。一项病例回顾性分析研究显示，对内镜和药物治疗失败的患者，行动脉栓塞治疗成功率可达 90%，动脉栓塞治疗成功后的再出血率为 33%。

第二节　重症急性胰腺炎

一、概述

急性胰腺炎（AP）是指多种病因引起的胰酶激活，以胰腺局部炎症反应为主要特征，伴或不伴有其他器官功能改变的疾病。临床上，大多数患者的病程呈自限性，20%～30% 的患者病情凶险。总体病死率为 5%～10%。

重症急性胰腺炎（SAP）是指急性胰腺炎伴有脏器功能障碍，或出现坏死、脓肿或假性囊肿等局部并发症，或两者兼有。上腹部可见明显的压痛、反跳痛、肌紧张，腹胀，肠鸣音减弱或消失等，腹部有包块，偶见腰肋部皮下瘀斑征和脐周皮下瘀斑征。可以并发一个或多个脏器功能障碍，也可伴有严重的代谢功能紊乱，包括低钙血症（血钙 < 1.87 mmoL/L）。增强 CT 为诊断胰腺坏死的最有效方法，B 超及腹腔穿刺对诊断有一定帮助。APACHE Ⅱ 评分 ≥ 8 分。Balthaza CT 分级系统 ≥ Ⅱ 级。死亡率为 20%，伴有严重并发症的患者死亡率可高达 50%。

暴发性急性胰腺炎是重症急性胰腺炎的一个特殊类型，是指在起病 72 h 内经正规非手术治疗（包括充分液体复苏）仍出现脏器功能障碍，常继发腹腔间隔室综合征者。

二、病因

重症急性胰腺炎的病因较多，且存在地区差异。在确诊急性胰腺炎基础上，应尽可能明确其病因，并努力去除病因，以防复发。

1. 胆道结石

近年来的研究表明，重症急性胰腺炎中有 70% 是由胆道微小结石引起的，这种微小结石的成分主要是胆红素颗粒，其形成与肝硬化、胆汁淤积、溶血、酗酒、老龄等因素有关。微小结石的特点是：①大小不超过 4 mm，不易被 B 超发现；②胆红素颗粒的表面很不规则，一旦进入胰管，容易损伤胰管而引起炎症和感染；③胆结石的大小与急性胰腺炎的危险性呈反比，微小胆结石引起的急性胰腺炎比大结石引起的急性胰腺炎更为严重。若临床上怀疑此病，可做急诊内镜逆行胰胆管造影（ERCP）或十二指肠引流，将收集到的胆总管内的胆汁进行显微镜检查，即可明确诊断。

2. 高脂血症

近年来高脂血症引起胰腺炎的报道明显增多，尤其是体型肥胖伴有高脂血症、脂肪肝和家族性高脂血症病史的患者。目前认为高脂血症胰腺炎的发生与血胆固醇无关，而与血甘油三酯（TG）密切相关。血甘油三酯在5.65～11.30 mmol/L，且血清呈乳状的胰腺炎称为高甘油三酯血症性胰腺炎。脂蛋白酶（LPL）是内、外源性脂肪代谢的关键酶，可将乳糜微粒和极低密度脂蛋白中的甘油三酯水解成甘油和脂肪酸，对血甘油三酯的清除起着重要作用。家族性 LPL 缺乏或家族性脂蛋白 CⅡ（ApoCⅡ）缺乏可导致机体脂代谢障碍，引起血甘油三酯水平的增高。

3. 酗酒或暴饮暴食

患者以男性青壮年为主，暴饮暴食和酗酒后，可因大量食糜进入十二指肠、酒精刺激促胰液素和胆囊收缩素释放而使胰液分泌增加，进而引起乳头水肿和肝胰壶腹括约肌痉挛，最终导致重症急性胰腺炎。

4. 其他病因

如壶腹乳头括约肌功能不良、药物和毒物、ERCP 后、十二指肠乳头旁憩室、外伤、高钙血症、腹部手术后、胰腺分裂、壶腹周围癌、胰腺癌、血管炎、感染（柯萨奇病毒、腮腺炎病毒、获得性免疫缺陷病毒、蛔虫症）、自身免疫性疾病（系统性红斑狼疮、干燥综合征）、α_1-抗胰蛋白酶缺乏症等。

三、发病机制

1. 胰腺的自身消化

重症急性胰腺炎的发病机制主要是胰液对胰腺及其周围组织的自身消化。正常人胰液在体内不发生自身消化，是因为有几种防御机制：①胰管上皮有黏多糖保护层；②胰腺腺泡有特异的代谢功能，可阻止胰酶侵入细胞内；③进入胰腺的血流中有中和胰酶的物质等。此外，胰蛋白酶等大部分胰酶在分泌时以不激活的状态存在，即以酶原的形式存在，此时无自身消化作用。上述的正常防御功能遭到破坏，如胰管阻塞、刺激胰酶分泌的作用突然增加，感染的胆汁或十二指肠液侵入腺泡等因素，均可导致胰管内压增加、腺泡破裂，暴发性地释放出所有胰酶，包括蛋白酶、脂肪酶和淀粉酶等，从而造成胰酶的自身消化。

此外，在急性胰腺炎时许多酶系统也被激活。①胶原酶可使炎症扩散。②弹性硬蛋白酶可损害血管壁，引起出血。③蛋白水解酶复合体可使组织坏死进一步蔓延、扩散。④脂肪酶可以使胰周脂肪组织（如肠系膜根部、小网膜囊、腹膜后间隙、肾床、主动脉两侧、盆腔等）形成脂肪坏死区，钙离子和坏死的脂肪结合形成皂化斑，这是血钙下降的原因之一。同时，胰腺本身的坏死组织分解溶化后可产生血管活性物质，如血管舒缓素、激肽及前列腺素等，使周围血管张力降低，加上胰周大量液体渗出、血容量锐减、血压下降均可进一步造成循环功能紊乱以及肾脏损害。此外，坏死毒素中尚有心肌抑制因子和休克肺因子，可以引起心、肺功能的损害。各器官功能障碍还可涉及肝脏和中枢神经系统等，所有这些病变统称为“酶性休克”。

2. 细胞因子在致病中的作用

炎性细胞因子在急性胰腺炎导致的全身性炎症中起重要作用。在急性胰腺炎中炎性细胞因子互相关联和累积，可导致血管渗漏、低血容量、多系统器官衰竭等危象的发生。研究证明，急性胰腺炎受损的胰腺组织作为抗原或炎症刺激物，激活了巨噬细胞而释放出炎症介质，造成细胞因子网络和免疫功能紊乱，很可能是急性胰腺炎易于从局部病变迅速发展为全身炎症综合征（SIRS）以及多系统器官衰竭的重要原因。有学者报道重症急性胰腺炎合并脓毒败血症的患者，其免疫功能及激素水平均发生变化，54.3%的患者因血中胰岛素和C肽减少而发生高血糖；47.3%的患者早期皮质醇含量增高，当合并脓毒败血症时，其中的67.3%患者出现皮质醇及T淋巴细胞活性下降，免疫应答细胞减少。脓毒败血症时补体系统的连锁反应可激活产生C3a、C4a、C5a等过敏毒素，这些毒素均使血管渗透性增加，促进细胞因子释放，TNF、IL-1、IL-6、IL-8和血小板治疗因子（PAF）等增多。因而认为检测血液中此类细胞因子的浓度，有助于判断胰腺病变的严重程度、病情的发展和预后等。与此同时，急性胰腺炎患者也存在一些保护性细胞因子和内生性细胞因子拮抗剂，主要有IL-2、IL-10、可溶性TNF受体（STNFR）和IL-1受体拮抗剂（IL-1 Ra），这些因子可用于治疗重症急性胰腺炎，减轻胰腺和其他脏器的损伤，缓解病情，改善预后，降低死亡率。

近年来人们注意到白细胞及其代谢产物，如细胞质、弹性蛋白酶等酶类物质和氮氧化合物等在加重胰腺的炎症反应中可能起一定作用，导致多系统并发症的发生，同时还注意到微循环障碍可能是引起胰腺坏死的重要因素。

四、临床表现

（1）腹痛：腹痛是重症急性胰腺炎的主要临床表现之一，持续时间较长，如有渗出液扩散入腹腔内可致全腹痛。少数患者，尤其是年老体弱者可无腹痛或仅有轻微腹痛，对于这种无痛性重症急性胰腺炎应特别警惕，因为很容易漏诊。

（2）黄疸：如黄疸呈进行性加重，又不能以急性胆管炎等胆道疾病来解释时，应考虑有重症急性胰腺炎的可能。

（3）休克：常有不同程度的低血压或休克，休克既可逐渐出现，也可突然发生，甚至在夜间发生胰源性猝死，或突然发生休克而死亡。部分患者可有心律不齐、心肌损害、心力衰竭等。

（4）高热：在急性胰腺炎感染期，由于胰腺组织坏死，加之并发感染或形成胰腺脓肿，患者多有寒战、高热，进而演变为败血症或真菌感染。

（5）呼吸异常：早期可有呼吸加快，但无明显痛苦，胸部体征不多，易被忽视。如治疗不及时，可发展为急性呼吸窘迫综合征（ARDS）。

（6）神志改变：可并发胰性脑病，表现为反应迟钝、谵妄，甚至昏迷。

（7）消化道出血：可并发呕血或黑便。上消化道出血多由于急性胃黏膜病变或胃黏膜下多发性脓肿所致；下消化道出血多为胰腺坏死穿透横结肠所致。

（8）腹水：合并腹水者几乎都为重症急性胰腺炎。腹水呈血性或脓性，腹水中的淀粉酶常升高。

（9）皮肤黏膜出血：患者的血液可呈高凝状态，皮肤黏膜有出血倾向，常有血栓形成和局部循环障碍，严重者可出现弥散性血管内凝血（DIC）。

（10）脐周及腰部皮肤表现：部分患者的脐周或腰部皮肤可出现蓝紫色斑，提示腹腔内有出血、坏死以及血性腹水。脐周出现蓝紫色斑者称为Cullen征，腰部皮肤出现蓝紫色斑者则称为Grey-Turner征。

五、辅助检查

（1）血、尿淀粉酶：一般急性胰腺炎患者的血、尿淀粉酶均呈3倍以上的升高，若在升高的基础上又突然明显降低，则提示预后不良。

（2）血清正铁血红蛋白（MHA）、C反应蛋白（CRP）：当腹腔内有游离血液存在时，MHA可呈现阳性，有助于重症急性胰腺炎的诊断。坏死性出血性肠炎、肠系膜血管阻塞时也可以出现MHA阳性，应注意鉴别。发病72 h后CRP >150 mg/L，提示胰腺组织坏死。

（3）血常规、血气分析、生化指标：血常规白细胞计数 $>12.0\times10^9$/L，血气pH <7.3，碱剩余(BE) < -3，伴发ARDS时氧分压 <60 mmHg，生化指标乳酸 >2.0 mmol/L，低钙血症（血钙 <1.87 mmol/L），伴发急性肾衰竭时血清肌酐（Scr）>176.8 μmol/L，伴发凝血功能障碍时凝血酶原时间（PT）、活化部分凝血活酶时间（APTT）时间均延长。

（4）腹部X线平片：如有十二指肠或小肠节段性扩张或右侧横结肠段充气梗阻，常提示有腹膜炎及肠麻痹的存在。前者称为警哨肠曲征，后者称为结肠切割征，多与重症急性胰腺炎有关。

（5）B超：可发现胰腺明显肿大、边缘模糊、不规则、回声增强、不均匀等异常，胰腺中还可有小片状低回声区或无回声区。

（6）CT：是诊断重症急性胰腺炎的重要手段，准确率可达70%～80%。可显示胰腺和胰后的图像。

重症急性胰腺炎可见肾周围区消失、网膜囊和网膜脂肪变性、密度增厚、胸腔积液、腹水等病变。根据炎症的严重程度分级为 A ~ E 级。A 级：正常胰腺。B 级：胰腺实质改变，包括局部或弥漫的腺体增大。C 级：胰腺实质及周围炎症改变，胰周轻度渗出。D 级：除 C 级外，胰周渗出显著，胰腺实质内或胰周单个液体积聚。E 级：广泛的胰腺内、外积液，包括胰腺和脂肪坏死、胰腺脓肿。D ~ E 级：临床上为重症急性胰腺炎。

六、诊断

（一）诊断

具备急性胰腺炎的临床表现和生化改变，且具备下列指征之一者：局部并发症（胰腺坏死，假性囊肿，胰腺脓肿）；器官衰竭；Ranson≥3；APACHEⅡ评分≥8；CT 分级为 D、E。

有助于重症急性胰腺炎的诊断：①有暴饮、暴食、外伤、手术、肾衰竭等诱导因素；②原有胆道疾患，突然发生持续性上腹部剧痛，并且血象和尿素氮明显升高，血钙低于正常；③凡病情危重，有黄疸和休克的急腹症，或原因不明的急腹症患者，都应做血、尿淀粉酶检查；④对诊断不明的可疑病例，除常规进行 B 超检查外，尚须进一步做诊断性腹腔穿刺检查，如发现腹水为血性、无臭味，镜检主要成分为红细胞，正铁血红蛋白升高，多核细胞增多，涂片无细菌，腹水中的淀粉酶升高，则应考虑为重症急性胰腺炎；⑤病情复杂、诊断不能明确的急腹症患者，经内科治疗后病情仍无好转，甚至恶化，则应在 12 ~ 24 h 内行急诊手术，通过剖腹探查明确诊断。

（二）并发症

1. 全身并发症

包括 ARDS、急性肾衰竭、心肌损伤、凝血功能障碍、胰性脑病、肠梗阻、消化道出血等。

2. 局部并发症

（1）急性液体积聚：发生于病程早期，胰腺内或胰周或胰腺远隔间隙液体积聚，并缺乏完整包膜。

（2）胰腺坏死：增强 CT 检查提示无生命力的胰腺组织或胰周脂肪组织。

（3）假性囊肿：有完整非上皮性包膜包裹的液体积聚，内含胰腺分泌物、肉芽组织、纤维组织等。多发生于急性胰腺炎起病 4 周以后。

（4）胰腺脓肿：胰腺内或胰周的脓液积聚，外周为纤维囊壁。

（三）鉴别诊断

1. 急性胆囊炎、胆石症

急性胆囊炎、胆石症与重症急性胰腺炎有相似之处，但两者还是有明显的区别。急性胆囊炎、胆石症的疼痛多位于右上腹，并向右肩部放射，常有反复发作史，多伴有畏寒、发热、寒战及黄疸；而重症急性胰腺炎的疼痛多位于上腹部，疼痛较急性胆囊炎或胆石症更为剧烈，且向左侧腰部放射，疼痛一般不能被镇痛解痉剂所缓解。重症急性胰腺炎的血、尿淀粉酶常升高，而急性胆囊炎、胆石症患者的血、尿淀粉酶多正常，若为胆源性胰腺炎，临床上则更难鉴别，常在手术中方能明确诊断。

2. 消化性溃疡急性穿孔

本病与急性胰腺炎的鉴别诊断比较困难，但典型的胃、十二指肠溃疡穿孔患者多有慢性溃疡病史，穿孔前有长短不一的消化性溃疡发作症状，并且有突然出现的全腹痛，体格检查可发现腹壁呈板状腹，肝浊音界缩小或消失，肠鸣音消失，X 线检查可见膈下游离气体，血、尿淀粉酶正常，腹腔穿刺的抽出液内偶可见有食物残渣。

3. 胆道蛔虫症

突然发病，多见于儿童及青壮年，上腹部剑突下有钻顶样疼痛，疼痛的发作与缓解无规律性。主要临床特点为症状严重，但体征轻微，血、尿淀粉酶正常，若合并有急性胰腺炎，则淀粉酶可升高。

4. 肠系膜血管栓塞

腹痛多位于中腹部，疼痛不如急性胰腺炎严重，但腹胀较急性胰腺炎明显，肠管坏死后腹痛可缓解或消失，有时伴有休克。

5. 急性肠梗阻

常有剧烈的腹痛，并伴有呕吐，淀粉酶可升高，特别是高位绞窄性肠梗阻。肠梗阻患者腹痛的阵发性加剧较重症急性胰腺炎更为明显，腹痛时伴有肠鸣音亢进，呕吐后腹痛即可缓解。腹部检查可见肠型，腹部X线检查可见肠腔有多个气液平面。

6. 急性肾绞痛

急性胰腺炎有时需与左肾及左输尿管结石相鉴别，由泌尿系统结石引起的肾绞痛多为阵发性绞痛，向会阴部放射，合并有血尿、尿频、尿急、尿痛等尿路刺激症状。

7. 心肌梗死

由于重症急性胰腺炎常有心血管系统的损害，心电图上也可出现心肌梗死样改变，故与冠状动脉粥样硬化性心脏病、心肌梗死的鉴别十分重要。心肌梗死多有冠心病史，胸前有压迫感和胸闷，心电图常有各种心肌梗死表现，肌酸磷酸激酶升高，多无急腹症表现。

七、治疗

重症急性胰腺炎的诊治工作应尽可能在ICU中进行，并采取积极有效的措施，以阻止病情的进一步恶化，尽力挽救患者的生命。重症急性胰腺炎的治疗包括禁食，胃肠减压，止痛，补充水、电解质，纠正酸碱平衡失调，预防和控制感染，抑制胃液和胰液的分泌，器官功能维护等，必要时进行手术治疗。

1. 液体复苏

发病早期重症急性胰腺炎患者常存在液体不足。液体复苏方法：①在血流动力学监测指导下，进行液体复苏，早期达到复苏目标；②中心静脉压（CVP）8～12 mmHg；③平均动脉压 >65 mmHg；④尿量 >0.5 mL/（kg·h）；⑤中心静脉或混合静脉血氧饱和度（SvO_2）>0.70。若CVP达8～12 mmHg，SvO_2 <0.70，则根据血红蛋白浓度，输注浓缩红细胞比容达0.30以上；若SvO_2仍然低于0.70，则给予多巴酚丁胺以达到复苏目标；⑥血管活性药物应用的指征，如果出现严重威胁生命的低血压，在积极液体复苏的同时，早期开始应用升压药；或者经过积极的液体复苏，平均动脉压仍然低于60 mmHg时应用升压药。升压药首选去甲肾上腺素。

2. 解痉镇痛

重症急性胰腺炎的腹痛可使胰腺分泌增加，加重壶腹括约肌痉挛，使已存在的胰管或胆管内压力进一步升高。剧烈的腹痛还可引起或加重休克状态，甚至导致胰—心反射而发生猝死，因此迅速而有效地缓解腹痛有十分重要的意义。止痛的方法有麻醉剂或患者控制麻醉法、丁溴东莨菪碱、硫酸镁等。

3. 胰酶抑制剂

加贝酯为目前临床应用比较广泛的一种人工合成胰酶抑制剂，是从大豆中提取的小分子胰酶拮抗剂。对胰蛋白酶、缓激肽、纤维蛋白溶酶、磷脂酶C、凝血酶、磷脂酶A_2均有抑制作用，还有松弛壶腹括约肌、增加肝血流量、降低肺动脉压的作用，临床应用能缓解症状，降低死亡率。

4. 生长抑素

生长抑素已广泛用于重症急性胰腺炎的治疗，它能改善临床症状、减少并发症、降低死亡率，对胰瘘和肠瘘也有较好的疗效。

5. 预防和治疗感染

重症急性胰腺炎发生后感染率迅速上升，病情进一步加重，为此可常规使用有效的抗生素。对抗生素的选择应注意以下几点：①要能保持抗生素在血液、胰液和胰组织中的浓度，该浓度足以抑制引起胰腺感染的致病菌，也可预防和控制胰腺周围、肺、肝等处的感染；②要具有透过血—胰屏障的性能，一般来说，脂溶性高、亲水性小的抗生素比较容易透过血—胰屏障，能在胰液及胰腺组织内达到有效的高浓度，如头孢拉定、头孢噻肟，喹诺酮类的环丙沙星、氧氟沙星以及甲硝唑、泰能等均属此类药物；③抗生素与血清蛋白结合率越低，游离抗生素的浓度越高，胰腺中药物的浓度也就越高；④抗生素的

pH 越高，其在胰腺组织中有效浓度就越高。

6. 腹腔灌洗

属于非手术疗法，是抢救重症急性胰腺炎患者生命的重要措施，对缓解症状、控制感染和治疗多系统器官衰竭等严重并发症有良好的疗效。在施行灌洗治疗时有几点需要注意。①宜早不宜晚，应在确诊后 48 h 内进行，若施行过晚，炎性渗出物已在胰周、肠袢之间形成了蜂窝样分隔，会影响灌洗效果。②灌洗要充分，每次灌洗时患者需平卧，以便灌洗液充分流入腹腔各个部位，特别是胰周、膈下和结肠旁沟，可尽早、尽快地将含酶、含毒素的腹水及胰腺坏死碎屑冲洗干净，这对阻止病变发展、缓解病情十分重要。③根据血生化检测指标增减加入灌洗液中的电解质、抗生素、葡萄糖等，一般不加抗凝剂，以免加重出血。

7. 持续血液净化治疗

适应证：①伴急性肾功能衰竭，或尿量 <0.5 mL/（kg·h）；②早期伴 2 个或 2 个以上器官功能障碍；③早期高热（39℃以上），伴心动过速、呼吸急促，经一般处理效果不明显；④伴严重水、电解质紊乱；⑤伴胰性脑病，或毒性症状明显。

8. 机械通气和氧疗

所有患者入院后，均应在血气检查后进行氧疗。呼吸次数 >35 次/分，并且氧分压 < 70 mmHg 或二氧化碳分压 >60 mmHg 的患者可以考虑机械通气。

9. 中药治疗

早期应用通里攻下中药，如大承气汤等对多系统器官衰竭有一定的预防作用。通里攻下的中药如大黄等有恢复肠蠕动、保护肠黏膜屏障的功能，能减少肠源性感染及肠源性内毒素血症的发生；大黄还具有减轻胰腺出血与坏死程度、抑酶、抑菌、导泻、解除壶腹括约肌痉挛等作用。清热解毒及活血化瘀类中药则具有改善腹腔脏器供血、减少炎性渗出、促进炎症消散及减少脓肿形成等作用。

10. CT 引导下经皮导管引流术

以往重症急性胰腺炎一旦发生感染，首选的治疗方法是手术治疗，但手术治疗的死亡率高，特别是在脓毒败血症合并多系统器官衰竭的情况下，手术的风险极大。因此，对此类患者行非手术治疗是一种重要的可供选择的方法，CT 引导下经皮导管引流术即为其中之一。患者发病后 24 ~ 48 h 内做增强 CT，以明确胰腺的坏死部位与面积；在 CT 引导下经腹腔放置 10 ~ 28F 的导管，导管放置后先抽尽腹腔内的液体，然后用生理盐水或甲硝唑冲洗，尽可能把坏死的碎屑和渗出物冲洗干净，以后每 8 h 冲洗 1 次，必要时更换不同型号的引流管。当 24 h 引流量 <10 mL，CT 证实坏死腔已消失且无瘘管存在时即可拔管。本法治疗感染性重症急性胰腺炎安全有效，需患者与医生的耐心与信心。目前也采用 B 超引导下进行经皮穿刺引流，这种方法可能更为实用。

11. 营养支持

重症急性胰腺炎患者可出现严重的代谢功能障碍，同时处于高代谢状态，蛋白质和热量的需要明显增多。肠内营养能使肠黏膜维持正常细胞结构和细胞间连接以及绒毛高度，使肠黏膜的机械屏障不至受损，肠道固有菌群正常生长，维持了生物屏障作用；同时肠道菌丛正常生长，维持了肠道菌群的恒定，并有助于肠道细胞正常分泌 SIgA。近年来有学者主张行早期肠内营养支持，研究发现，重症急性胰腺炎发病 48 ~ 72 h 内行肠内营养是安全、可行的，并能降低脓毒症的发生。因此在重症急性胰腺炎早期要努力恢复肠内功能，贯彻“如果肠内有功能，就应使用肠道”的原则。对于无法早期应用肠内营养的重症急性胰腺炎患者，早期行全胃肠外营养也是必要的。一般来说完全胃肠外营养可为患者提供全面的营养素，达到早期营养支持的目的，在患者的水、电解质紊乱和酸碱平衡失调得到纠正后即可使用。静脉输注脂肪乳剂是安全的，但高脂血症（特别是高甘油三酯血症）者忌用。待患者胃肠蠕动功能恢复、腹胀消失后即可进行完全胃肠内营养。

12. 胰腺假性囊肿的处理

急性胰腺炎后合并胰腺假性囊肿的患者中，有 25% ~ 50% 的囊肿可自行消失。但直径超过 5 cm、存在时间在 6 周以上的假性囊肿可能会发生感染、出血、破裂等并发症，因此应进行减压治疗。可在 B

超、CT 引导下进行穿刺引流，也可使用内镜进行囊肿—胃吻合术或囊肿—十二指肠吻合术，通过在假性囊肿和胃之间插入双面猪尾巴导管进行引流。3～4 周后复查 CT，如囊肿已闭合，即可拔除引流导管。如果 ERCP 中发现造影剂能进入假性囊肿内，说明囊肿与胰管是相通的，此时可通过主胰管把导丝插入囊肿内进行减压治疗，但此法有一定的难度和风险，可造成胰腺的继发感染与坏死等不良后果，须慎重使用。

13. 手术治疗

早期采取以维护器官功能为目的的非手术治疗，无菌性坏死采用非手术治疗，胰腺和（或）胰周坏死合并感染宜行手术治疗。术中有限制地清除坏死组织，术后在胰周和腹膜后用双套管持续冲洗引流，尽量去除腹膜后坏死组织和渗出物。

八、研究进展

（1）糖皮质激素：重症急性胰腺炎的发生与多种炎性介质有关，而核因子 κB（NF-κB）在调控炎性介质基因表达方面起着重要作用。NF-κB 的活化可能是重症急性胰腺炎重要的细胞内早期事件，糖皮质激素（地塞米松）抑制 NF-κB 活化，增加抑制蛋白 IκB 表达，继而可抑制炎症细胞因子的转录、合成，限制炎症反应。临床上大剂量激素作为非特异性治疗方法，在减轻全身炎性反应方面起到良好的效果。

（2）高渗盐水：7.5% 高渗盐水（HS）能提高机体血容量，改善微循环，增强心脏功能，改善血流动力学，减轻血管内皮细胞肿胀及肺泡内皮细胞肿胀，减少组织器官淤血和水肿，减轻全身炎症反应。

（3）细胞因子和血管活化因子拮抗剂——昔帕泛：可有效减轻症状，减少器官衰竭的发生，降低死亡率。

（4）乌司他丁：对胰蛋白酶、α_2 糜蛋白酶、透明质酸酶等有抑制作用；能抑制炎性介质、溶酶体酶的释放，具有稳定溶酶体膜、清除氧自由基等作用，对轻型和重型胰腺炎均有较好的疗效，不良反应少。

（5）钙通道阻滞剂：维拉帕米、心痛定等能够扩张血管、改善胰腺血供、防止胰腺腺泡细胞钙超载而起保护作用。可阻止胰腺炎由轻型向重型的发展，限制胰腺坏死，改善急性胰腺炎的预后。

第三节　急性肝功能衰竭

肝功能衰竭（LF）是多种因素引起的严重肝脏损害，导致其合成、解毒、排泄和生物转化等功能发生严重障碍或失代偿，出现以凝血功能障碍、黄疸、肝性脑病、腹水等为主要表现的一组临床综合征。常可发生多器官功能衰竭、脑水肿、继发感染、出血以及各种代谢紊乱等并发症，病死率极高（可达 50%～90%），严重威胁人类生命和健康。根据病理组织学特征和病情发展速度，最新指南（2012 版）将肝衰竭分为四类（表 8-1）：急性肝功能衰竭（ALF）、亚急性肝功能衰竭（SALF）、慢加急性（亚急性）肝功能衰竭（ACLF）和慢性肝功能衰竭（CLF），其中 ALF 病情进展迅猛，本节将重点讨论。

表 8-1　肝功能衰竭的分类及定义

肝功能衰竭的分类	定义
急性肝功能衰竭	急性起病，无基础肝病史，2 周以内出现以Ⅱ度以上肝性脑病为特征的肝功能衰竭临床表现
亚急性肝功能衰竭	起病较急，无基础肝病史，2～26 周出现肝功能衰竭的临床表现
慢加急性（亚急性）肝功能衰竭	在慢性肝病基础上，出现急性（通常在 4 周内）肝功能失代偿的临床表现
慢性肝功能衰竭	在肝硬化基础上，出现肝功能进行性减退引起的以腹水或肝性脑病等为主要表现的慢性肝功能失代偿的临床表现

一、病因及发病机制

（一）病因

1. 病毒感染

在我国引起肝功能衰竭的首要病因是肝炎病毒（主要是乙型肝炎病毒），感染两种不同肝炎病毒更易发生。其他病毒如巨细胞病毒、EB 病毒等也可引起。

2. 药物及肝毒性物质

药物以对乙酰氨基酚、异烟肼、利福平、四环素等常见。毒蕈、鱼胆等肝毒物质也可导致 ALF。

3. 其他

各种原因导致的肝脏缺血缺氧、代谢紊乱，如肝豆状核变性、妊娠急性脂肪肝等。

（二）发病机制

肝细胞急剧广泛坏死，同时肝细胞再生能力不足是 ALF 发生的基础，不同病因所致的 ALF 机制不同。

1. 病毒感染

主要是乙型肝炎病毒感染。病毒固然可以直接引起肝细胞损伤，但免疫机制中细胞免疫的参与可能更加重要。细胞免疫主要是细胞毒性 T 淋巴细胞（CTL）为主的免疫损伤，随着细胞因子对血管内皮细胞作用研究的深入和对肝微循环功能障碍在发病中作用的研究，有学者认为肿瘤坏死因子（TNF）、白细胞介素-1（IL-1）及淋巴毒素（LT）等在肝损伤中也发挥重要作用，其中 TNF-α 在抑制病毒复制同时，可通过快速溶解病毒感染的肝细胞，导致 ALF。

2. 药物和肝毒素

药物对肝细胞的损害机制很复杂，主要由药物直接或其代谢产物间接损伤肝细胞。药物及其代谢产物也可与肝细胞的蛋白质结合，形成新抗原，诱导免疫损伤，如 T 杀伤细胞或抗体依赖 K 细胞（ADCC 反应）攻击所致。毒蕈含有蕈毒素和 α-蕈配糖体两种肝毒素，前者对肝细胞骨架（如微管和微丝）和细胞膜有毒性作用；后者可通过抑制肝细胞 RNA 聚合酶，抑制肝细胞蛋白质合成，从而导致肝细胞损伤。

3. 缺氧和内毒素血症

严重缺血缺氧可引起肝细胞的广泛坏死。氧自由基引起的脂质过氧化反应在肝细胞的损伤中也起重要的作用。此外，ALF 常合并内毒素血症，可通过激活单核-巨噬细胞系统，产生大量炎性细胞因子，加重肝细胞损伤，并可导致其他脏器损伤（如肾衰竭）。

4. 肝性脑病的发病机制

ALF 最主要的并发症是肝性脑病（HE），其发生机制尚未完全阐明，各种假说均不能全面解释临床和实验研究中的问题。

（1）氨中毒学说：认为氨主要来源于肠道，严重肝实质损害导致氨不能充分通过鸟氨酸循环转化为尿素被清除，是导致血氨升高的主要原因，对血氨不增高的肝性脑病患者，经研究证实多数有红细胞内氨量增高，氨主要通过干扰脑细胞能量代谢和神经电生理活动而引起脑病。

（2）GABA/BZ 受体学说：研究发现部分 HE 患者血和脑组织中 γ 氨基丁酸（GABA）和内源性苯二氮䓬类（BZ）物质增多，GABA/BZ 受体表面有三个结合位点，可分别结合 GABA、BZ 和巴比妥类，并可引起患者神经传导抑制而导致脑病。

（3）假性神经递质学说：认为源于肠道的胺类（苯乙胺和酪胺）在肝脏清除发生障碍，血液中这些“胺类”通过血—脑屏障进入脑内，进一步转化为与正常神经递质（去甲肾上腺素和多巴胺）结构非常接近的假性神经递质（苯乙醇胺和磷胺），而后者也能被肾上腺素能神经元摄取、储存和释放，但不能发挥正常的神经生理效应，从而导致脑病的发生。

（4）血氨基酸代谢失衡学说：当支链氨基酸/芳香氨基酸比值由正常的 3～3.5 下降至 1.0 以下时，芳香族氨基酸可大量通过血—脑屏障，使脑组织 5-羟色胺等抑制性神经递质合成增加并致去甲肾上腺素和多巴胺减少，而抑制大脑，出现意识障碍。总之，肝性脑病的发生，是多种毒性物质联合协同作用及多因素综合作用的结果。

二、病理

由肝炎病毒、药物中毒、毒蕈中毒所致的 ALF，其肝脏病理特点为肝脏体积缩小，广泛肝细胞变性坏死，一般无肝细胞再生，多有网状支架塌陷，残留肝细胞肿胀、气球样变性、胞质嗜酸性小体形成，汇管区炎性细胞浸润。如残存肝细胞 >45% 有生存可能；残存肝细胞 <12% 几乎死于肝衰竭。

妊娠急性脂肪肝、四环素、Reye 综合征等引起的 ALF，肝脏病理特点为肝细胞内微泡状脂肪浸润，线粒体严重损害，而致代谢功能失常，肝小叶至中带细胞增大，胞质中充满脂肪空泡，呈蜂窝状，无大块肝细胞坏死。肝缩小不如急性重型肝炎显著。

三、临床表现

急性肝功能衰竭可累及多个系统，临床表现复杂多样，但以神经精神症状最为突出。

（一）肝性脑病

肝性脑病是由各种严重肝病（包括 ALF）所致，以代谢紊乱为基础，以中枢神经系统功能失调为主要表现的临床综合征。肝性脑病是 ALF 最突出并具有诊断意义的早期临床表现，以起病 10 d 内迅速出现进行性精神神经变化为特点。最早的表现多为性格改变，如情绪激动、精神错乱、嗜睡等，以后可有扑翼样震颤、阵发性抽搐、癫痫发作，最后逐渐进入昏迷，各种反射消失。临床上可根据意识障碍程度、神经系统体征以及脑电图（EEG）的改变，将肝性脑病的临床过程分为四期：Ⅰ期（前驱期），轻度性格改变和行为失常，扑翼样震颤，EEG 多数正常。Ⅱ期（昏迷前期），以意识错乱、睡眠障碍、行为失常为主，定向力和理解力均减退，对时间、地点、人物的概念混乱，不能完成简单的计算和智力构图，言语不清，书写障碍，多有睡眠倒错及精神症状。此期有明显的神经体征，腱反射亢进，肌张力增高，锥体束征阳性，扑翼样震颤，EEG 有特征性改变。Ⅲ期（昏睡期），以昏睡和精神错乱为主，大部分时间呈昏睡状态，但可唤醒。体征有肌张力增高，四肢被动运动常有抵抗力，锥体束征阳性，扑翼样震颤，EEG 异常。Ⅳ期（昏迷期），神志完全丧失，不能唤醒，扑翼样震颤无法引出，EEG 明显异常。

（二）黄疸

绝大多数患者有黄疸，并呈进行性加重，极少数患者黄疸较轻甚至完全缺如，后者多见于妊娠急性脂肪肝、四环素、Reye 综合征等所致的 ALF。黄疸具有如下特点：①发病后短期（数小时）内出现，并迅速加深，总胆红素 >171 μmol/L，同时具有肝功能严重损害的其他表现，如出血倾向、凝血酶原时间延长、谷丙转氨酶升高等；若只有较深黄疸，无其他严重肝功能异常，提示为肝内淤胆；②持续时间长，一般黄疸消长规律为加深、持续、消退 3 个阶段，若经 2～3 周黄疸仍不退，提示病情严重；③黄疸出现后病情无好转，一般急性黄疸型肝炎，黄疸出现后，食欲逐渐好转，恶心、呕吐减轻。相反如黄疸出现后 1 周症状无好转，需警惕为 ALF。

（三）凝血功能障碍和出血

ALF 易发生出血，出血部位以皮肤、齿龈、鼻黏膜、球结膜及胃黏膜等常见，颅内出血发生相对较少，但后果严重。引起出血的原因主要有：①凝血因子合成障碍，血浆内所有凝血因子均降低，而Ⅶ因子在肝外合成，反而增高，凝血酶原时间明显延长；②血小板减少及功能异常；③弥散性血管内凝血（DIC）伴继发性纤溶亢进；④应激导致胃肠道黏膜糜烂可加重出血。

（四）肾功能不全

肾功能异常是急性肝功能衰竭常见的并发症，主要表现为自发性少尿或无尿，稀释性低钠血症，低尿钠，氮质血症和血肌酐升高。值得注意的是暴发性肝功能衰竭因尿素氮合成降低，血尿素氮常不高。因此，血清肌酐水平是反映 ALF 时肾衰竭严重程度的唯一指标。ALF 并发肾功能异常可能与下列因素有关：①ALF 可导致全身广泛内脏血管扩张，有效血循环量锐减，肾素—血管紧张素—醛固酮系统以及交感系统被激活，肾皮质血管强烈收缩导致肾灌注不足；②内毒素血症以及利尿剂使用不当。

（五）感染

ALF 常并发各种感染，常见为呼吸道、泌尿道、胆道、腹腔感染及败血症，是患者病情加重和死亡的重要原因。主要是由于 ALF 患者常有细胞免疫及体液免疫功能下降，也与侵入性操作（如气管插管）及肠道屏障功能下降有关。感染病原体超过 50% 为革兰阳性菌，病程后期可并发真菌感染，发生率超过 30%。值得注意的是部分患者并无发热、白细胞增加等感染常见的表现。

（六）其他

急性肝功能衰竭的患者易发生电解质及酸碱平衡紊乱，以呼吸性酸中毒和低钾血症最常见。另外，低血压、低血糖、心肺并发症等也较为常见。

四、辅助检查

1. 血清胆红素测定

常呈进行性增高，多超过 171 μmol/L。

2. 血清转氨酶

谷丙转氨酶和谷草转氨酶常明显升高，尤以后者升高明显。谷草转氨酶/谷丙转氨酶比值对估计预后有意义，存活者比值位于 0.31 ~ 0.63，平均为 0.48。当血清胆红素明显上升而转氨酶下降，称为“胆酶分离”现象，对 ALF 的诊断及预后有重要意义。

3. 血清胆固醇与胆固醇脂

胆固醇与胆固醇脂主要在肝细胞内合成，合成过程需多步酶促反应。正常血清胆固醇浓度为 2.83 ~ 6.00 mmol/L，ALF 时血清胆固醇可明显降低，如低于 2.6 mmol/L 则提示预后不良。ALF 尤其是暴发性肝功能衰竭时胆固醇脂常明显下降。

4. 血清胆碱酯酶活力

胆碱酯酶有两种：乙酰胆碱酯酶和丁酰胆碱酯酶。后者在肝细胞内合成，ALF 时此酶活力常明显下降。

5. 人血白蛋白

人血白蛋白半衰期长（约 20 d），发病早期可无变化，如白蛋白逐渐下降则预后不良。前白蛋白半衰期短（约 2 d），能更早期反映肝细胞损害。

6. 凝血酶原时间（PT）

主要凝血因子在肝脏合成，ALF 发病数天内即可有 PT 延长。凝血酶原时间测定是目前最常用的评价肝细胞功能的指标之一，PT 的表示方式有 3 种：①PT 延长的秒数，比正常对照延长 3 s 为异常；②国际标准化比值（INR），INR 是通过一定的矫正系数计算患者 PT 与正常对照者 PT 的比值，大于 1.2 为异常；③凝血酶原活动度（PTA），ALF 时 PTA 可明显降低，如 PTA≤40% 有诊断意义。但需排除因维生素 K 缺乏所致的凝血酶原时间延长。

7. 其他检查

凝血因子Ⅱ、Ⅴ、Ⅶ、Ⅸ、Ⅹ等因子的测定；肝炎病毒标志物（包括甲、乙、丙、丁、戊及其他病毒）抗体的检查有助于病因的诊断；血氨、血浆氨基酸测定有助于肝性脑病的诊断及处理；细菌学检查及鲎试验有利于确定感染的存在；电解质检查对监测患者病情也极为重要。

五、诊断及鉴别诊断

根据中华医学会肝病学分会及感染病学分会（2012 年）制订的《肝衰竭诊疗指南》，急性肝功能衰竭的临床诊断依据如下：急性起病，2 周内出现Ⅱ度及以上肝性脑病（按Ⅳ度分类法划分）并有以下表现者要考虑 ALF。①极度乏力，有明显厌食、腹胀、恶心、呕吐等严重消化道症状。②短期内黄疸进行性加深。③出血倾向明显 PTA≤40%（或 INR≥1.5），且排除其他原因。④肝脏进行性缩小。

急性肝功能衰竭不是一种独立的疾病，而是一种功能性诊断，完整的诊断应包括病因诊断，如药物性肝炎、急性肝衰竭。

ALF应与胆道阻塞性疾病、严重胆道感染、高黄疸病毒性肝炎、胆汁淤积性肝炎以及其他各种原因引起的昏迷鉴别。

六、治疗

（一）综合治疗

目前肝功能衰竭的内科治疗尚缺乏特效药物和手段。原则上强调早期诊断、早期治疗，针对不同病因采取相应的综合治疗措施，并积极防治各种并发症。应进行病情评估和重症监护治疗，有条件者早期进行人工肝治疗，视病情进展情况进行肝移植前准备。

1. 一般治疗

（1）安静休息，减少体力消耗，减轻肝脏负担。

（2）高碳水化合物、低脂、适量蛋白质饮食；进食不足者，每日静脉补给足够的液体和维生素，保证每日1 500 kcal以上总热量。

（3）积极纠正低蛋白血症，补充白蛋白或新鲜血浆，并酌情补充凝血因子。

（4）注意纠正水、电解质及酸碱平衡紊乱，特别要注意纠正低钠、低氯、低钾血症和碱中毒。

（5）注意消毒隔离，加强口腔护理，预防院内感染发生。

2. 病因治疗

（1）病毒性肝炎：甲型、戊型肝炎病毒引起的急性肝衰竭，目前尚未证明病毒特异性治疗有效，不推荐抗病毒治疗。对于HBV-DNA阳性肝功能衰竭患者，不论其检测出的HBV-DNA滴度高低，应立即使用核苷（酸）类药物抗病毒治疗，但晚期肝衰竭患者因残存肝细胞过少，再生能力严重受损，抗病毒治疗也难以改善肝衰竭的结局。抗病毒药物包括拉米夫定、恩替卡韦、替比夫定和阿德福韦酯等核苷类似物，均可有效降低HBV-DNA水平，降低肝衰竭患者的病死率。其中前三种更加强效快速，而阿德福韦酯则较为慢速，但对于高病毒载量且过去有过核苷（酸）类药耐药者，阿德福韦酯则为不可或缺的药物。对确定或疑似疱疹病毒或水痘—带状疱疹病毒感染引发的急性肝衰竭患者，可使用阿昔洛韦治疗。

（2）药物性肝功能衰竭：首先停用可能导致肝损害的药物。对乙酰氨基酚中毒所致者，给予N-乙酰半胱氨酸（NAC）治疗，最好在肝功能衰竭出现前即用口服活性炭加NAC静脉滴注。

（3）毒蕈中毒：可应用水飞蓟宾或青霉素G，水飞蓟宾30～40 mg/（kg·d），可口服或静滴，青霉素G 30万～100万U/（kg·d），维持3～4 d。

（4）妊娠急性脂肪肝导致的ALF：建议立即终止妊娠，如果终止妊娠后病情仍继续进展，需考虑人工肝和肝移植治疗。

3. 其他治疗

（1）免疫调节治疗：目前对于肾上腺皮质激素在肝功能衰竭治疗中的应用尚存在不同意见。非病毒感染性肝功能衰竭，如自身免疫性肝病及急性乙醇中毒（严重乙醇性肝炎）等是其适应证，其他原因所致的肝功能衰竭早期，若病情发展迅速且无严重感染、出血等并发症者，可酌情使用。静脉用免疫球蛋白，具有免疫替代和免疫调节的双重治疗作用，对于预防和控制肝功能衰竭患者发生各类感染及减少炎症反应具有重要作用。

（2）促肝细胞生长治疗：酌情使用促肝细胞生长素和前列腺素 E_1 脂质体等药物，可减少肝细胞坏死，促进肝细胞再生。

（3）微生态调节治疗：可应用肠道微生态调节剂、乳果糖或拉克替醇，以减少肠道细菌易位或内毒素血症，可改善肝衰竭患者预后。

（二）防治并发症

1. 肝性脑病

（1）去除诱因，如防治严重感染、出血、电解质及酸碱平衡紊乱等。

（2）限制蛋白质饮食，一般Ⅰ、Ⅱ级肝性脑病摄入蛋白在20 g/d以内，神志清楚后可逐步增加至1 g/（kg·d），以含支链丰富的植物蛋白为佳。

（3）减少肠内毒素的生成和吸收，口服抗生素，如新霉素、甲硝唑、利福昔明等，可抑制肠道细菌生长，减少毒素生成。乳果糖或拉克替醇口服或高位灌肠，可酸化肠道，促进氨的排出，减少肠源性毒素吸收。

（4）视患者的电解质和酸碱平衡情况，酌情选择精氨酸、鸟氨酸—门冬氨酸等降氨药物。

（5）酌情使用支链氨基酸或支链氨基酸—精氨酸混合制剂以纠正血液氨基酸失衡。

（6）对Ⅲ度以上的肝性脑病应行气管插管。

（7）烦躁、抽搐患者可酌情使用异丙嗪等抗组胺药，Ⅲ度以上患者可应用苯二氮草受体拮抗剂氟马西尼，对部分患者有促醒作用。

（8）人工肝支持治疗。

2. 脑水肿

75%～80%Ⅳ期肝性脑病的ALF患者发生脑水肿及颅内高压，是ALF的主要死因。临床上提示颅内压增高的临床征兆有：①收缩期高血压（持续性或阵发性）；②心动过缓；③肌张力增高，角弓反张；④瞳孔异常（对光反射迟钝或消失）；⑤脑干型呼吸或呼吸暂停。

针对颅内压增高的措施：①20%的甘露醇250 mL快速静脉注射，每天3～4次，是治疗脑水肿的主要方法，但肝肾综合征患者应慎用；②袢利尿剂，一般选用呋塞米，可与渗透性脱水剂交替使用。

3. 肝肾综合征

（1）肝肾综合征重在预防，避免强烈利尿，防治感染等。

（2）当发生少尿或无尿时，应限制液体入量。药物治疗主要是在扩容（如大剂量输注白蛋白）基础上，应用内脏血管收缩药，如垂体后叶素类似物（鸟氨酸加压素、特利加压素）或生长抑素类似物（奥曲肽）或α肾上腺素受体激动药（米多君），可增加部分患者的肾小球滤过率和肌酐清除率。对伴有颅内高压的严重脑病患者应谨慎使用，以免因脑血流量增加而加重脑水肿。

4. 感染

肝功能衰竭患者容易合并感染，一旦出现感染，患者病情可迅速恶化。因此，对ALF患者一旦临床高度怀疑合并感染，无须等到病原学检查结果，应立即行经验性抗生素治疗，选用强效抗生素或联合应用抗生素，如三代头孢菌素等，同时加服微生态调节剂。应尽可能在应用抗生素前进行病原体分离，并根据日后药敏试验结果调整用药，同时注意防治二重感染。

5. 出血

常规给予维生素K，还应根据出血的原因做相应的治疗。①凝血酶原时间显著延长者，补充新鲜血浆或凝血酶原复合物。②血小板明显降低者，补充血小板悬液。③消化道出血者，可用制酸剂（PPI）和胃黏膜保护剂。④一旦出现DIC，应按DIC处理。

（三）人工肝支持治疗

人工肝是指通过体外的机械、物理、化学或生物装置，清除各种有害物质，补充必需物质，改善内环境，暂时替代衰竭肝脏部分功能的治疗方法，能为肝细胞再生及肝功能恢复创造条件或等待机会进行肝移植。人工肝支持系统分为非生物型、生物型和组合型三种。非生物型人工肝已在临床广泛应用并被证明确有一定疗效。生物型及组合生物型人工肝不仅具有解毒功能，而且还具备部分合成和代谢功能，是人工肝发展的方向。

（四）肝移植

肝移植目前已成为治疗肝功能衰竭切实有效的手段，主要适用于各种原因所致的中晚期肝功能衰竭，经积极内科和人工肝治疗疗效欠佳的患者。

七、预后

ALF如迅速发展为昏迷，则预后差，有报道平均存活率10%～40%；反之，长期预后较好，存活者多能在 2～3 个月恢复到原有健康状态。

第四节　下消化道出血

下消化道出血的患病率虽不及上消化道高，但临床也常发生。其中，小肠出血比大肠出血少见，但诊断较为困难。近年来由于检查手段增多及治疗技术的提高，下消化道出血的病因诊断率有了明显提高，急性大出血病死率也有所下降。

一、病因

（一）肠道原发疾病

1. 肿瘤和息肉

恶性肿瘤有癌、类癌、恶性淋巴瘤、平滑肌肉瘤、纤维肉瘤、神经纤维肉瘤等；良性肿瘤有平滑肌瘤、脂肪瘤、血管瘤、神经纤维瘤、囊性淋巴管瘤、黏液瘤等。这些肿瘤以癌最常见，多发生于大肠；其他肿瘤少见，多发生于小肠。

息肉多见于大肠，主要是腺瘤性息肉，还有幼年性息肉及幼年性息肉病变及黑斑息肉综合征。

2. 炎症性病变

引起出血的感染性肠炎有肠结核、肠伤寒、菌痢及其他细菌性肠炎等；寄生虫感染有阿米巴、血吸虫、蓝氏贾第鞭毛虫所致的肠炎，由大量钩虫或鞭虫感染所引起的下消化道大出血也有报道。非特异性肠炎有溃疡性结肠炎、克罗恩病、结肠非特异性孤立溃疡等。此外，还有抗生素相关性肠炎、坏死性小肠炎、缺血性肠炎、放射性肠炎等。

3. 血管病变

如血管瘤、毛细血管扩张症、血管畸形（其中结肠血管扩张常见于老年人，为后天获得，常位于盲肠和右半结肠，可发生大出血）、静脉曲张（门静脉高压所引起的罕见部位静脉曲张出血可位于直肠、结肠和回肠末段）。

4. 肠壁结构性病变

如憩室（其中小肠 Meckel 憩室出血不少见）、肠重复畸形、肠气囊肿病（多见于高原居民）、肠套叠等。

5. 肛门病变

痔疮和肛裂。

（二）全身疾病累及肠道

白血病和出血性疾病；风湿性疾病如系统性红斑狼疮、结节性多动脉炎、Behcet 病等；淋巴瘤；尿毒症性肠炎。

腹腔邻近脏器恶性肿瘤浸润或脓肿破裂侵入肠腔可引起出血。

据统计，引起下消化道出血的最常见原因为大肠癌和大肠息肉，肠道炎症性病变次之，其中肠伤寒、肠结核、溃疡性结肠炎、克罗恩病和坏死性小肠炎有时可发生大量出血。不明原因出血虽然少见，但诊断困难，应予注意。

二、诊断及鉴别诊断

（一）下消化道出血的定位及病因诊断

1. 病史

（1）年龄：老年患者以大肠癌、结肠血管扩张、缺血性肠炎多见，儿童以 Meckel 憩室、幼年性息肉、感染性肠炎、血液病多见。

（2）出血前病史：结核病、血吸虫病、腹部放疗史可引起相应的肠道疾病。动脉硬化、口服避孕药可引起缺血性脑炎。在血液病、风湿性疾病病程中发生的出血应考虑原发病引起的肠道出血。

（3）大便颜色和性状：血色鲜红，附于大便表面多为肛门、直肠、乙状结肠病变，便后滴血或喷血常为痔疮或肛裂。右侧结肠出血为黯红色或猪肝色，停留时间长可呈柏油样便。小肠出血与右侧结肠出血相似，但更易呈柏油样便。黏液脓血便多见于菌痢、溃疡性结肠炎，大肠癌特别是直肠、乙状结肠癌有时也可出现黏液脓血便。

（4）伴随症状：伴有发热常见于肠道炎症性病变，由全身性疾病如白血病、淋巴瘤、恶性组织细胞病及风湿性疾病引起的肠出血多伴发热。伴不完全性肠梗阻症状常见于克罗思病、肠结核、肠套叠、大肠癌。上述情况往往伴有不同程度的腹痛，而不伴有明显腹痛的多见于息肉、未引起肠梗阻的肿瘤、无合并感染的憩室和血管病变。

2. 体格检查

（1）皮肤黏膜检查有无皮疹、紫癜、毛细血管扩张；浅表淋巴结有无肿大。

（2）腹部检查要全面细致，特别注意腹部压痛及腹部包块。

（3）一定要常规检查肛门及直肠，注意痔疮、肛裂、瘘管；直肠指检有无肿物。

3. 实验室检查

常规血、尿、便及生化检查，疑似伤寒者做血培养及肥达试验，疑似结核者做结核菌素试验，疑似全身性疾病者做相应检查。

4. 内镜及影像学检查

除某些急性感染性肠炎如痢疾、伤寒、坏死性肠炎等之外，绝大多数下消化道出血的定位及病因需依靠内镜和影像学检查确诊。

（1）结肠镜检查：是诊断大肠回肠末端病变的首选检查方法。其优点是诊断敏感性高，可发现活动性出血，结合活检病理检查可判断病变性质。检查时应注意，如有可能，无论在何处发现病灶，均应将镜端送至回肠末段，称全结肠检查。

（2）X 线钡剂造影：X 线钡剂灌肠用于诊断大肠、回盲部及阑尾病变，一般主张进行双重气钡造影。其优点是基层医院易普及，患者较易接受。缺点是对较平坦病变、广泛而较轻的炎症性病变容易漏诊，有时无法确定病变性质。因此对 X 线钡剂灌肠检查阴性的下消化道出血患者需进行结肠镜检查，已做结肠镜全结肠检查的患者一般不强调 X 线钡剂灌肠检查。

小肠 X 线钡剂造影是诊断小肠病变的重要方法。X 线小肠钡餐检查又称全小肠钡剂造影，通过口服钡剂分段观察小肠，该检查敏感性低，漏诊率相当高。小肠钡灌造影可一定程度提高诊断阳性率，但有一定难度，要求经口或鼻插管至近段小肠导入钡剂。

X 线钡剂造影检查一般要求在大出血停止至少 3 d 之后进行。

（3）放射性核素扫描或选择性腹腔动脉造影：必须在活动性出血时进行，主要用于内镜检查（特别是急诊内镜检查）和 X 线钡剂造影不能确定出血来源的不明原因出血。

放射性核素扫描是静脉推注用^{99m}锝标记的患者自体红细胞或胶体硫进行腹部扫描，出血速度 > 0.1 mL/min时，标记红细胞在出血部位溢出形成浓染区，由此可判断出血部位。该检查创伤少，但存在假阳性和定位错误，可作为初步出血定位。

对持续大出血患者则宜及时做选择性腹腔动脉造影，在出血量 > 0.5 mL/min 时，可以发现造影剂在出血部位溢出，有比较准确的定位价值。对于某些血管病变如血管畸形和血管瘤、血管丰富的肿瘤兼有定性价值。螺旋 CT 血管造影是一项新技术，可提高常规血管造影的诊断率。

（4）胶囊内镜或双气囊小肠镜检查：十二指肠降段以下小肠病变所致的消化道出血一直是传统检查的“盲区”。近年发明了胶囊内镜，患者吞服腔囊内镜后，内镜在胃肠道拍摄的图像通过无线电发送至体外接收器进行图像分析。该检查对小肠病变诊断阳性率在 60%～70%。传统推进式小肠镜插入深度仅达幽门下 50～150 cm，近年发展起来的双气囊小肠镜具有插入深度好、诊断率高的特点，不但可以在直视下清晰观察病变，而且可进行活检和治疗，因此已逐渐成为诊断小肠病变的重要手段。腔囊内镜或双气囊小肠镜检查适用于常规内镜检查和 X 线钡剂造影不能确定出血来源的不明原因出血，出血活动期或静止期均可进行，可视病情及医疗条件选用。

5. 手术探查

各种检查不能明确出血灶，持续大出血危及患者生命时，必须手术探查。有些微小病变特别是血管病变手术探查也不易发现，此时可借助术中内镜检查帮助寻找出血灶。

（二）下消化道出血的诊断步骤

多数下消化道出血有明显血便，结合临床进行必要的实验室检查，通过结肠镜全结肠检查，必要时，配合X线小肠钡剂造影检查，确诊一般并不困难。

不明原因消化道出血（OGIB）的诊断步骤：不明原因消化道出血是指常规消化道内镜检查（包括检查食管至十二指肠降段的胃镜及肛直肠至回肠末段的结肠镜检查）不能确定出血来源的持续或反复消化道出血。多为小肠出血（如小肠的肿瘤、Meckel 憩室和血管病变等），虽然不多见（约占消化道出血的3%~5%），但却是消化道出血诊断的难点。在出血停止期，先行小肠钡剂检查；在出血活动期，应及时做放射性核素扫描或（及）选择性腹腔动脉造影；若上述检查结果阴性，则选择胶囊内镜或（及）双气囊小肠镜检查；出血不止危及生命者，行手术探查，探查时，可辅以术中内镜检查。

（三）除外上消化道出血

下消化道出血一般为血便或黯红色大便，不伴呕血。但出血量大的上消化道出血也可表现为黯红色大便；高位小肠出血乃至右半结肠出血，如血在肠腔停留较久亦可呈柏油样。遇此类情况，应常规做胃镜检查除外上消化道出血。

三、治疗

下消化道出血主要是病因治疗，大出血时应积极抢救。

（1）一般急救措施及补充血容量。

（2）止血治疗。①凝血酶保留灌肠有时对左半结肠出血有效。②内镜下止血：急诊结肠镜检查如能发现出血病灶，可试行内镜下止血。③血管活性药物应用：血管升压素、生长抑素静脉滴注可能有一定作用。如做动脉造影，可在造影完成后动脉输注血管升压素 0.1~0.4U/min，对右半结肠及小肠出血的止血效果优于静脉给药。④动脉栓塞治疗：对动脉造影后动脉输注血管升压素无效病例，可做超选择性插管，在出血灶注入栓塞剂。本法主要缺点是可能引起肠梗死，拟进行肠段手术切除的病例，可作为暂时止血用。⑤紧急手术治疗：经内科保守治疗仍出血不止危及生命，无论出血病变是否确诊，均是紧急手术的指征。

（3）病因治疗：针对不同病因，选择药物治疗、内镜治疗、择期外科手术治疗。

第九章

泌尿系统危重症

第一节　急进性肾小球肾炎

急进性肾小球肾炎（RPGN）是一组以血尿、蛋白尿、肾功能快速和进行性受损，并常伴有少尿或无尿的临床综合征，是肾小球肾炎中最为严重的类型，预后极差，死亡率高。该病肾穿刺活检病理学表现为肾小球有广泛新月体形成，故也称为新月体肾炎。

根据病理学及免疫学检查，急进性肾小球肾炎有2种分类方法，最常用的是三型分类方法。①Ⅰ型为抗肾小球基底膜型，此型患者通常血清抗肾小球基底膜抗体（抗GBM）为阳性，免疫病理学检查可见抗肾小球基底膜抗体沿基底膜呈线样沉积。②Ⅱ型为免疫复合物型，电镜下可见免疫复合物沿基底膜呈颗粒状沉积。③Ⅲ型为非免疫复合物型，也称寡免疫复合物型，该型患者血清抗中性粒细胞抗体（ANCA）多为阳性，为系统性小血管炎累及肾脏的表现。

在此基础上还可分为5型：Ⅰ型单纯抗GBM抗体型，Ⅱ型免疫复合物型，Ⅲ型少免疫沉积型且ANCA阳性，Ⅳ型抗GBM抗体和ANCA同时阳性，Ⅴ型少免疫沉积型且ANCA阴性。

一、病因及发病机制

本病病因较多，如细菌和病毒感染、自身免疫性疾病、恶性肿瘤、药物及毒物等，一般可按照引起本病的疾病分为三类。

（1）病因不明的称为原发性急进性肾炎。

（2）有明确原发病的称为继发性肾小球肾炎，如系统性红斑狼疮、弥漫性血管炎、肺出血—肾炎综合征、过敏性紫癜等。

（3）还有部分类型继发于原发性肾小球肾炎，如膜增生性小肾小球肾炎、膜性肾病、IgA肾病等。

二、诊断

（一）临床表现

多在发病前有急性上呼吸道感染或不明原因的发热，临床主要表现为血压升高，肉眼或镜下血尿、蛋白尿，水肿等，但一般进展迅速，短期内出现少尿或者无尿，并出现肾功能的进行性受损，直至发展为尿毒症。发病时可伴有发热、乏力、肌痛、关节痛、腹痛、恶心、呕吐等表现，极少数患者会出现消化道出血。

（二）实验室及影像学检查

（1）尿常规可见异形红细胞、红细胞管型、尿蛋白等。

（2）肾功能检查显示血尿素氮及血肌酐进行性上升。

（3）免疫学检查可有抗GBM阳性、ANCA阳性、血清补体C_3降低，并一般伴有红细胞沉降率及C反应蛋白升高。

（4）影像学检查可见肾脏体积增大。

（三）病理检查

考虑本病的患者应尽早进行肾穿刺活检，肾活检病理学检查结果为本病诊断的金标准。

（1）巨检：急性期肾脏肿大，为“蚤咬肾”表现。

（2）光镜下：肾小球内广泛新月体形成，50%以上的肾小球囊腔内有新月体形成，早期为细胞新月体，后期为纤维性新月体。

（3）免疫荧光检查：Ⅰ型急进性肾炎可见IgG和C_3沿基底膜呈线样沉积；Ⅱ型IgG和C_3则在系膜区或沿毛细血管壁呈颗粒状沉积；Ⅲ型肾小球内几乎不可见免疫复合物的沉积。

（4）电镜检查：Ⅱ型急进性肾炎系膜区和内皮下有电子致密物沉积，Ⅰ型和Ⅲ型则无电子致密物沉积。

三、治疗

明确诊断后，应及时进行强化免疫抑制治疗，早期、足量的强化治疗是提高急进性肾炎疗效的关键，在强化治疗的同时，也应重视基础及对症治疗。

（一）肾上腺皮质激素

病情危重时需予糖皮质激素进行冲击治疗，首选为甲泼尼龙。一般用法为：甲泼尼龙10～30 mg/（kg・d），静脉缓慢滴注，连续3 d，此为一个疗程。间隔1周后可重复一个疗程，一般不超过3个疗程。冲击治疗完成后需继续口服泼尼松1.0～1.5 mg/（kg・d），维持8～12周后，再缓慢减量。应用糖皮质激素治疗过程中需注意感染、消化道出血、股骨头坏死等不良反应，定期监测血常规及肝肾功能。

（二）激素联合免疫抑制治疗

患者进行激素治疗的同时，建议联合免疫抑制治疗，可根据患者情况，选择以下免疫抑制剂联合治疗。

（1）环磷酰胺（CTX）：在进行糖皮质激素治疗的同时，一般需联合应用细胞毒药物，应用较多的为环磷酰胺，目前较为常用的用法为环磷酰胺0.5～1.0 g/m^2体表面积，每月1次，持续6个月，之后可根据情况逐渐减量，一般减为每3个月1次，总剂量控制在8～12 g。应用环磷酰胺易出现骨髓抑制、出血性膀胱炎、消化道不适等，如出现问题应及时就诊。

（2）环孢素A（CsA）：一般CsA的起始剂量为3～4 mg/（kg・d），每12 h服用1次，服药1周后测定血药浓度，根据CsA的血药浓度调整剂量，要求CsA浓度维持于125～175 ng/mL。同时可联合应用钙拮抗剂（CCB）、血管紧张素转换酶抑制剂（ACEI）、血管紧张素Ⅱ受体拮抗剂（ARB），以减轻CsA的不良反应。CsA慎与肾脏毒性药物合用，若必须应用，应随时调整剂量。严格实施血药浓度监测，并适时调整剂量是减少不良反应的有效措施。

（3）他克莫司（FK506）：一般FK506的起始剂量为0.05～0.1 mg/（kg・d），每12 h服用一次，根据血药浓度调整剂量，要求FK506的浓度维持于5～10 mg/mL，3个月后根据病情开始逐渐减量。抗真菌药（酮康唑、氟康唑、伏立康唑）、大环内酯类抗菌药、钙拮抗剂等肝药酶抑制剂均可显著升高他克莫司的血药浓度；而利福平等肝药酶诱导剂则会使他克莫司的血药浓度明显降低。

（4）麦考酚吗乙酯（MMF）：一般MMF的治疗起始剂量在1.0～2.0 g/d，疗程大于3个月。MMF主要由尿液排出，有严重慢性肾功能损害者，用量不宜超过每次1 g，每日2次。进食可降低MMF的血浆峰值近40%，故应空腹服药。

（5）硫唑嘌呤（AZA）：一般硫唑嘌呤初始剂量为1～3 mg/（kg・d），治疗效果明显时，应减少维持量至可保持此治疗效果的最低水平。如3个月内患者情况无改善，应考虑停用。AZA主要可引起白细胞及血小板减少，伴有出血倾向，过量可引起骨髓抑制。

（三）丙种球蛋白

当急进性肾小球肾炎患者出现合并感染或一般情况较差时，可予大剂量丙种球蛋白冲击，一般为

20 g/d，静脉滴注，5～7 d 为 1 疗程，必要时可重复数个疗程。

（四）血浆置换

本方法主要对Ⅰ型患者有较好的效果，对于其他类型的患者效果不及Ⅰ型。治疗时应用血浆分离装置将血浆分离，并补充大量的血浆及人血白蛋白，这样便可清除原体内血浆中的免疫复合物、自身抗体、补体、炎性介质等。行血浆置换一般 1～2 d 1 次，每次置换血浆 2～4 L，病情稳定后可适当延长间隔时间，一般需持续治疗 10～14 d 或者直到血浆中不再测出自身抗体。血浆置换是目前对于本病疗效较好的手段之一，但需早期施行，即肌酐 <530 μmol/L 时开始进行治疗。

（五）对症治疗

包括降低血压，降低蛋白尿，控制感染，维持水、电解质及酸碱平衡等。

（六）替代治疗

（1）对于急性期血肌酐迅速上升至 500 μmol/L 以上或连续 2 d 以上出现少尿及无尿的患者，需考虑肾脏替代治疗，可视情况行血液透析或腹膜透析；如患者有严重水钠潴留，药物难以纠正的高钾血症及酸中毒，也应考虑尽早开始肾脏替代治疗。

（2）经过上述药物及其他治疗后，如肾功能仍未能恢复的患者，需维持性透析治疗，也可在病情稳定半年后进行肾移植，但移植肾仍有复发风险。

四、预后

本病总体而言预后差，死亡率高，缓解者多转为慢性。影响预后的因素有：①免疫病理类型，Ⅲ型较好，Ⅰ型差，Ⅱ型居中，抗 GBM 抗体型在 RPGN 中预后最差，多发展至终末期肾病（ESRD）；②强化治疗是否及时；③新月体的数目；④新月体类型；⑤是否存在肾间质病变；⑥肾功能损伤程度等。

目前改善患者预后的重点：早期诊断，及时检测抗 GBM 抗体；及时处理合并肺出血等严重并发症的患者；及时开展血浆置换疗法。

第二节　急性肾损伤

急性肾损伤（AKI），既往称为急性肾衰竭，是指突发而又持续的肾功能下降，引起氮质废物体内潴留，水、电解质和酸碱平衡紊乱，导致各系统并发症的临床综合征。AKI 可见于临床多个科室，发病率高，且有逐年上升的趋势，是常见的危重病之一。由于 AKI 病因各异，预后也不尽相同。据报道，普通住院患者中 AKI 的发生率为 2.0%～20%，而 ICU 中高达 22%～67%。随着社会老龄化程度的提高，AKI 发生率也随之上升。许多研究发现，AKI 患者快速进展为慢性肾脏病（CKD）及终末期肾病（ESRD）的风险明显增加。尽管 AKI 诊断及治疗取得了较大进展，但其诊治仍是一个严峻的问题。

一、病因

导致 AKI 发生的病因很多，可分为肾前性、肾性和肾后性三大类。

（一）肾前性因素

（1）有效血容量减少：常见于各种原因导致的液体流失和出血，如腹泻、呕吐、利尿剂应用、消化道出血、大面积烧伤及低蛋白血症等。

（2）心排血量减少：见于急性心肌梗死、严重心律失常、心肌病、心脏瓣膜病及严重肺心病等导致的急性心功能下降。

（3）全身血管扩张：多见于脓毒症、服药后（如降压药）、过敏及麻醉意外等。

（4）肾血管严重收缩：见于脓毒症、服药后（如非甾体抗炎药）。

（5）肾动脉机械性闭锁：见于手术、血栓、栓塞等。

（二）肾性因素

（1）急性肾小管坏死：多见于急性肾缺血、肾毒性药物应用及重金属中毒等。

（2）间质性肾炎：见于药物过敏、感染、肾移植急性排异反应及系统性疾病等；众多药物可引起急性间质性肾炎，其中抗生素占大多数，尤以β-内酰胺类（青霉素族、头孢菌素族等）最为常见。

（3）肾小管阻塞：见于结晶沉积（如尿酸、草酸）、蛋白沉积（轻链、肌红蛋白、血红蛋白）等。

（4）肾血管性疾病：见于系统性血管炎、恶性高血压、硬皮病、血栓性微血管病、弥散性血管内凝血、肾动脉机械闭塞（如手术、血栓栓塞）及肾静脉血栓形成等。

（5）肾小球疾病：见于急进性肾炎、感染后肾炎、IgA 肾病及膜增殖性肾炎等。继发性肾病如狼疮性肾炎、紫癜性肾炎等。

（6）感染：见于脓毒症、全身炎症反应综合征等。

（7）浸润：见于结节病、淋巴瘤及白血病等。

（三）肾后性因素

（1）肾外：见于输尿管肿瘤、结石，腹膜后和盆腔恶性肿瘤，腹膜后纤维化及腹主动脉瘤等。

（2）膀胱：见于前列腺增生、肿瘤及结石等。

（3）尿道：见于尿道狭窄、包茎等。

二、诊断

AKI 的早期诊断有助于进行早期干预，及时逆转肾脏损害，改善预后，尤其在重症患者中更为重要。

（一）AKI 诊断标准

48 h 内血清肌酐增加≥0. 3 mg/dL（26. 5 μmol/L），或 7 日内血清肌酐较基线增加 1. 5 倍；或尿量少于 0. 5 mL/（kg · h）超过 6 h（排除梗阻性肾病或脱水状态）。血清肌酐基线值定义为患者入院时或出现临床表现 1 周内的血清肌酐值。

（二）AKI 分期标准

目前 AKI 的诊断仍以血清肌酐和尿量为依据。如果患者缺少基线血清肌酐值，可以参考 3 个月内（最长不超过 1 年）的血清肌酐值，或者 24 h 内重复检测血清肌酐以帮助 AKI 的诊断。尿量测量必须精确，否则无法用于 AKI 的诊断。在已使用利尿剂、非少尿性 AKI、手术应激引起的短期（术后 12 ~ 24 h）尿量减少等情况下，尿量不能用于 AKI 的诊断。

三、治疗

（一）去除诱因

如容量缺失、感染、肾毒性食物或药物、解除尿路梗阻等。

（二）对症支持治疗

1. 营养支持

营养支持必须要考虑与肾衰竭相关的代谢紊乱和前炎症状态、原发病的发展和并发症，以及肾脏替代治疗造成的营养平衡紊乱。首选胃肠道营养。对于任何阶段的 AKI 患者，KDIGO 指南建议总热能摄入达到 20 ~ 30 kcal/（kg · d）。不要限制蛋白质摄入，以预防或延迟肾脏替代的治疗。对于无须透析治疗的非分解代谢的 AKI 患者，补充蛋白质 0. 8 ~ 1. 0 g/（kg · d），对于使用肾脏替代的 AKI 患者，补充蛋白质 1. 0 ~ 1. 5 g/（kg · d）；对于使用连续肾脏替代治疗（CRRT）或高分解代谢的患者，应不超过 1. 7 g/（kg · d）。血糖可用胰岛素控制在 6. 11 ~ 8. 27 mmol/L，根据需要补充微量元素和水溶性维生素。

2. 维持水、电解质平衡

少尿期应严格“量出为入”，必要时可通过测定中心静脉压和导尿管测定尿量密切监测出入量。控制钠、水摄入，纠正高钾血症，维持酸碱平衡。每日给液体量 = 尿量 + 显性失水（呕吐物、粪便和引流量） + 不显性失水 - 内生水。KDIGO 指南不推荐使用利尿剂预防和治疗 AKI，除非在容量负荷过多时。在多尿期，仍应密切监测容量状态，防止容量不足及电解质紊乱。

（三）药物治疗

目前尚缺乏有效的治疗药物。造影剂肾病高风险患者，推荐使用等渗或低渗的碘对比剂。建议口服 N-乙酰半胱氨酸联合静脉等渗晶体液扩容。避免使用氨基糖苷类等肾毒性药物。治疗药物剂量必须适应 AKI 时药代动力学的改变。积极治疗 AKI 并发症，如高血压、心力衰竭、肺部感染、消化道出血、贫血等，可以改善患者的生存率。

（四）肾脏替代治疗（RRT）

1. 开始 RRT 时机

RRT 治疗方法包括血液透析、腹膜透析及 CRRT。目前 RRT 最佳时机尚无统一标准。当存在危及生命的水、电解质及酸碱平衡紊乱时应紧急启动 RRT。决定是否开始 RRT，应全面考虑患者的临床背景，是否存在能被 RRT 改善的病情，综合实验室检测结果的变化趋势，而非仅观察尿素氮和肌酐水平。患者肾功能恢复至能满足自身需要时，停止 RRT。不建议使用利尿剂促进肾功能恢复，或减少 RRT 时间和频率。

2. 紧急 RRT 指征

严重并发症，经药物治疗等不能有效控制者。①容量过多，如急性心力衰竭。②电解质紊乱，如高钾血症（血钾 >6.5 mmol/L）。③代谢性酸中毒，血气分析显示 pH <7.15。

3. 治疗模式

应根据患者具体的临床情况、本单位的医护经验及现有设备来选择治疗模式。AKI 患者可选择连续性或间断性 RRT。血流动力学不稳定者，建议选择 CRRT，不建议间断 RRT。合并急性脑损伤，或其他原因导致的颅内压增高，或广泛脑水肿的 AKI 患者，建议行 CRRT，不建议间断 RRT。

4. 治疗剂量

在每次 RRT 前应制订 RRT 剂量，而且要经常评估实际治疗剂量以校正治疗处方。RRT 剂量必须保证治疗充分性，即达到电解质、酸碱、溶质及液体平衡的目标。AKI 患者间断或长期行 RRT 时，推荐每周尿素清除率（Kt/V）值为 3.9。

第十章

内分泌系统危重症

第一节　甲状腺功能亢进危象

甲状腺功能亢进危象简称为甲亢危象，是一种甲状腺功能亢进症状恶化的致命性并发症。

一、病因及发病机制

甲状腺功能亢进危象通常发生于未经治疗或虽经治疗但病情未控制的情况，因某种诱因而使病情加重，而进入危象状态。常见的诱因如下。

（1）外科手术：特别是术前甲状腺功能亢进控制不理想而行甲状腺大部分切除的甲状腺功能亢进患者。

（2）感染：是重要的诱因，多为急性感染，尤其是上呼吸道感染。

（3）各种应激：如过度劳累、精神刺激、手术和麻醉、心血管疾病、各种代谢紊乱等。

（4）突然停用抗甲状腺药物，特别是疾病的初期。

（5）放射性^{131}I治疗：少数患者可发生甲状腺功能亢进危象，因^{131}I破坏甲状腺组织后，大量甲状腺素释放所致。

甲状腺功能亢进危象的发病机制尚未完全阐明，目前认为是综合性的，与下列因素有关：单位时间内甲状腺激素分泌过多，肾上腺皮质功能减退及儿茶酚胺敏感性增高。

二、临床表现及诊断

（一）临床表现

（1）全身症状：高热是甲状腺功能亢进危象的重要症状，体温常达39～41℃，患者大汗淋漓，皮肤潮红，部分患者汗闭，面色苍白，脱水，血压可突然降至休克水平。

（2）心血管症状：心动过速，心率在140～240次/分钟。心率超过140次/分钟，往往是危象的早期表现。心律失常很常见，包括期外收缩、心房纤颤、心房扑动、房室传导阻滞及阵发性心动过速等，可并发急性肺水肿或心力衰竭。

（3）消化系统症状：早期表现为厌食、恶心，可发展为大量呕吐、腹泻而致严重脱水，有部分患者可伴发黄疸、肝功能障碍，甚至腹痛，类似急腹症。

（4）精神神经症状：患者极度焦虑不安，定向力丧失，严重者可出现谵妄、昏迷。有的患者则表现为表情淡漠、嗜睡，称为淡漠型危象，其机制尚不清楚。

（二）辅助检查

1. 血循环中甲状腺激素浓度测定

（1）大多数患者血清总甲状腺素（TT_4）、总三碘甲状腺原氨酸（TT_3）升高，个别患者可在正常范围内。但由于TT_4、TT_3与甲状腺结合球蛋白（TBG）结合，影响TBG的因素有妊娠、服用雌激素、肝病、肾病、低蛋白血症、使用肾上腺糖皮质激素等，存在上述情况时不能真正反映甲状腺功能。

（2）血清游离 T_4（FT_4）、游离 T_3（FT_3），因甲状腺功能亢进危象时 T_4、T_3 与 TBG 和前白蛋白的结合降低，故 FT_4、FT_3 明显升高，由于 FT_4、FT_3 是具有生物活性的甲状腺激素，故可精确反映甲状腺的功能。FT_4 和 FT_3 水平不受 TBG 的影响，较 TT_4、TT_3 测定能更准确地反映甲状腺的功能状态。但是在不存在 TBG 影响因素的情况下，仍然推荐测定 TT_3、TT_4，因为 TT_3、TT_4 指标稳定，可重复性好。

2. 其他检查

血常规检查发现白细胞总数往往升高，可能与感染有关。但也有伴发感染的患者白细胞总数仍正常。部分患者可有血糖、尿素氮、转氨酶升高。

（三）诊断标准

目前甲状腺功能亢进危象尚无统一诊断标准。国外学者 Burch 和 Wartofsky 制订的甲状腺功能亢进危象计分法（表10-1），可协助诊断。

表10-1 甲状腺功能亢进危象诊断标准（计分法）

临床表现	计分	临床表现	计分
体温调节功能失常		心血管功能失常	
体温（℃）		心率（次/分钟）	
37.2～37.7	5	心动过速	
37.8～38.3	10	90～109	5
38.4～38.8	15	110～119	10
38.9～39.4	20	120～129	15
39.5～39.9	25	130～139	20
≥40	30	≥140	25
中枢神经系统表现		心力衰竭	
焦躁不安	10	足部水肿	5
谵妄、精神症状、昏睡	20	肺底水泡音	10
癫痫或昏迷	30	肺水肿	15
胃肠、肝功能失常		心房纤颤	
腹泻、恶心、呕吐、腹痛	10	无	0
黄疸	20	有诱发病史	10

注：累计计分≥45 分，高度提示甲状腺功能亢进危象；25～44 分提示危象前期；<25 分排除甲状腺功能亢进危象。

值得注意的是，临床上一般多根据病史、症状及体征诊断。由于病情危急，不可能也无必要依靠实验室的结果诊断，临床上如有甲状腺功能亢进症状加重，伴发热、显著的心动过速、精神神经症状和明显胃肠功能紊乱即可诊断。因甲状腺功能亢进危象常伴有高热，因而要区别甲状腺功能亢进伴有感染或感染仅是危象的诱因。老年患者很多甲状腺功能亢进症状可缺如，应警惕淡漠型甲状腺功能亢进危象。

三、治疗

（一）降低循环中甲状腺激素水平

1. 抑制甲状腺激素的合成和分泌

抗甲状腺药物抑制甲状腺激素的合成，但需待甲状腺内贮存的甲状腺激素耗尽方能起作用，常用抗甲状腺药物有丙硫氧嘧啶（PTU）和甲巯咪唑（MMI）。由于丙硫氧嘧啶吸收快，而且能抑制外周 TT_4 转化为 TT_3，故较其他药物为佳。采用大剂量治疗，如丙硫氧嘧啶首剂 600 mg 口服或经胃管注入，继之 200 mg，每 8 h 1 次；或甲巯咪唑首剂 60 mg 口服，继之 20 mg，每 8 h 1 次，能 1 h 内阻断有机碘合成甲状腺激素。维持量为丙硫氧嘧啶 300～600 mg/d，甲巯咪唑 30～60 mg/d，分 3～4 次口服。

抗甲状腺药物治疗甲状腺功能亢进时一般情况下治疗方法为：甲巯咪唑 30～45 mg/d 或丙硫氧嘧啶

300 ~ 450 mg/d，分 3 次口服，甲巯咪唑半衰期长，可以每天单次服用。当症状消失，血中甲状腺激素水平接近正常后逐渐减量。由于 TT_4 的血浆半衰期为 7 d，加之甲状腺内贮存的甲状腺激素释放约需要两周时间，所以抗甲状腺药物开始发挥作用多在 4 周以后。减量时每 2 ~ 4 周减药 1 次，每次甲巯咪唑减量 5 ~ 10 mg（丙硫氧嘧啶 50 ~ 100 mg），减至最低有效剂量时维持治疗，甲巯咪唑为 5 ~ 10 mg/d（丙硫氧嘧啶 50 ~ 100 mg/d），总疗程一般为1 ~ 1.5 年。起始剂量、减量速度、维持剂量和总疗程均有个体差异，需要根据临床实际掌握。治疗中应当监测甲状腺激素的水平，但是不能用促甲状腺素（TSH）作为治疗目标。

抗甲状腺药物的不良反应是皮疹、皮肤瘙痒、白细胞减少症、粒细胞减少症、中毒性肝病和血管炎等。甲巯咪唑的不良反应是剂量依赖性的；丙硫氧嘧啶的不良反应则是非剂量依赖性的。两药交叉反应发生率为 50%。发生白细胞减少（$<4.0\times10^9$/L），但中性粒细胞 $>1.5\times10^9$/L，通常不需要停药，减少抗甲状腺药物剂量，加用一般升白细胞药物，如维生素 B_4、鲨肝醇等。注意甲状腺功能亢进在病情还未被控制时也可以引起白细胞减少，所以应当在用药前常规检查白细胞计数作为对照。皮疹和瘙痒的发生率为 10%，用抗组胺药物多可纠正；如皮疹严重应停药，以免发生剥脱性皮炎。出现关节疼痛者应当停药，否则会发展为“抗甲状腺药物关节炎综合征”，即严重的一过性游走性多关节炎。

粒细胞缺乏症（外周血中性粒细胞绝对计数 $<0.5\times10^9$/L）是抗甲状腺药物的严重并发症。服用甲巯咪唑和丙硫氧嘧啶发生的概率相等，在 0.3% 左右。老年患者发生本症的危险性增加。

多数病例发生在抗甲状腺药物最初治疗的 2 ~ 3 个月或再次用药的 1 ~ 2 个月内，但也可发生在服药的任何时间。患者的主要临床表现是发热、咽痛、全身不适等，严重者出现败血症，病死率较高。故治疗中出现发热、咽痛均要立即检查白细胞，及时发现粒细胞缺乏的发生。建议在治疗中定期检查白细胞，若中性粒细胞 $<1.5\times10^9$/L 应当立即停药。粒细胞集落刺激因子 G-CSD 可以促进骨髓恢复，但是对骨髓造血功能损伤严重的病例效果不佳。在一些情况下，肾上腺糖皮质激素在粒细胞缺乏症时也可以使用。丙硫氧嘧啶和甲巯咪唑均可以引起本症，二者有交叉反应。所以其中一种药物引起本症，不要换用另外一种药物继续治疗。

中毒性肝病的发生率为 0.1% ~ 0.2%。多在用药后 3 周发生。表现为变态反应性肝炎。转氨酶显著上升，肝脏穿刺可见片状肝细胞坏死，病死率高达 25% ~ 30%。丙硫氧嘧啶引起的中毒性肝病与其引起的转氨酶升高很难鉴别。丙硫氧嘧啶可以引起 20% ~ 30% 的患者转氨酶升高，升高幅度为正常值的 1.1 ~ 1.6 倍。另外甲状腺功能亢进本身也有转氨酶增高，在用药前应检查基础肝功能，以区别是否是药物的不良反应。还有一种罕见的甲巯咪唑导致的胆汁淤积性肝病，肝脏活体检查肝细胞结构存在，小胆管内可见胆汁淤积，外周有轻度炎症；停药后本症可以完全恢复。

血管炎的不良反应罕见，由丙硫氧嘧啶引起者多于甲巯咪唑。血清学检查符合药物性狼疮。抗中性粒细胞胞浆抗体（ANCA）阳性的血管炎主要发生在亚洲患者，与服用丙硫氧嘧啶有关。这些患者大多数存在抗髓过氧化物酶-ANCA。这种抗体与髓过氧化物酶结合，形成反应性中间体，促进了自身免疫炎症。ANCA 阳性的血管炎多见于中年女性，临床表现为急性肾功能异常、关节炎、皮肤溃疡、血管炎性皮疹、鼻窦炎、咯血等。停药后多数病例可以恢复；少数严重病例需要大剂量肾上腺糖皮质激素、环磷酰胺或血液透析治疗。近年来的临床观察发现，丙硫氧嘧啶可诱发 33% 的 Graves 病患者产生 ANCA。正常人群和未治疗的 Graves 病患者 4% ~ 5% ANCA 阳性。多数患者无血管炎的临床表现，故有条件者在使用丙硫氧嘧啶治疗前应检查 ANCA，对长期使用丙硫氧嘧啶治疗者定期监测尿常规和 ANCA。

2. 抑制甲状腺激素的释放

碘剂的主要作用是抑制甲状腺激素从甲状腺释放。从理论上讲应在抗甲状腺药物开始应用 1 h 后使用碘剂，这样不至于使所用的碘参与新的甲状腺激素合成，但临床实践发现碘化物迅速地抑制甲状腺激素释放比硫脲类药物缓慢抑制甲状腺激素的合成在抢救甲状腺功能亢进危象中更重要，故现主张两类药物同时使用。过去碘剂的用量较大，如复方碘溶液 30 ~ 45 滴口服，每 4 ~ 6 h 1 次，或碘化钠 1 ~ 2 g 静脉滴注。近来有人提出每日用复方碘溶液 16 滴口服或碘化钠 100 ~ 200 mg 静脉滴注是足够的，因该剂量能对甲状腺激素向血中释放产生最大的抑制效应。

（二）降低周围组织对甲状腺激素——儿茶酚胺的反应

1. β 肾上腺素能受体阻滞剂

甲状腺激素可以增加肾上腺能受体的敏感性。β 肾上腺素能受体阻滞剂具有以下作用。①从受体部位阻断儿茶酚胺的作用，减轻甲状腺毒症的症状；在抗甲状腺作用完全发挥以前控制甲状腺毒症的症状。②具有抑制外周组织 TT_4 转换为 TT_3 的作用。③还可以通过独立的机制（非肾上腺能受体途径）阻断甲状腺激素对心肌的直接作用。目前使用最广泛的 β 受体阻断剂是普萘洛尔，作用迅速，对危象效果佳，为首选药物，通常剂量为 20 ~40 mg，每 6 h 服 1 次，或 2.5 ~5.0 mg 静脉推注，最大剂量为 10 mg，但应有心电监护。伴有心力衰竭、Ⅱ度以上房室传导阻滞、心房扑动、支气管哮喘者应慎用或禁用，可选用胍乙啶或利血平。若患者患有哮喘，则选用美托洛尔 100 ~400 mg 口服或阿替洛尔 50 ~100 mg 口服。

2. 胍乙啶

可使组织贮存的儿茶酚胺消耗，且可阻滞节后肾上腺素能神经释放儿茶酚胺。按 1 ~2 mg/kg 用药，有直立性低血压的不良反应。

3. 利血平

可使组织贮存的儿茶酚胺消耗。通常 1 ~2.5 mg 肌内注射或口服，每 24 h 可用 4 ~6 次，休克或虚脱患者禁用。

（三）降低应激

肾上腺糖皮质激素可减轻危象对机体的应激作用，对可能存在的肾上腺皮质功能不足达到替代治疗作用，并有降低甲状腺激素的分泌和抑制 TT_4 转为 TT_3 的作用。高热、低血压者更宜使用。可应用地塞米松 2 ~5 mg，每 6 ~8 h 静脉滴注 1 次，或氢化可的松 50 ~10 mg，每 6 ~8 h 静脉滴注 1 次，病情好转逐渐减量至停药。

（四）消除血循环中的甲状腺激素

血浆除去法、血液交换及血液透析均曾用作直接移除循环中甲状腺激素的措施。由于甲状腺激素紧密与血浆蛋白结合，故以血浆除去法效果较好。在上述常规治疗效果不满意时，可选用腹膜透析、血液透析或血浆置换等措施迅速降低血浆甲状腺激素浓度。

（五）对症治疗

（1）热量及营养的供应：高热量、高蛋白饮食，补充足量 B 族维生素及维生素 C。

（2）补液：患者有不同程度的失水，每日应给液体 3 000 ~6 000 mL。

（3）控制感染：甲状腺功能亢进危象常并发感染，或因感染而诱发危象，应早期使用抗生素。

（4）降温：高热患者必须采用物理或药物降温，必要时可用人工冬眠。退热药可用醋氨酚（退热净）630 mg 口服，必要时每 4 ~6 h 1 次。禁用阿司匹林类解热药，因阿司匹林能与 TBG 结合，使游离 TT_3、TT_4 增高。

（5）吸氧：因代谢亢进，对氧的需要大，故供氧十分重要。

第二节　肾上腺危象

肾上腺危象也称急性肾上腺皮质功能减退症或艾迪生危象，是由于肾上腺皮质功能急性衰竭，皮质醇和醛固酮绝对或相对分泌不足引起的以体循环衰竭为主要表现的临床综合征，是临床急诊抢救时经常遇到的一种内分泌危象。本病病情凶险、死亡率高，临床上缺乏特异性表现，容易误诊或漏诊。

一、病因及诱因

由于肾上腺皮质严重破坏致肾上腺皮质激素绝对不足，或慢性肾上腺皮质功能减低，患者在某种应激情况下肾上腺皮质激素相对不足所致。

1. 原发性肾上腺皮质急性破坏

是导致肾上腺危象的常见原因。临床引起肾上腺急性破坏的病因有：①严重感染败血症合并全身和双侧肾上腺出血，如流行性脑脊髓膜炎合并的华—弗综合征；②全身性出血性疾病如血小板减少性紫癜、弥散性血管内凝血、白血病等，以及抗凝药物治疗引起的肾上腺出血；③癌瘤的肾上腺转移破坏；④外伤引起肾上腺出血或双侧肾上腺静脉血栓形成。

2. 诱发因素

有原发性和继发性慢性肾上腺皮质功能不全的患者，下列情况可诱发肾上腺危象。①感染、劳累、外伤、手术、分娩、呕吐、腹泻和饥饿等应激情况。②长期激素替代治疗患者突然减停激素。③垂体功能减退如希恩综合征，在未补充激素情况下给予甲状腺素或胰岛素也可能诱发肾上腺危象。

二、发病机制

正常人在应激情况下皮质醇分泌较基础水平增加 10 倍，但慢性肾上腺皮质功能减退、肾上腺皮质破坏的患者则不能相应增加，导致肾上腺皮质激素严重不足。皮质激素不足引起肾小管 Na^+ 重吸收障碍，大量失钠伴失水使血容量急剧减少，血压下降，休克，导致肾上腺危象的发生。糖皮质激素不足还使糖异生减弱而导致低血糖。

三、临床表现

肾上腺危象可因皮质激素绝对分泌不足或严重应激而骤然发病（急性型）；也可以呈亚急性型，主要是由于部分皮质激素分泌不足或轻型应激所造成，临床上发病相对缓慢，但疾病晚期也表现为严重的急性型。发生危象时，既有共同的临床表现，也可因原发病不同而表现出各自的特点。

1. 肾上腺危象的共同表现

肾上腺危象时，多同时有糖皮质激素及盐皮质激素缺乏所致的症状。

（1）循环系统：在原有血压偏低、心音低钝的基础上，突发脉搏细弱、心率加快、血压下降甚至休克。

（2）消化系统：食欲不振、厌食、恶心、呕吐，腹痛、腹泻、腹胀。部分患者的消化道症状特别明显，出现严重腹痛、腹肌紧张、反跳痛，酷似外科急腹症。

（3）神经系统：软弱无力、萎靡嗜睡、意识障碍和昏迷。发生低血糖者常有出汗、震颤、视物模糊、复视，严重者精神失常、抽搐。

（4）泌尿系统：合并肾功能减退时，出现少尿或无尿，血肌酐、尿素氮增高。

（5）全身症状：极度乏力，严重脱水，绝大多数出现高热或低体温。

2. 不同病因/诱因所致肾上腺危象的特征性表现

（1）手术：多在术后即刻发生，因失钠、失水有一个过程，常常在 48 h 后症状明显。

（2）难产分娩：若有肾上腺出血也常在分娩后数小时至 1 ~ 2 d 内发生危象。

（3）弥散性血管内凝血所致：常有严重的感染、休克、出血倾向、缺氧、发绀及多器官栓塞等表现，凝血机制检查有异常发现。

（4）华—弗综合征：多有高热、头痛、呕吐、颈强、意识障碍、血压下降或休克，皮肤出现广泛出血点或大片瘀斑等症状和体征。

（5）慢性肾上腺皮质功能减退症：常有明显色素沉着、消瘦、低血压、反复昏厥发作等病史。

（6）长期应用肾上腺皮质激素：有向心性肥胖、多血质、高血压、肌肉消瘦、皮肤菲薄等表现。

四、辅助检查

1. 实验室检查

特点是“三低”（低血糖、低血钠、低皮质醇）、“两高”（高钾血症、高尿素氮）和外周血嗜酸性粒细胞增高。

（1）血常规检查：白细胞计数多数正常，嗜酸性粒细胞可高达 $0.3\times10^9/L$。

（2）生化检查：血钠低、血氯低，血清钾和尿素氮偏高，血 $Na^+/K^+<30$；空腹血糖低，口服葡萄糖耐量出现低平曲线。

（3）激素测定：是肾上腺皮质功能低下或肾上腺危象最有特异性诊断意义的指标，典型患者常有如下改变。①血皮质醇降低。②24 h 尿皮质醇及 17-羟皮质类固醇下降。

2. 腹部 X 线片及肾上腺 CT

某些肾上腺危象患者腹部 X 线片及肾上腺 CT 可发现肾上腺区钙化，或因结核、真菌感染、出血、肿瘤转移等引起双侧肾上腺增大。

五、诊断及鉴别诊断

1. 诊断

肾上腺危象如发生在原已诊断慢性肾上腺皮质功能减退的基础上，一般诊断不难；对尚未明确诊断的患者，发生危象时诊断较为困难，易发生漏诊或误诊。在临床急诊工作中，若患者有导致肾上腺危象的原因和诱因，又出现下列情况之一时就应考虑到肾上腺危象的可能。①不能解释的频繁呕吐、腹泻或腹痛。②发热、白细胞增高，但用抗生素治疗无效。③顽固性低血压、休克。④顽固性低血钠（血 $Na^+/K^+<30$）。⑤反复的低血糖发作。⑥不能解释的神经精神症状。⑦精神萎靡，明显乏力，虚脱或衰弱与病情不成比例，且出现迅速加深的皮肤色素沉着。

简而言之，凡有慢性肾上腺皮质功能减退、皮质醇合成不足的患者，一旦遇有感染、外伤或手术等应激情况时，出现明显的消化道症状、神志改变和循环衰竭即可初步诊断为肾上腺危象；如血、尿皮质醇或尿 17-羟皮质类固醇降低即可确诊。

2. 鉴别诊断

（1）与其他病因引起的昏迷鉴别：由于大多数肾上腺危象患者表现有恶心、呕吐、脱水、低血压、休克、意识障碍和昏迷，必须与其他病因的昏迷鉴别，如糖尿病酮症酸中毒昏迷、高渗性昏迷、急性中毒及急性脑卒中等，此类患者血糖高或正常，嗜酸性粒细胞数不增加，而本症表现为血糖和皮质醇低、嗜酸性粒细胞增加。

（2）与急腹症鉴别：由急性双侧肾上腺出血和破坏引起的肾上腺危象患者，半数以上有急腹症、肌紧张并伴有恶心、呕吐、血压低和休克，因此必须和内、外科急腹症，如胃肠穿孔、急性胆囊炎、急性重症胰腺炎、肠梗阻等鉴别。若患者同时有血钾高，嗜酸性粒细胞增高和血、尿皮质醇减低，则提示有肾上腺危象的可能。

六、治疗

治疗原则：立即补充肾上腺皮质激素，纠正水和电解质紊乱，抗休克，去除诱因与病因，给予对症支持治疗。

开始治疗前，首先要取血做相应的检查（血电解质、血糖、血尿素氮、皮质醇等），然后立即给予静脉补液治疗。主要措施如下。

1. 补充糖皮质激素

立即静脉补充氢化可的松 100 mg，然后每 6 h 给予 100 mg，在第一个 24 h 总量为 400 mg。若病情改善则第二天改为每 6 h 给予 50 mg。当患者一般状态改善、血压稳定后，可按每日 20%～30% 的速度逐渐减量。如患者的诱因和应激状态未消除，则不能减量过快。当病情稳定能进食后，糖皮质激素改为口服，并逐渐减至维持量（醋酸可的松 25～75 mg/d）。

2. 纠正水和电解质紊乱

补液量应根据失水程度、呕吐等情况而定，一般第一日需补 2 500～3 000 mL以上，以 5% 葡萄糖盐水为主，有显著低血糖时另加 10%～50% 葡萄糖注射液，以后根据血压、尿量等调整入量。补液时需注意电解质平衡，若治疗前有高钾血症，当脱水和休克纠正，尿量增多，补充糖皮质激素和葡萄糖后，一般都能降至正常；若起始血清钾大于6.5 mmol/L或同时心电图有高钾血症引起的心律失常，则常需给予碳酸氢钠。呕吐、腹泻严重者，经大量补葡萄糖注射液和皮质激素后应密切注意补钾。

3. 抗休克

经补液及激素治疗仍不能纠正循环衰竭时，应及早给予血管活性药物。

4. 去除诱因与病因

原发病与抗感染治疗等，体温升高者，应予降温治疗。

5. 对症治疗

给氧，使用镇静剂，但禁用吗啡、巴比妥类药物。给予肝素防治弥散性血管内凝血。

参考文献

[1]郭毅. 急诊医学[M]. 北京:人民卫生出版社,2016.
[2]马明信. 实用内科门诊急诊手册[M]. 北京:北京大学医学出版社,2016.
[3]曹小平,曹钰. 急诊医学[M]. 北京:科学出版社,2015.
[4]孟庆义. 急诊内科诊疗精要[M]. 北京:军事医学科学出版社,2015.
[5]王一镗. 王一镗急诊医学[M]. 北京:清华大学出版社,2015.
[6]暴玉振,孙宏廷,杨梅. 实用急危重症治疗学[M]. 上海:科学技术文献出版社,2014.
[7]张天敏,申丽昊,任洪波. 外科 ICU 指南[M]. 北京:人民军医出版社,2014.
[8]王丽云. 临床急诊急教学[M]. 青岛:中国海洋大学出版社,2015.
[9]张文武. 急诊内科手册[M]. 北京:人民卫生出版社,2014.
[10]胡宾,刘惟优. 郑振东临床急诊医学[M]. 上海:科学技术文献出版社,2014.
[11]杜亚明. 实用现场急救技术[M]. 北京:人民卫生出版社,2014.
[12]李春盛. 急诊医学高级教程[M]. 北京:人民军医出版社,2014.
[13]李树生. 急诊临床诊疗指南[M]. 北京:科学出版社,2014.
[14]刘宏生. 急危重症诊疗新进展[M]. 西安:西安交通大学出版社,2014.
[15]赵爱华. 临床常见急危重症诊断与处理[M]. 西安:西安交通大学出版社,2014.
[16]张青. 普外科常见急危重症诊疗[M]. 西安:西安交通大学出版社,2014.
[17]杨毅,黄英姿. ICU 监测与治疗技术[M]. 2 版. 上海:上海科学技术出版社,2018.
[18]中华医学会. 重症医学-2018[M]. 北京:中华医学电子音像出版社,2018.
[19]刘大为. 实用重症医学[M]. 2 版. 北京:人民卫生出版社,2017.
[20]刘旭平. 重症监护技术[M]. 2 版. 北京:人民卫生出版社,2015.
[21]朱蕾. 机械通气[M]. 4 版. 上海:上海科学技术出版社,2016.
[22]梁名吉. 呼吸内科急危重症[M]. 北京:中国协和医科大学出版社,2017.